Zeljko Kljucevic

Proteção da saúde mental das crianças e dos adolescentes

Zeljko Kljucevic

Proteção da saúde mental das crianças e dos adolescentes

O papel dos projectos de saúde pública

ScienciaScripts

Cover image: www.ingimage.com

This book is a translation from the original published under ISBN 978-620-2-30931-8.

Publisher:
Sciencia Scripts
is a trademark of
Dodo Books Indian Ocean Ltd. and OmniScriptum S.R.L publishing group

120 High Road, East Finchley, London, N2 9ED, United Kingdom
Str. Armeneasca 28/1, office 1, Chisinau MD-2012, Republic of Moldova, Europe
Printed at: see last page
ISBN: 978-620-8-29949-1

AUTORES

Tomislav Franic, Professor Assistente, Médico, Psiquiatra Infantil, Clínica Psiquiátrica do Hospital Clínico de Split, Departamento de Psiquiatria da Faculdade de Medicina da Universidade de Split

Mirela Grbic, Professora de Educação Especial, Perita Associada, Chefe do Departamento de Prevenção no Serviço de Saúde Mental do Instituto de Saúde Pública, condado de Split-Dalmatia

Zeljka Karin, médica, médica de cuidados de saúde para adolescentes, chefe do serviço de medicina para adolescentes no Instituto de Saúde Pública, condado de Split-Dalmácia, Departamento de Pediatria da Faculdade de Medicina da Universidade de Split

Durdica Kaurloto Martinic, Pedagoga e Socióloga, Pedagogas, Agência para a Educação e a Formação - filial de Split

Zeljko Kljucevic, Médico, Psiquiatra, Chefe do Serviço de Saúde Mental do Instituto de Saúde Pública, condado de Split-Dalmatia

Davorka Kovacic Borkovic, Professor de Psicologia, Perito Associado, Chefe do Departamento de Aconselhamento e Educação, Serviço de Saúde Mental do Instituto de Saúde Pública do condado de Split-Dalmácia

Professor **Vjekoslav Krzelj,** PhD, MD, Pediatra na Clínica de Doenças Infantis, Hospital Clínico de Split, Departamento de Pediatria, Universidade de Split, Faculdade de Medicina

Luci Loncar, perita em educação especial, conselheira superior para peritos associados e professores envolvidos na educação e na reabilitação, Agência para a Educação e a Formação - filial dividida

Toni Maglica, PhD, Professor de Pedagogia Social, conselheiro no MoST em Split, professor na Faculdade de Filosofia da Universidade de Split

Professor assistente **Davor Mikas,** pedagogo, especialista associado no jardim de infância Cvrcak em Solin, Faculdade de Ciências Naturais e Matemáticas, Universidade de Mostar

Roberta Matkovic, Professora de Sociologia, Perita Associada, Serviço de Saúde Mental do Instituto de Saúde Pública, condado de Split-Dalmatia

Jasna Nincevic, médica, epidemiologista, chefe do Instituto de Saúde Pública do condado de Split-Dalmatia

Zana Pavlovic, psicóloga, conselheira de saúde mental para crianças e adolescentes, especialista associada ao jardim de infância "Cvrcak" em Solin

Professora Associada de Arte **Dunja Pivac,** Academia de Artes, Universidade de Split

Professor **Marijan Saraga**, PhD, MD, Pediatra na Clínica de Doenças Infantis, Centro Hospitalar Clínico em Split, Presidente da Pediatria da Faculdade de Medicina da Universidade de Split

Bernarda Roudi, educadora no jardim de infância "Cvrcak" em Solin

Vesna Reic Sustic, Professora de Psicologia, Educação e criação
Centro "Slava Raskaj" em Split

Professora Associada **Ingrid Tripkovic**, médica, epidemiologista, Diretora Adjunta do Instituto de Saúde Pública do Condado de Split-Dalmácia, Presidente da Saúde Pública na Faculdade de Medicina da Universidade de Split

Ivona Boban Vrkic, médica, pediatra, Clínica de Doenças Infantis, Centro Hospitalar Clínico em Split

Vedrana Zdero, psicóloga clínica, especialista associada do "Stobrec"
Escola primária

CONTEÚDO

Prefácio

A proteção da saúde mental é um objetivo mais ambicioso do que a prevenção e o tratamento das perturbações mentais. Inclui a obrigação de lidar com situações e factores que podem não conduzir a perturbações mentais, mas que afectam a plena utilização das capacidades dos indivíduos e o seu desenvolvimento. Requer o envolvimento e os contributos simultâneos de uma variedade de sectores sociais, desde os responsáveis pela educação e pelo trabalho até aos responsáveis pela saúde e pelas comunicações. As autoridades de saúde pública devem harmonizar a ação dos vários sectores e introduzir salvaguardas que garantam que as suas actividades não produzam riscos para a saúde da população. Os agentes de saúde pública devem também convencer os responsáveis pelos sectores sociais a introduzir medidas que previnam a ocorrência de doenças e facilitem o seu tratamento: as primeiras raramente são da responsabilidade do sistema de saúde. Se os agentes de saúde pública cumprirem os seus deveres, o país pode esperar que a morbilidade e a mortalidade por doenças mentais e físicas sejam baixas e que uma elevada proporção de cidadãos seja capaz e esteja disposta a participar no desenvolvimento global do país e na melhoria da qualidade de vida dos seus habitantes.

Seria, portanto, lógico esperar que os governos dessem aos agentes de saúde pública a autoridade e a capacidade de cumprir essas tarefas, particularmente em relação à saúde de crianças e adolescentes: infelizmente, na maioria dos países do mundo, não é esse o caso. O livro que aqui se apresenta reveste-se, portanto, de particular importância porque apresenta, simultaneamente, conhecimentos actualizados sobre as perturbações mentais e a sua gestão e informações sobre projectos de saúde pública que complementam o trabalho dirigido à redução da frequência das perturbações mentais. Defende, assim, a colaboração entre o sistema de saúde e outros sectores sociais, recorrendo a exemplos concretos, chamando a atenção para as áreas em que a colaboração é possível e para os métodos que podem ser utilizados nesse sentido.

Há outras caraterísticas que tornam este livro importante. Em primeiro lugar, está escrito em inglês, a língua moderna da ciência. A maior parte da literatura científica produzida nas línguas de países em que o inglês não é a primeira ou segunda língua de comunicação permanece desconhecida no estrangeiro. Durante muitos anos, este facto tornou rara a colaboração entre cientistas e profissionais de diferentes países e, com o passar do tempo, criou a impressão (pelo menos no mundo anglófono e francófono) de que daqueles que não falam ou escrevem em inglês (ou francês) pouco se pode aprender de valor. Muito do excelente trabalho de cientistas e profissionais da Croácia permaneceu assim escondido - o que representou uma perda tanto para aqueles que o produziram como para aqueles que poderiam aprender com ele. Este livro pode, portanto, contribuir para o respeito mútuo entre profissionais da Croácia e de outros países e servir para abrir portas e áreas de colaboração que até agora não foram utilizadas.

Em segundo lugar, os autores dos capítulos pertencem a diferentes disciplinas científicas. Em teoria, os profissionais de diferentes disciplinas - enfermeiros, parteiras, médicos de clínica geral, vários especialistas médicos e outros profissionais de saúde, psicólogos, assistentes sociais e cientistas sociais, especialistas em educação e professores, entre outros, deveriam trabalhar em conjunto na área da saúde mental da criança e do adolescente. No entanto, na prática - embora um pouco melhor do que na psiquiatria que lida com perturbações mentais dos adultos - a colaboração não está particularmente bem desenvolvida. A existência de um livro em que representantes de diferentes disciplinas trabalharam em conjunto é, por isso, uma mais-valia e um modelo a seguir.

Em terceiro lugar, o livro não cobre o domínio de forma exaustiva, mas abrange temas distantes uns dos outros, ilustrando assim a amplitude das preocupações em matéria de promoção da saúde mental infantil que qualquer pessoa interessada em melhorar a saúde das crianças e dos adolescentes deve ter em conta.

Um editorial poderia também elogiar a clareza e a coerência dos capítulos e a atenção que o livro dá ao tratamento de jovens com deficiências e incapacidades. As diferentes formas de dificuldades de aprendizagem e outras perturbações do desenvolvimento estão entre os problemas mentais mais frequentes das crianças e dos adolescentes, mas recebem pouca atenção nos livros que tratam da pedopsiquiatria e da psicologia. É verdade que existem numerosos livros e artigos que tratam da gestão e reabilitação de jovens com deficiência, mas são frequentemente produzidos separadamente do material que trata das perturbações mentais. Parte da explicação para esta divisão é a ênfase que os protagonistas no campo das perturbações do desenvolvimento colocaram na sua alegação de que estas perturbações não são perturbações mentais e que devem ser tratadas de forma diferente - uma alegação sem dúvida influenciada pelo estigma das perturbações mentais, que é um fardo tão pesado para as pessoas com perturbações mentais e para as suas famílias. No entanto, embora existam boas razões para separar as abordagens das perturbações do desenvolvimento mental, da deficiência e da incapacidade das abordagens das perturbações mentais, é também importante reconhecer as semelhanças entre estas condições e os seus elementos comuns: ao dar um espaço significativo à área das pessoas com deficiência, o livro atesta a necessidade de procurar o que pode ser feito por elas no domínio da psiquiatria e noutros domínios.

A escolha dos temas e a sua elaboração em geral é outra caraterística que torna fácil e justificada a recomendação deste livro a todo e qualquer interessado na saúde mental de crianças e adolescentes e na sua promoção. Devemos agradecer aos editores do livro e aos autores dos capítulos pelo seu excelente trabalho que, sem dúvida, ajudará a desenvolver actividades de proteção e promoção da saúde mental dos jovens, uma tarefa de importância vital para todos os que esperam que o mundo de amanhã seja povoado por pessoas com boa saúde e boa vontade, um mundo em que será um prazer viver.

Norman Sartorius, MD, PhD, FRC Psych

Nota do Editor

O conceito de normalidade tem diferentes significados para diferentes pessoas em diferentes contextos sociais, culturais e históricos, mas também científicos. Para os médicos especialistas, "normal" significa "saudável" e os critérios de normalidade implicam a ausência de patologia. Ao contrário dos médicos, os sociólogos estão mais inclinados a utilizar indicadores estatísticos: tendências e frequências. Para definir "normalidade", utilizam o que é típico ou mais frequente. Nas teorias psicológicas e humanistas, a normalidade é considerada como algo a que se deve aspirar, mas que não pode ser o ideal de ninguém, pois é inatingível. No mundo moderno, nota-se o crescimento de uma cultura do narcisismo e o declínio de uma cultura do diálogo que exige tempo e boas relações. Ao enfatizar a ausência ou a presença de diferentes sintomas em crianças e adolescentes quando se discute o normal e o patológico (quer se trate de uma patologia do défice e/ou de uma patologia do conflito), não devemos ignorar as causas desses problemas e a influência que os pais e os cuidadores têm, juntamente com o contexto mais amplo dos factores sociais. Na abordagem dos adolescentes, também não devemos ignorar o modelo que integra a perspetiva sistémica e desenvolvimental do pessoal e do social, com especial ênfase no contexto e no processo.

Será que o "normal" numa família é aquilo que, à primeira vista, parece funcional? E quanto crédito (quando se trata de crianças e adolescentes) ainda tem o velho e importante ditado dos filósofos antigos "Dá-me um lugar para ficar, e eu moverei o mundo...!?". Sem uma ambição adicional ou necessidade de entrar numa análise mais profunda e fina de todos os significados e resultados do ditado acima mencionado, parece que exatamente este "LUGAR", no qual nos devemos apoiar, é uma parte do nosso trabalho que proporciona uma ilusão suficiente de segurança e traz de volta a esperança.

Como pessoas, como pais e profissionais, devemos esforçar-nos por alargar e consolidar esse lugar, e quando ele não existe, ajudar a criá-lo, porque a adolescência, mesmo sendo uma descontinuidade, faz parte de uma continuidade de desenvolvimento. A questão deve ser colocada a todos nós, mesmo sabendo que sabemos a resposta!

Mesmo na idade adulta, durante as crises da vida, para um começo é necessário, muitas vezes até suficiente, apenas esse "ego de apoio", "fulcro", "lugar para ficar de pé". Esse "ponto de apoio" devolve-nos a força para mover o mundo.

Gostaria de agradecer a todos os que deram o seu contributo para este livro, incentivaram a colaboração de especialistas de diferentes perfis e, com isso, contribuíram para uma melhor compreensão e aceitação das novas gerações de crianças e adolescentes, das suas atitudes e problemas, mas também das suas relações com os pares, os pais e outros adultos. Reunimo-nos em torno de um interesse pessoal e profissional com o objetivo de ajudar aqueles que precisam da nossa ajuda e de explorar possibilidades de formação e investigação. Colaborámos num processo que não tem a pretensão de receber ou dar respostas a inúmeras questões, mas que, em vez disso, dedica tempo, lugar e esforço aos grupos mais vulneráveis da sociedade.

O Editor

Excertos de críticas

É especialmente importante investir na saúde das crianças nos primeiros anos de vida e continuar a fazê-lo na adolescência, uma vez que os adolescentes tendem a adotar comportamentos de alto risco. As tendências em matéria de cuidados de saúde mostram que se reservam mais fundos para procedimentos médicos dispendiosos ligados ao progresso tecnológico do que para o investimento em projectos de saúde pública destinados a manter as crianças saudáveis.

A República da Croácia tem uma tradição única de projectos de saúde pública graças ao trabalho e ao legado do Professor Stampar, que iniciou a fundação da Organização Mundial de Saúde. O livro "Saúde Mental das Crianças e dos Adolescentes - O Papel dos Projectos de Saúde Pública", editado por Zeljko Kljucevic e escrito por um grupo de autores, honra a herança de Stampar e representa um contributo significativo para a promoção da saúde das crianças e a prevenção das doenças infantis no mundo moderno. O livro é composto por 20 capítulos divididos em unidades lógicas. Começa com capítulos cruciais para a compreensão da importância da saúde pública, da prevenção e dos cuidados de saúde mental das crianças e dos adolescentes. Seguem-se capítulos sobre pessoas com deficiências de desenvolvimento e sua educação. O capítulo sobre as perturbações mentais dos adolescentes constitui um conjunto autónomo. Seguem-se capítulos sobre os projectos de saúde pública, nomeadamente no meio pré-escolar e escolar, bem como nas instituições de assistência social, e sobre a cooperação inevitável entre as instituições médicas e educativas, bem como o papel dos meios de comunicação social nos projectos de saúde pública. Seguem-se capítulos sobre certos temas contemporâneos, como a prevenção pediátrica, a prevenção da intoxicação alcoólica nas crianças, as intervenções de saúde pública e a criatividade e a arte-terapia na proteção da saúde mental.

A redação destes capítulos contou com a participação de peritos qualificados e os temas são abordados em pormenor, com muitas citações que fornecem informações da literatura científica nacional e estrangeira. Particularmente importantes para esta obra são as apresentações dos trabalhos dos autores, das suas actividades de promoção da saúde mental de crianças e adolescentes na comunidade e dos resultados dessas actividades. O empenho dos profissionais e as suas iniciativas na comunidade são vitais para o sucesso de qualquer projeto de saúde pública. A tarefa dos especialistas é identificar problemas, oferecer soluções e trabalhar na sua implementação. O livro do Dr. Kljucevic e de um grupo de autores é uma obra que tem tudo isto. Este livro não é apenas o primeiro trabalho deste género na nossa literatura científica, mas é também um contributo técnico e científico excecional para a nossa nação. Graças a muitos dados úteis da literatura científica mundial, bem como a apresentações da experiência dos autores e das suas intervenções na comunidade, esta obra beneficiará significativamente todos os que querem e precisam de aprender sobre estes tópicos, especialmente aqueles que irão, eles próprios, tomar parte ativa na manutenção da saúde mental das crianças e adolescentes.

ProfessorJulije Mestrovic, PhD
Vice-presidente da Sociedade Europeia de Pediatria
Presidente da Sociedade Croata de Pediatria

Os autores deste livro sublinharam a importância da prevenção logo na fase pré-escolar. O desenvolvimento de um sentimento de segurança na criança deve ser encorajado, para que ela melhore a sua auto-confiança, se torne independente, aprenda competências sociais, seja encorajada no desenvolvimento de valores morais e no seu desenvolvimento geral. Este livro é, de facto, uma indicação de uma abordagem abrangente das questões relacionadas com a saúde mental das crianças e dos adolescentes. Neste livro, é possível descobrir o que os especialistas de outros países realizaram na área da prevenção. No entanto, penso que o mais importante é a apresentação de projectos que alguns autores deste livro realizaram por conta própria e, com base nos seus resultados, introduziram algumas mudanças e melhorias no trabalho com crianças e adolescentes no contexto dos cuidados de saúde mental. De tudo o que aqui foi dito, fica evidente o que muitas vezes permanece desconhecido da população em geral, que é o trabalho verdadeiramente dedicado, de qualidade e criativo de muitos profissionais e voluntários na área da saúde mental de crianças e adolescentes.

Cada capítulo deste livro contém uma longa lista de literatura que demonstra o excelente conhecimento que os autores têm dos temas sobre os quais estão a escrever. É também sublinhada a importância de um tempo livre de qualidade, porque o "tempo ocioso" é particularmente perigoso para os adolescentes.

Salienta-se que, atualmente, um grande número de adolescentes tem problemas de saúde mental, sendo extremamente importante detetar o problema a tempo de estabelecer o diagnóstico correto para que a intervenção seja adequada e eficaz. É extremamente importante encorajar formas modernas de prestar assistência aos adolescentes, o que significa, juntamente com o aconselhamento clássico, fornecer aconselhamento pela Internet, bem como utilizar o Facebook para promover a importância da saúde mental. No que respeita aos jovens, não foi possível escapar ao tema da toxicodependência, discutindo as melhores formas possíveis de prevenção ou as diferentes intervenções caso o problema persista.

Professora Mirjana Nazor, PhD

Este livro aborda todas estas questões, mas vai muito para além disso. Aborda a prevenção, a proteção, a promoção e o tratamento de problemas de saúde mental e no domínio da educação. A estimulação do impulso criativo em crianças e adolescentes, de modo a encorajar o processo de simbolização e processamento dos impulsos libidinosos e agressivos através da imaginação e da expressão artística, também não é negligenciada. Desta forma, é incentivada uma participação ativa na expressão e realização das suas próprias necessidades e desejos no processo criativo, por oposição às formas passivas de obter certos confortos através do álcool ou de outras substâncias psicoactivas.

Portanto, parabéns ao editor e a todos os envolvidos neste livro tão necessário e útil, e recomendo-o a todos os que se aproximam dos jovens seres humanos do ponto de vista de um especialista, aos membros das suas famílias, a todos os que participam nos processos educativos de introdução dos jovens adultos na sociedade, e às presenças sócio-políticas, sem cujo apoio nem o entusiasmo do indivíduo nem o dos grupos interessados podem durar para sempre. Todos merecem reconhecimento.

Professorlvan Urlic, PhDNeuropsiquiatra
psicodinâmico psicoterapeuta, analista de grupo

Este livro abrange diversas áreas profissionais, mas há um tema comum que está presente em todo o livro: a prevenção. Profissionais de vários perfis devem reunir-se em torno deste conceito, pois estamos a falar de um esforço contínuo e multidisciplinar e não de nos fecharmos nas nossas tarefas teóricas ou profissionais pessoais.

Um manual como este deve chamar a atenção para as actividades que se realizam atualmente num âmbito mais restrito, numa área mais pequena ou com uma duração mais curta e representa uma introdução a certas mudanças no sentido de traduzir bons exemplos-piloto no sistema. Aqui temos exemplos individuais que dependem da energia e da boa vontade dos indivíduos, mas também da sorte, se houver compreensão da comunidade social local relativamente ao financiamento. A introdução de exemplos que passaram pelo processo rigoroso de avaliação dos parâmetros de entrada e saída resultará em múltiplas contribuições para a saúde mental e o bem-estar geral de toda a comunidade.

O livro "A proteção da saúde mental das crianças e dos adolescentes - O papel dos projectos de saúde pública" representa um grande contributo para a compreensão e a abordagem da prevenção das perturbações psicológicas das crianças e dos adolescentes.

Com base na sua forma e conteúdo, este livro satisfaz todos os critérios para ser um manual universitário da Faculdade de Medicina para os estudantes do curso interdisciplinar universitário e do programa de estudos de pós-graduação em enfermagem.

Katarina Dodig Curkovic, MD, PhD Chefe do Instituto de Psiquiatria da Criança e do Adolescente KBC Osijek Medical School Osijek Presidente da Sociedade Croata para a Saúde Mental das Crianças e Adolescentes da Associação Médica Croata Presidente do Comité de Psiquiatria da Criança e do Adolescente, Ministério da Saúde, Croácia

O nosso colega Zeljko Kljucevic, na qualidade de editor do livro "Saúde Mental de Crianças e Adolescentes - o papel dos projectos de saúde pública", reuniu um grupo de peritos de renome que associaram abordagens e experiências clínicas e de saúde pública no tratamento de um dos interesses mais importantes da sociedade e dos cuidados de saúde. Com a sua abrangência, no que diz respeito aos pontos de vista das posições de diferentes profissões, sublinha-se a importância de uma abordagem e de equipas multidisciplinares, ou seja, a colaboração intersectorial dos sistemas educativos e de saúde, o que está de acordo com as tendências actuais e a (re) organização dos sistemas (públicos) de saúde no mundo. É indiscutível o valor e a função pedagógica desta obra como instrumento de ensino para estudantes de diferentes estudos universitários que, nos seus programas, se ocupam da saúde mental de crianças e adolescentes. Este livro contribui para a compreensão do funcionamento do sistema mental em diferentes fases do desenvolvimento fisiológico e dos processos psicopatológicos que podem surgir durante a formação de um jovem.

Além disso, são apresentados projectos que tratam de problemas comuns com que todas as crianças e adolescentes se deparam. Os projectos aqui descritos são um excelente exemplo de ideias relevantes e de acções devidamente planeadas, organizadas e realizadas que, pelo seu sucesso, podem servir de modelo para futuros projectos e acções. Estes projectos e acções são cada vez mais necessários, tendo em conta a natureza exigente e a complexidade da interação entre o crescimento psicológico e físico e o desenvolvimento das crianças e dos adolescentes no contexto das rápidas mudanças e das exigências e pressões muitas vezes irrealistas dos meios de comunicação social e da sociedade global. Além disso, pelo seu carácter didático, reforçará as actividades técnicas e científicas a todos os níveis da prevenção das perturbações mentais, incluindo a estigmatização direta e indireta generalizada e a auto-estigmatização que representam uma base psicopatológica para várias perturbações do funcionamento global e conduzem progressivamente ao nível clínico.

Aran Tomac, MD, PhD Psiquiatra, especializado em Psiquiatria da Infância e da Adolescência

Capítulo 1

Jasna Nincevic, Zeljko Kljucevic

1. Saúde pública e promoção da saúde

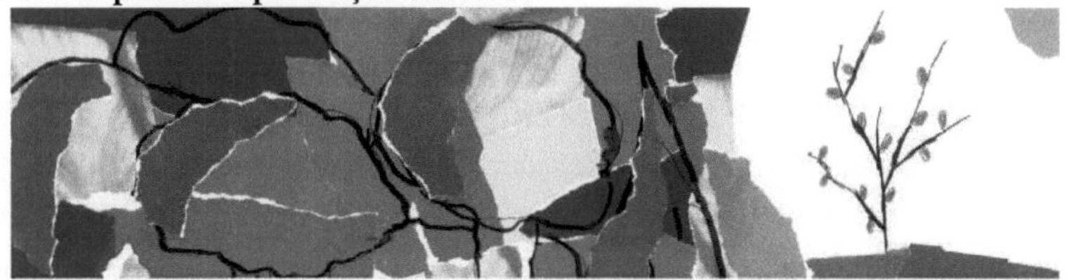

A saúde pública refere-se à ciência e à arte de prevenir a doença, prolongar a vida e promover a saúde através de esforços organizados da sociedade (Acheson, 1988). Trata-se de um conceito social e político cujo objetivo é a melhoria da saúde, o prolongamento e o aumento da qualidade de vida através da educação para a saúde, da prevenção de doenças e de outras formas de intervenção na saúde.

A promoção da saúde é definida como um processo que permite às pessoas melhorar a sua saúde pessoal e obter um maior controlo sobre ela, com a ajuda de factores externos e assegurando um ambiente favorável à saúde.

A saúde mental, como parte da saúde geral, representa uma área importante para o indivíduo, para a família e para toda a sociedade. As perturbações mentais são uma questão prioritária de saúde pública, não menos aqui na República da Croácia do que em todo o mundo. Num período de vários anos, registou-se um aumento (com flutuações) das hospitalizações devido a perturbações mentais. As hospitalizações devido a perturbações mentais representam 6 a 7 % do número total de hospitalizações. Para além disso, um em cada quatro ou cinco dias de tratamento médico é utilizado para tratar perturbações mentais, sendo o principal grupo de doenças em termos de dias de tratamento hospitalar em regime de internamento. As perturbações mentais causadas pelo álcool, as perturbações psicóticas e depressivas e as reacções a níveis elevados de stress, incluindo a perturbação de stress pós-traumático, constituem quase dois terços de todas as causas de hospitalização devido a perturbações mentais. No número de diagnósticos registados ao nível dos cuidados de saúde primários, as perturbações mentais representam entre 4 % e 5 %. Cerca de metade dos diagnósticos registados pertencem ao subgrupo das perturbações neuróticas, afectivas relacionadas com o stress e somatoformes. Um dos indicadores de uma crise na saúde mental é o número de suicídios. Ao longo dos anos, a República da Croácia registou flutuações no número de suicídios e, depois de 1999, verificou-se uma diminuição contínua do número de suicídios. A Croácia encontra-se entre os países europeus que registam taxas de suicídio médias elevadas.

1.1. Papel dos governos regionais e locais nos projectos de saúde pública

Os governos locais são os municípios e as cidades, e os governos distritais são os condados. Os responsáveis por estes distritos são os presidentes das câmaras municipais, os presidentes das assembleias municipais e os presidentes dos condados. Na sua área de jurisdição, os distritos desempenham tarefas de especial importância, incluindo os cuidados de saúde. O seu papel é determinado por lei e cumprem os seus direitos, obrigações, tarefas e objectivos da seguinte forma

1. em conformidade com o plano de saúde da República da Croácia, aprovam um plano de saúde para os governos distritais (regionais);

2. para o governo distrital (regional), aprovam planos de um e três anos para a promoção da saúde, a prevenção e o diagnóstico precoce;

3. organizam e aplicam medidas de saúde pública em conformidade com o plano de saúde da República da Croácia e o plano de saúde do governo distrital (regional).

O condado de Split-Dalmatia, na qualidade de proprietário e fundador do Instituto de Saúde Pública, e de acordo com os direitos e obrigações legais acima mencionados, tem uma compreensão especial da importância das actividades de saúde pública e, em particular, dos projectos preventivos de proteção da saúde mental - existe a consciência de que esta é a única forma de assegurar a saúde completa da população.

Ao apoiar a execução deste tipo de projectos, e especialmente dos projectos relativos à proteção e melhoria da saúde mental das crianças e adolescentes, o município reconheceu a importância de uma estreita cooperação entre os departamentos da saúde e da educação e tomou a decisão de juntar estes dois departamentos num só.

1.2. Fontes de financiamento dos projectos de saúde pública

As instituições de saúde pública, incluindo o Departamento de Saúde Mental do Instituto de Saúde Pública do Condado de Split-Dalmatia, financiam o seu trabalho a partir de várias fontes e de acordo com os actos jurídicos que regulam esta questão:

1. fundos contratuais para serviços de acordo com o contrato celebrado com o sistema de saúde croata;

2. fundos provenientes de subvenções a instituições de saúde do Ministério da Saúde da República da Croácia;

3. fundos aprovados pelos governos locais e distritais (regionais), neste caso, o condado de Split-Dalmatia;

4. fundos próprios do mercado;

5. fundos provenientes de subvenções da UE

Ao exercer os seus direitos, obrigações, tarefas e objectivos no domínio dos cuidados de saúde dos governos distritais (regionais), (neste caso) o condado de Split-Dalmatia, assegurou, de acordo com a regulamentação legal, fundos para: a implementação de actividades de saúde pública, epidemiológicas e ambientais e cuidados de saúde preventivos na sua área.

O governo distrital (regional) e o governo local podem assegurar os fundos para os cuidados de saúde das pessoas da sua área de jurisdição acima das normas do seguro de saúde obrigatório.

O condado de Split-Dalmatia tem uma compreensão especial pela proteção da saúde mental da sua população. Há mais de 20 anos, quase desde a sua fundação, assegura todos os anos fundos financeiros significativos para o trabalho do Departamento de Saúde Mental do Instituto de Saúde Pública, permitindo-lhe ser um padrão de ouro na implementação de projectos de saúde pública, proteção e melhoria da saúde mental, especialmente a saúde mental das crianças.

Bibliografia

1. Nacionalna strategija razvoja zdravstva za razdoblje od 2012. do 2020. godine, (2012)., http://www.europski-fondovi.eu/sites/default/files/dokumenti/Nacionalna%20strategija%20zdravstva%202012.-2020..pdf (Recuperado em 12 de julho de 2016)

2. Odluka Ustavnog suda Republike Hrvatske (Narodne novine, 70/12, 144/12), https://www.nn.hr/ (Recuperado em 10 de julho de 2016)

3. Plan razvoja javnog zdravstva za razdoblje od 2011. do 2015. godine (Narodne novine, 49/11), https://www.nn.hr/ (Recuperado em 11 de julho de 2016)

4. Serviços públicos de saúde (definicijajavnog zdravstva), http://www.euro.who.int/en/health-topics/Health-systems/public-health-services (Recuperado em 11 de julho de 2016)

5. Zakon o lokalnoj i podrucnoj (regionalnoj) samoupravi (Narodne novine, 33/01, 60/01, 129/05, 109/07, 125/08, 36/09, 150/11, 144/12, 19/13, 137/15), https://www.nn.hr/ (Obtido em 11 de julho de 2016)

Capítulo 2

Toni Maglica

2. Prevenção das perturbações mentais e comportamentais

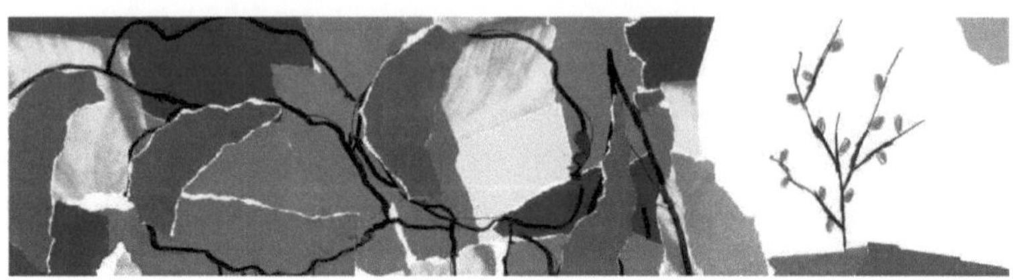

A prevenção é um termo muito comum e é utilizado com frequência. É utilizado em diferentes domínios e em diferentes sistemas (no sistema médico, social, policial e jurídico). Van der Stel (2007) argumenta que a prevenção por vezes se assemelha à política, porque cada um tem as suas próprias ideias sobre a prevenção. Por um lado, este facto é positivo e demonstra a importância da prevenção, a sua difusão e a sua indispensabilidade nos diferentes domínios actuais. Por outro lado, isto pode representar um problema, porque não podemos ter a certeza se a prática da prevenção é apoiada por conhecimentos e competências adequados, como os seus efeitos (resultados esperados) estão a ser medidos e avaliados. Anic et al. (2004) definem a prevenção como um ato, uma ação ou um conjunto de acções que são levadas a cabo para evitar que algo aconteça. "Prevenir" significa "evitar", ou seja, "impedir que aconteça". Isto representa verdadeiramente o ponto de partida da prevenção em todos os domínios, e o mesmo acontece com a prevenção em medicina.

Ainda assim, concentremo-nos no domínio da saúde mental e da prevenção das perturbações mentais e comportamentais. Porque é que estamos a escrever sobre a prevenção no contexto da saúde mental e qual é a diferença entre a promoção da saúde mental e a prevenção? Mrazek e Haggerty (1994) também fornecem uma definição de prevenção relativamente às perturbações de saúde mental do ponto de vista da saúde pública. Consideram que o objetivo da prevenção é minimizar o aparecimento, a prevalência e a recaída das perturbações mentais, minimizar o tempo de duração dos sintomas ou das condições de alto risco para a doença mental, adiar a recaída da doença e atenuar a influência que a doença tem sobre a pessoa afetada, a sua família e a sociedade. As intervenções de prevenção minimizam os factores de risco e consolidam os factores de proteção relacionados com as doenças mentais (Basic, 2009). Em oposição à prevenção da doença mental, de acordo com a definição de promoção da saúde mental, a prevenção refere-se às actividades que implicam a criação de factores individuais, sociais e ambientais que permitirão um desenvolvimento psicológico e psicofísico ótimo. Estas iniciativas incluem os indivíduos no processo de alcançar uma saúde mental positiva, melhorando a qualidade da sua vida e minimizando as diferenças entre países e grupos individuais (Basic, 2009). A prevenção das perturbações mentais pode ser considerada como um dos objectivos (resultados) da estratégia mais ampla de promoção da saúde mental (Hosman e Jane-Llopis, 1999).

Existem numerosas definições de prevenção. Durlak (1995) considera que se trata de uma ciência multidisciplinar que aborda tanto a investigação de base como a investigação aplicada em vários domínios. Estes são: saúde pública, epidemiologia, educação, medicina, desenvolvimento comunitário e psicologia. Durlak (1997) também afirma que a prevenção é uma constelação multidisciplinar de abordagens que visam diretamente a prevenção de doenças e outros tipos de resultados negativos, mas que também visam a promoção da saúde e outros resultados positivos. Basic (2009) apresenta-nos a definição do American Centre for Substance Abuse Prevention, que considera a prevenção como um processo proactivo que capacita tanto os indivíduos como os sistemas, para que possam lidar com os desafios, acontecimentos e transições da vida, criando e apoiando condições que promovam comportamentos e estilos de vida saudáveis. Ela apoia a criação de condições, oportunidades e experiências que conduzam ao desenvolvimento de pessoas saudáveis e autónomas. A prevenção é um processo complexo e uma estratégia abrangente, baseada na compreensão dos factores de risco que conduzem a problemas de comportamento e na compreensão das possíveis variações desses factores entre indivíduos, grupos e minorias étnicas expostos a diferentes níveis de risco. O conceito de prevenção pressupõe a existência de alguns elementos importantes e condições iniciais que definem os seus aspectos. Acima de tudo, a prevenção diz respeito a intervenções, procedimentos e acções sistemáticas que tentam eliminar, anular ou compensar os efeitos dos factores de risco e implementar, desenvolver e consolidar os factores de proteção, a fim de impedir o aparecimento e o desenvolvimento de certas perturbações, doenças ou comportamentos indesejados. Os factores de risco e de proteção, enquanto conceitos indispensáveis da teoria e da prática da prevenção, serão abordados no resto do presente capítulo.

A ciência da prevenção tem vindo a evoluir rapidamente nos últimos 40 anos, exigindo dos seus profissionais uma formação contínua, a realização de investigação e o estudo da sua teoria. O principal objetivo da ciência da prevenção, segundo a Society for Prevention Research (Society for Prevention Research, 2011), é melhorar a saúde pública através da identificação de factores de risco e de proteção, da avaliação da eficácia da intervenção de prevenção e da identificação das melhores formas de divulgação de intervenções de qualidade. O domínio da prevenção inclui uma investigação aprofundada sobre o desenvolvimento humano e o ambiente social que conduzem a comportamentos e resultados positivos ou negativos. As teorias do desenvolvimento humano são utilizadas para a criação de intervenções (tanto políticas como programas de prevenção) que visam a redução dos factores de risco e a consolidação e melhoria dos factores de proteção a nível individual, familiar ou dos pares, mas também a nível da comunidade local e do ambiente em geral. Consequentemente, a ciência da prevenção é multidisciplinar e inclui necessariamente a participação de um grande número de peritos de diferentes áreas de estudo. Para compreender melhor a etiologia dos resultados sociais positivos e negativos, são necessárias muitas ciências diferentes. Isto inclui as ciências biológicas, cognitivas, comportamentais e sociais. Para o desenvolvimento e a aplicação de intervenções, precisamos de profissionais e clínicos especializados e, para alcançar a viabilidade económica, precisamos de economistas. Por conseguinte, a ciência da prevenção é inimaginável sem epidemiologistas, psicólogos, fisiologistas, sociólogos, assistentes sociais, pedagogos sociais, cientistas e profissionais que lidam com a saúde, antropólogos, analistas políticos, criminologistas e neurocientistas, enfermeiros médicos e geneticistas (Society for Prevention Research, 2011).

Uma das classificações mais antigas da prevenção, dada pela Comissão Americana de Doenças Crónicas (American Commission of Chronic Illness, 1957), é a da prevenção primária, secundária e terciária. Esta classificação diferencia a intervenção em função do nível de desenvolvimento do problema e do objetivo da intervenção de prevenção. Assim, apenas a prevenção primária trata das intervenções que têm como objetivo a prevenção de novos casos de perturbações ou doenças. O objetivo da prevenção primária é evitar que pessoas saudáveis desenvolvam problemas mais graves, com os quais não serão capazes de lidar e que podem levar a perturbações mentais ou comportamentais (Hosman, 2012). A prevenção primária, especialmente de perturbações comportamentais em crianças e adolescentes, refere-se a um conjunto de medidas dirigidas à população de crianças, adolescentes e adultos com o objetivo de apoiar o desenvolvimento positivo de crianças e adolescentes e reduzir os efeitos dos factores de risco no progresso de comportamentos de risco para a saúde e problemas comportamentais antes que estes se manifestem. Durlak (1995) escreve que a prevenção primária representa intervenções com a população "normal".

A prevenção primária, como parte da saúde mental, é uma rede de estratégias que difere de outras abordagens dominantes que surgiram nesse domínio. Essas estratégias podem ser reconhecidas por algumas caraterísticas básicas (Albee e

Gullotta, 1997. de acordo com Basic, 2009):

1. A prevenção primária é pró-ativa e procura desenvolver a adaptabilidade, as fontes de resposta, a saúde, e não procura minimizar os défices ou perturbações existentes.

2. O tratamento centra-se em toda a população e não é efectuado caso a caso.

3. Os principais instrumentos e modelos de prevenção primária são a educação e a engenharia social, e não a terapia ou a reabilitação, embora alguns pontos de entrada nos modelos e programas sejam criados com base na experiência clínica.

4. A prevenção primária parte do princípio de que a preparação das pessoas para enfrentarem as fontes pessoais e ambientais de angústia é a melhor forma de lidar com os problemas.

A prevenção secundária consiste numa intervenção rápida ao nível dos problemas subclínicos. Ao contrário da prevenção primária, que se centra na parte saudável da população, a prevenção secundária inclui um rastreio sistemático, ou um processo de avaliação, utilizado para identificar as pessoas da população que estão a mostrar os primeiros sinais de comportamento disfuncional. O principal objetivo da prevenção secundária é evitar o desenvolvimento de uma falta de adaptação grave, ajudando aqueles que já apresentam essas perturbações (Basic, 2009). Hosman (2012) escreve que o objetivo da prevenção secundária é detetar as perturbações numa fase inicial, iniciar o tratamento precoce e evitar o seu desenvolvimento posterior. Por conseguinte, trata-se de uma prevenção das perturbações na sua fase inicial, para que não evoluam para perturbações ou doenças mais complexas e para que não se prolonguem por muito tempo. Uma condição prévia da prevenção secundária é a consciência de que o problema existe, bem como a disponibilidade de métodos fiáveis de deteção de problemas, ou seja, de "rastreio". De um modo geral, as perturbações mentais não tratadas resultam em prognósticos menos favoráveis e em cuidados e tratamentos longos e dispendiosos. A tarefa das intervenções de prevenção secundária é ajudar a reduzir ao máximo o número de casos que necessitam de cuidados, tratamento e terapia a longo prazo (Hosman,

2012). A prevenção secundária refere-se às tentativas de limitar, prevenir ou tratar a condição depois de esta já ter surgido (a prevenção secundária está normalmente a lidar com uma fase inicial da perturbação) (Huizinga e Mihalic, 2003). Basic (2009) afirma que a prevenção secundária se refere a intervenções com base nas quais se investe em programas específicos destinados a reduzir o efeito dos factores de risco na população de crianças e adolescentes e nos seus ambientes, sendo que os primeiros efeitos desses factores de risco já podem ser observados e o seu desenvolvimento posterior é esperado ou muito provável.

Tertiary prevention se odnosi na ogranicavanje stanja te zahtijeva kon- trolu ili smanjenje utjecaja tog stanja nakon sto je utvrdeno (Basic, 2009). Autorica nastavlja kako je rijec o ulaganjima u specificne programame/inter- vencije za uzorke djece i mladih s razvijenim i identificiranim poremecajima u ponasanju, a cija slozenost i trajanje zahtijeva takve tretmane ili rehabil- itacijske postupke kako bi se prevenirao nepovoljan tijek. Ona tezi smanjen- ju teskoca i problema u socijalnom funkcioniranju ljudi koji imaju razvijene poremecaje ili bolest (Hosman, 2012). Durlak (1995) navodi kakoje cilj ter- cijame prevencije redukcija prevalencije postojecih poremecaja i problema. Kako aktivnosti i intervencije koje se poduzimaju na ovoj razini prevencije cesto predstavljaju dio tretmana, terapije, neki strucnjaci u podrucju prevencije ovu razinu ne tretiraju kao prevenciju, vec je tretiraju kao tretman. I Durlak (1995) spominje kako je zbog mnogih nejasnoca, posebno u ter- cijamoj prevenciji (specificni tretmani i rehabilitacija), americki Institut za medicinu (Institute for Medicine, 1994. prema Durlak, 1995) preporucio da se samo intervencije koje se nude prije pocetka ili punog razvoja poremecaja nazivaju prevencijom.

refere-se à limitação da condição e à tentativa de assumir o controlo ou de reduzir a influência da condição depois de esta ter sido confirmada (Basic, 2009). O autor também escreve sobre os investimentos em programas/intervenções específicos contra as causas de distúrbios comportamentais desenvolvidos e identificados em crianças e adolescentes, cuja complexidade exige procedimentos de tratamento ou reabilitação para evitar um desenvolvimento indesejável. Tem como objetivo atenuar as dificuldades e os problemas no funcionamento social das pessoas que desenvolveram perturbações ou uma doença (Hosman, 2012). Durlak (1995) escreve que o objetivo da prevenção terciária é a redução da prevalência das perturbações e dos problemas existentes.

Como as actividades e intervenções realizadas a este nível de prevenção representam uma parte do tratamento e da terapia, alguns peritos não consideram este nível como prevenção, mas como tratamento completo. Também Durlak (1995) referiu que, devido à grande imprecisão da prevenção terciária (tratamentos específicos e reabilitação), o Instituto Americano de Medicina (American Institute for Medicine 1994, segundo Durlak, 1995) recomenda que apenas as intervenções oferecidas antes do início ou do desenvolvimento completo de uma perturbação sejam designadas por prevenção.

Para além desta, chamemos-lhe, classificação tradicional da prevenção em saúde mental, nos últimos anos surgiu uma outra classificação que distingue entre prevenção universal, selectiva e indicada (Gordon, 1983, Mrazek e Haggerty, 1994). Estas três categorias podem ser consideradas como subdivisões da prevenção primária. Esta classificação baseia-se na perspetiva dos níveis de risco na população e na análise dos gastos das intervenções de prevenção para grupos que pertencem a diferentes categorias de risco (Hosman, 2012). Assim, segundo o autor, **a prevenção universal** é definida como as intervenções que se destinam à população em geral ou a uma população que não é de alto risco (por exemplo, todas as crianças em idade escolar). De acordo com Basic (2001), as intervenções de prevenção universal incidem sobre a população em geral ou grupos populacionais inteiros que não são identificados com base em riscos individuais. Estas intervenções centram-se em todos os membros de um grupo e são, regra geral, as menos dispendiosas. Williams, Ayers e Arthur (1997) afirmam que as intervenções de prevenção universal são utilizadas quando o preço por pessoa é baixo e o risco de factores negativos da intervenção é mínimo. Essas intervenções incluem a formação dos pais, o desenvolvimento de um sistema escolar mais eficiente, a atenuação da pobreza, a melhoria das estratégias políticas ou a limitação da exposição a neurotoxinas.

A prevenção selectiva visa indivíduos e grupos que têm um risco superior à média de desenvolver uma doença mental, devido a riscos biológicos, psicológicos ou sociais (Hosman, 2012). Os grupos podem ser determinados pela idade, sexo, profissão, historial familiar ou outras variáveis (Mrazek e Haggerty, 1994). Os grupos de alto risco mais frequentemente referidos são os filhos de pais psicologicamente doentes, filhos de pais com diagnósticos psiquiátricos, vítimas de abuso ou negligência familiar, especialistas que trabalham em profissões de elevado stress e outros.

As intervenções de prevenção selectiva utilizam programas centrados principalmente em populações de risco, ou seja, em pessoas ou grupos que correm um risco superior à média de se tornarem jovens delinquentes ou de sofrerem perturbações comportamentais (Williams, Ayers e Arthur, 1997). O objetivo é reduzir o risco e consolidar os factores de proteção. Os indicadores pessoais dessas pessoas são bons. Exatamente devido ao elevado risco de desenvolver uma doença ou enfermidade, é importante equilibrar as vantagens e os riscos.

A prevenção indicada destina-se a pessoas que apresentam sinais ou sintomas mínimos, mas ainda assim visíveis, que nos alertam para o facto de poderem vir a desenvolver uma doença ou uma perturbação. Por exemplo, neste grupo encontram-se os adolescentes que apresentam um elevado nível de sintomas depressivos, mas que ainda não desenvolveram uma perturbação depressiva, ou os adolescentes que consomem álcool, existindo assim o perigo de desenvolverem uma dependência (Hosman, 2012). As medidas preventivas indicadas são aplicadas às pessoas que, durante as entrevistas, manifestam factores de risco, condições que as identificam individualmente como estando em risco de desenvolver alguma doença ou perturbação mental (Mrazek e Haggerty, 1994). A identificação das pessoas para as quais são recomendadas medidas de prevenção passa por "avaliações objectivas". Gordon (1983, 1987. de acordo com Basic, 2009) escreve que a prevenção indicada é um conjunto de intervenções que são direcionadas para indivíduos de alto risco nos quais os sinais ou sintomas foram detectados precocemente. As medidas de prevenção indicada são frequentemente comparadas a intervenções precoces (tratamentos iniciados precocemente).

Na prática, existem sobreposições entre os níveis de prevenção indicados. Devido a essas sobreposições, o conceito de um espetro de intervenção recomendado por Mrazek e Haggerty está a ser aceite com mais frequência (1994) pela comunidade científica mundial. A prevenção primária, ou seja, a prevenção no sentido real, inclui a prevenção universal, selectiva e indicada. Depois disso, segue-se o tratamento e a manutenção da fase atual da doença.

O principal objetivo destes três níveis de intervenções de prevenção é reduzir o número de novos casos, reduzir a duração dos primeiros sintomas e/ou reduzir a progressão das perturbações para que não atinjam os critérios de diagnóstico do DSM. O tratamento é reservado para os casos identificados de perturbações comportamentais ou para aqueles que manifestaram comportamentos de risco para a saúde. A manutenção do estado atual está a ser reorientada para tratamentos a longo prazo ou pós-tratamentos (Basic, 2009).

Este espetro de intervenções, no quadro do paradigma científico contemporâneo e dos programas de intervenção aplicados, é reconhecido e aceite no mundo da ciência pelos maiores defensores da *prática baseada na evidência ou prática baseada na ciência,* e é recomendado ao público mundial, americano e europeu, pelas principais associações, universidades e instituições estatais. (Basic, 2009).

2.1. Conceito de factores de risco e de proteção na prevenção

Todas as comunidades que pretendam a promoção da saúde e o sucesso na prevenção de modelos de comportamento inaceitáveis têm necessariamente de acompanhar, não só os resultados dos comportamentos dos adolescentes, mas também os factores que levam a esses comportamentos. É importante compreender que para prevenir algo antes mesmo de acontecer é necessário compreender e detetar as potenciais causas desse comportamento (Mrazek, Biglan e Hawkins, 2003).

Quando se fala de factores de risco e de factores de proteção, é preciso ter em conta que existe sempre um grande número de potenciais factores de risco que conduzem e/ou possibilitam problemas de comportamento, mas existe também um grande número de factores de proteção que reduzem a manifestação de problemas de comportamento. Ambos influenciam o comportamento dos adolescentes. Por conseguinte, concentrar-se apenas nos factores de risco ou apenas nos factores de proteção não será tão eficaz como quando detectamos e identificamos ambos ao planearmos actividades de prevenção na comunidade (Mrazek, Biglan e Hawkins, 2003).

Há já várias décadas que os investigadores têm vindo a centrar a sua atenção na deteção de factores que estão relacionados com resultados negativos no desenvolvimento das crianças, ou seja, que estão relacionados com problemas de comportamento. No âmbito da teoria da prevenção, surgiu um conceito de factores de risco e de proteção, segundo o qual nenhum fator de risco isolado ou uma situação desfavorável pode ser responsável por resultados negativos, ou seja, por comportamentos de risco para a saúde de crianças e adolescentes. O processo de interação entre mais do que um fator de risco e factores de proteção é responsável pelos resultados negativos (Basic, 2009). O autor afirma ainda que se trata de uma interação muito complexa, com um grande número de reacções encadeadas, pelo que a investigação em prevenção, baseada num conceito de risco e proteção, deve continuar a estudar a forma como os factores de risco e de proteção afectam as formas gerais e específicas de comportamentos de risco para a saúde e de problemas de comportamento em crianças e adolescentes.

Os factores de risco e de proteção são muitas vezes definidos e avaliados como uma probabilidade de redução de problemas futuros no equilíbrio entre as competências das crianças e dos adolescentes (a sua resiliência) e o risco a que estão expostos (Basic, 2009). A investigação dos factores de risco deu origem a discussões e investimentos no estudo das influências que criam resistências entre a existência de factores de risco e o aparecimento de problemas de comportamento. Essas resistências são chamadas factores de proteção (Howell, 2003). Os factores de proteção são, portanto, os factores que protegem os adolescentes das consequências da exposição ao risco, e fazem-no através da redução dos efeitos dos factores de risco ou influenciando a forma como os jovens respondem às situações de risco, ou seja, aos factores de risco. (Basic e Feric, 2004).

Os factores de risco são definidos como as caraterísticas, variáveis ou perigos que, se estiverem presentes num indivíduo específico, levam a uma maior probabilidade de esse indivíduo desenvolver um problema mental (Mrazek e Haggerty, 1994). Coie et al. (1993. de acordo com Basic e Feric, 2004) definem factores de risco como quaisquer influências que aumentem a probabilidade do aparecimento de um problema mental, progredindo para um estado muito grave e apoiando esse estado problemático. Fraser (1997) entende os factores de risco como uma probabilidade, ou seja, como uma certeza do desenvolvimento de problemas futuros. Basic (2009) refere que foram identificados três tipos de factores de risco: relacionais - aqueles que podem ser relacionados com a ocorrência de comportamentos problemáticos, preditivos - aqueles que predizem comportamentos problemáticos, e causais - aqueles que podem ser comprovados por experiências ou intervenções e para os quais se prova que conduzem a comportamentos mais problemáticos. Os factores de risco são entendidos como as caraterísticas que ocorrem com mais frequência estatisticamente nos adolescentes que desenvolvem e exibem diferentes problemas de comportamento (Williams, Ayers e Arthur, 1997) e que aumentam a probabilidade de delinquência (Conselho da Europa, 2000).

Há fortes indícios da relação entre os factores de risco e de proteção no desenvolvimento de perturbações mentais (Coie et al., 1993, Ingram e Price, 2000, segundo a OMS, 2004). Tanto os factores de risco como os factores de proteção podem ser individuais, familiares, sociais, económicos ou ambientais. Na maioria das vezes, existe um efeito cumulativo devido à existência de mais factores de risco diferentes, à falta de factores de proteção e aos efeitos mútuos das situações de risco e de proteção que predispõem os indivíduos a, de um estatuto de pessoa mentalmente saudável, se tornarem pessoas excessivamente sensíveis com problemas mentais até desenvolverem finalmente uma perturbação ou uma doença.

As intervenções que estão a ser feitas para a prevenção das perturbações mentais visam reduzir os factores de risco e consolidar os factores de proteção ao longo da vida do indivíduo. É extremamente importante que os determinantes visados pelas intervenções de prevenção sejam suficientemente flexíveis e que incluam riscos que são específicos para o desenvolvimento de uma perturbação, mas também que incluam factores de risco e de proteção "genéricos" ou gerais que mais do que uma perturbação mental e comportamental têm em comum. As intervenções que visam com êxito esses factores de risco gerais têm então um espetro mais vasto de efeitos de prevenção.

Por exemplo, a pobreza e os maus tratos infantis são factores de risco conjuntos para a depressão, a ansiedade e a toxicodependência e, por isso, uma intervenção que vise a pobreza e os maus tratos infantis terá um impacto nas três perturbações acima referidas. Em oposição a estes riscos gerais, existem também riscos específicos para o desenvolvimento de uma determinada perturbação. Assim, por exemplo, o pensamento negativo está relacionado com a depressão, e a depressão está relacionada com o comportamento suicida. (OMS, 2004).

De acordo com muitos autores (Hawkins et al., 2001, Arthur et al., 2001), uma abordagem de investigação centrada no estudo dos factores de risco e de proteção cria um quadro para o planeamento e a condução de actividades de prevenção na comunidade local. A recolha de informação sobre os factores de risco e de proteção ao nível da comunidade permite identificar os factores mais prevalecentes numa determinada área e a sua categorização por prioridade (Basic, Feric Slehan,

Kranzelic Tavra, 2007). As intervenções de prevenção, afirmam ainda os autores, são selecionadas para serem aplicadas nesse momento, tendo em conta a sua eficácia.

Existem, de facto, muitos conhecimentos sobre os factores de risco e de proteção baseados na prática e/ou na ciência. É dever dos decisores e dos criadores de políticas utilizar esse conhecimento de forma responsável, desenvolvendo intervenções de prevenção, implementando-as e divulgando-as. A investigação na ciência da prevenção, especialmente a que trata das avaliações dos programas de prevenção, trouxe luz à área das intervenções eficazes e menos eficazes e à sua viabilidade económica. Temos a responsabilidade de seguir os conhecimentos modernos que nos são trazidos pela ciência da prevenção.

Factores de risco e factores de proteção das perturbações mentais (OMS, 2004, 24).

Risk factors	Protective factors
Academic failure and scholastic demoralisation Attention deficits Neglect and abuse Chronic insomnia Chronic pain Communication deviance Early pregnancy Emotional immaturity and emotional dyscontrol Excessive substance abuse Exposure to aggression, violence and trauma Family conflicts and disorganisation Loneliness Low birth weight Low social class Neurochemical imbalances Parental mental illness Parental substance abuse Perinatal complications Personal loss Poor work skills and work habits Reading disabilities Sensory disabilities or organic handicaps Social incompetence Stressful life events Substance use during pregnancy	Ability to cope with stress Ability to face adversity Adaptability Autonomy Early cognitive stimulation Exercise Feeling of security Feeling of mastery and control Good parenting Literacy Positive attachment and early bonding Positive parent-child relationship Problem solving skills Pro-social behaviour Confidence Skills for life Social and conflict management skills Social and emotional growth Stress management Social support of family and friends

Risk factors	**Protective factors**
Access to drugs and alcohol	Empowerment
Displacement	Ethnic minorities integration
Isolation and alienation	Positive interpersonal relationships
Lack of education, transport and housing	Social participation
Neighbourhood disorganisation	Social responsibility and tolerance
Peer rejection	Social services
Poor social circumstances	Social support and community networks
Poor nutrition	
Poverty	
Racial injustice and discrimination	
Social disadvantage	
Urbanisation	
Violence and delinquency	
War	
Unemployment	

Bibliografia

1. Anic, V.; Brozovic-Roncevic, D.; Goldstein, I.; Goldstein, S.; Jojic, Lj.; Matasovic, R.; Pranjkovic, I. (2004). Hrvatski enciklopedijski rjecnik. Zagreb: Novi liber i Jutarnji list.

1. Arthur, M. W.; Glaser, R. R.; Hawkins, J. D. (2001). Community Implementation of science-based prevention Programming (Implementação comunitária de programas de prevenção de base científica). Seattle: Universidade de Washington, Grupo de Investigação sobre Desenvolvimento Social.

2. Basic, J.; Feric Slehan, M. (2004). Djeca i mladi u riziku - rizicna

ponasanja. U: Basic, J.; Koller-Trbovic, N.; Uzelac, S. (ur.) Poremecaji u ponasanju i rizicna ponasanja: pristupi i pojmovna odredenja. Zagreb: Edukacijsko-rehabilitacijski fakultet.

3. Basic, J.; Feric Slehan, M.; Kranzelic Tavra, V. (2007). Zajednice koje brinu: model prevencije poremecaja u ponasanju: epidemioloska studija - mjerenje rizicnih i zastitnih cimbenika u Istarskoj zupaniji. Pula: Istarska zupanija. Zagreb: Edukacijsko-rehabilitacijski fakultet.

4. Basic, J. (2009). Teorije prevencije: prevencija poremecaja u ponasanju i rizicnih ponasanja djece i mladih. Zagreb: Skolska knjiga.

5. Chronic Illness in the United States, (1957). Comissão de Doenças Crónicas. Vol. 1. Publicado para o Commonwealth Fund. Cambridge, MA: Harvard University Press.

6. Durlak, J. A. (1997). Successful Prevention Programs for Children and Adolescents. Nova Iorque, Boston, Dordrecht, Londres, Moscovo: Kluwer Academic/Plenum Publishers.

7. Fraser, M. W. (1997). Risk and resilience in childhood: An ecological perspective. Washington, D. C.: NASW Press, 34-52.

8. Hawkins, J. D.; Catalano, R.; Arthur, M. W. (2001). Development and Evaluation of the Communities that Care Operating System (Desenvolvimento e avaliação do sistema operacional de comunidades que prestam cuidados). Society for Prevention Research. Realização de Políticas e Práticas de Prevenção Eficazes através da Ciência. 9ª Reunião Anual, Washington, D. C., 31 de maio - 2 de junho de 2001, 16.

9. Hosman, C. M. H.; Jane-Llopis, E. (1999). Political Challenges: Saúde mental. U: União Internacional para a Promoção e Educação para a Saúde. The Evidence of Health Promotion Effectiveness: Shaping Public Health in a New Europe. Bruxelas: CEC-CEE-CEEA, 29-41.

10.Hosman, C. M. H. (2012). Prevenção de Transtorno Mental e Promoção da Saúde Mental Conceitos, prática atual e quadro de estratégias. U: Hosman, C.; van Doesum, K. (ur.) Prevenção de livros didácticos em Saúde Mental. Revisited Edition 2012. Centro de Investigação em Prevenção, Universidade Radboud de Nijmegen, Universidade de Maastricht.

11. Howell, J. C. (2003). Preventing and Reducing Juvenile Delinquency (Prevenção e Redução da Delinquência Juvenil). A comprehensive Framework. Thousands Oaks, London, New Delhi: Sage Publications.

12. Huizinga, D.; Mihalic, S. (2003). Preventing Juvenile Delinquency (Prevenção da Delinquência Juvenil). U: Kury, H.; Oberfell-Fuchs, J. (ur.) Crime Prevention: New Approaches. Mainz: WeisserRing, 1-41.

13. Mrazek, P. J.; Biglan, A.; Hawkins, J. D. (2003). Community Monitoring Systems: Tracking and Improving the Well-Being of America's Children and

Adolescents. Maryland: National Institutes ofHealth.

14. Mrazek, P. J.; Haggerty, R. J. (1994). Reducing Risk for Mental Disorders: Frontiers for Preventive Intervention Research. Washington, D. C.: National Academy Press.

15. van der Stel, J. (2007). Europski prirucnik za prevenciju pusenja, al- kohola i droga (prijevod). Pompidou grupa Vijeca Europe i Jellinek Consultancy. Zagreb: Udruga za unapredenje kvalitete zivljenja LET.

16.Vijece Europe (2000). Preporuka odbora ministara drzavama clanin- cama u odnosu na ulogu ranih psihosocijalnih intervencija u prevenciji krim- inala. Rec (2000) 20.

17. Williams, J. H.; Ayers, D. C.; Arthur, M. W. (1997). Risk and Protective factors in Development of Delinquency and Conduct disorders (Factores de risco e de proteção no desenvolvimento da delinquência e das perturbações de conduta). U: Fraser, M. W. (ur.) Risk and resilience in childhood: Uma perspetiva ecológica. Washington, D. C.: NASW Press, 140-170.

Capítulo 3

Zana Pavlovic

3. Saúde mental das crianças

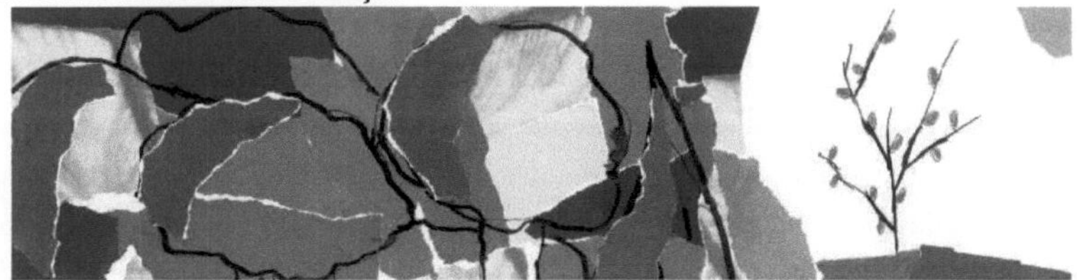

3.1. Saúde mental das crianças, factores de risco e de proteção do desenvolvimento

A saúde mental é um estado de bom ajustamento emocional e social em vários domínios da vida (Petz, 2005). A saúde mental é uma parte separada da área da prevenção da saúde, na qual os domínios da medicina, da psicologia, da educação especial e do trabalho social estão interligados. A Organização Mundial de Saúde incluiu a "melhoria da saúde mental" entre os objectivos do projeto "Saúde para Todos no Século XXI". De acordo com este projeto, a situação psicossocial deve ser melhorada até 2020 e a proteção das pessoas com problemas de saúde mental deve ser disponibilizada. Por conseguinte, é particularmente importante reduzir a prevalência e os efeitos nocivos para a saúde mental e aumentar a capacidade das pessoas para enfrentarem sozinhas os acontecimentos stressantes.

A saúde mental das crianças numa idade precoce é um pré-requisito para a saúde mental dos jovens e dos adultos. A saúde mental das crianças inclui todos os tópicos de desenvolvimento e psicológicos, mas também intervenções que contribuem para a proteção e promoção de um desenvolvimento saudável. Numa idade precoce, todos os domínios do desenvolvimento estão relacionados entre si (desenvolvimento social, emocional, cognitivo e motor). A atenção não se centra única e exclusivamente na criança, mas na criança em contexto, enquanto a fase de desenvolvimento em que a saúde mental das crianças se estabelece, se desenvolve ou é posta em causa compreende as suas relações com os entes queridos, geralmente os pais. As relações que se estabelecem ao longo das interações entre uma criança pequena e as pessoas que com ela se relacionam integram-se em inúmeras outras redes sociais conexas. É assim que o contexto social mais amplo afecta o desenvolvimento e a saúde mental da criança. A visão moderna da saúde mental da criança pequena centra-se na criança inserida em vários conjuntos de influências dinamicamente inter-relacionadas. Os factores de risco e de proteção operam dentro destes conjuntos (Ljubesic, 2010).

Os factores de risco são definidos como "caraterísticas, variáveis e riscos que, se estiverem presentes num determinado indivíduo, aumentam a probabilidade de esse indivíduo, antes de qualquer outra pessoa da população em geral, desenvolver uma perturbação" (Basic, 2009, segundo Mrazek e Haggerty, 1994). Muitos autores mencionam uma variedade de factores de risco para o desenvolvimento de problemas múltiplos nas crianças, mas os mais frequentemente referidos são: predisposição genética, má qualidade das interações mãe-filho, baixo controlo parental como estilo de educação, disciplina rigorosa mas inconsistente, impulsividade da criança, más relações com os pares, dificuldades com as competências académicas, pobreza/ má nutrição, etc. Os factores de risco e de proteção podem ser encontrados no contexto individual, mas também nas caraterísticas específicas do ambiente em que a criança vive. Os factores de proteção são resistências que permitem abrandar ou reduzir o impacto dos factores de risco. Os mais frequentemente referidos são o apoio social, a presença de adultos atenciosos, a relação positiva entre pais e filhos, o temperamento suave, a autoestima, a auto-eficácia, etc. No âmbito do conceito de saúde mental, as actividades de prevenção incluem o reforço dos factores de proteção e o enfraquecimento ou eliminação dos factores de risco durante o desenvolvimento (Wenara, 2003). O reconhecimento atempado dos factores emocionais, comportamentais ou outros, que podem afetar as crianças em idade precoce e pré-escolar, constitui a base de certas intervenções precoces para todas as crianças, e especialmente para as que estão em risco.

3.2. A infância, o desenvolvimento da vinculação e o papel da família nos cuidados de saúde mental das crianças

> *A infância é o progenitor da personalidade de uma pessoa.* S. Freud

A infância é um período que se inicia com o fim da infância e se prolonga até à puberdade. Normalmente, divide-se em primeira infância (que dura até ao final do terceiro ano), média (que dura até à entrada na escola) e tardia (que dura até ao início da puberdade). Esta divisão é frequentemente utilizada em psicologia clínica e psiquiatria com descrições de perturbações específicas das crianças (Krizmanic, 2005). O critério para a duração e o fim da infância pode ser cronológico (idade de 12-13 anos), fisiológico (puberdade), psicológico (maturidade psicossocial), ético (maturidade moral), legal e outros. Do ponto de vista do adulto e em retrospetiva, tendemos a idealizar a infância; por conseguinte, percebemos esse período da vida como idílico e despreocupado. Na perspetiva da criança, o período da infância é doloroso, cheio de conflitos, crises e medos. O desamparo da criança e a sua dependência do meio ambiente tornam a responsabilidade dos pais crucial para o desenvolvimento da criança. A criança é um ser bom, com caraterísticas muito próprias.

As necessidades dos bebés podem ser reduzidas a alimentação, conforto, espaço para crescimento e desenvolvimento e segurança nas relações com os entes queridos. Durante os primeiros dias de vida da criança, a criança e a mãe estão a tentar compreender-se mutuamente através dos esforços da mãe para entrar no mundo da criança usando empatia e com uma série de tentativas e erros. A criança precisa de uma mãe que esteja sempre ao seu lado, porque qualquer acumulação de frustração pode causar uma grande ansiedade e levar a uma desintegração completa.

As principais tarefas das crianças em idade pré-escolar são a adoção de autocontrolo, autoconfiança e contactos com os pares, através dos quais a criança aprende as bases da compreensão social, desenvolve competências sociais adequadas e aprende a controlar as emoções, especialmente a raiva (Zivcic-Becirevic, Smojver-Azic e Miscenic, 2003). As dificuldades que ocorrem durante a idade precoce e pré-escolar podem ser indicadores de dificuldades mais graves na adolescência ou na idade adulta. De acordo com o estudo realizado por investigadores britânicos e americanos (estudo longitudinal de Dunedin), as crianças de três anos com falta de controlo tornam-se pessoas impulsivas, pouco fiáveis e anti-sociais, que têm mais conflitos com o ambiente. As crianças inibidas de três anos têm mais probabilidades de se tornarem adultos pouco assertivos e deprimidos, com menos apoio social (Caspi, 2001).

Nos primeiros anos de vida, que é um período relativamente curto, ocorrem mudanças dramáticas, com consequências no funcionamento global da personalidade. Todos os processos importantes têm lugar nos primeiros três ou quatro anos. No entanto, o impacto dos acontecimentos posteriores não é negligenciável. Por muito bons ou maus que sejam, a forma como uma determinada personalidade os aceita e incorpora na sua vida psíquica depende da força do ego, cujas principais caraterísticas já estão formadas

Em comparação com outras espécies, os seres humanos têm o período mais longo de infância indefesa. Para sobreviverem, seres muito mais maduros (os pais) têm de os alimentar durante muitos anos.

Desde o nascimento da criança, a mãe e a criança desenvolvem e partilham o sentimento natural de ligação (apego), que é a expressão de uma necessidade inata de outro ser humano, que surgiu durante o desenvolvimento da espécie, com base na necessidade de proteção e sobrevivência no mundo. Este fenómeno também é bem conhecido entre as espécies inferiores. O apego é uma forte ligação emocional entre uma criança e um adulto (normalmente a mãe) que a criança demonstra através de expressões de felicidade e satisfação na presença da mãe, ou de medo quando é afastada dela. A empatia da mãe baseia-se na "identificação projectiva", ou seja, a mãe encontra dentro de si sentimentos que viveu quando era criança. Reconhecendo as necessidades do filho e respondendo-lhes, a mãe faz com que ele desenvolva gradualmente o sentimento de confiança e de segurança. A relação com a criança depende em grande parte da qualidade das relações de objeto maternas, da conceção e da gravidez, da sua saúde física e mental, da sua relação com o pai da criança e das fantasias sobre a criança (sexo, filhos mais velhos, gravidezes "perdidas" e experiências traumáticas). O pediatra D. W. Winnicott, ao referir-se ao conjunto dos cuidados da mãe, chama-lhe apoio à criança (holding). No caso da "mãe suficientemente boa", o holding muda de acordo com as necessidades individuais da criança, ou seja, com o seu crescimento e desenvolvimento. A criança desenvolve um forte sentimento de insegurança numa idade muito precoce se a mãe não lhe der holding ou apoio (Nikolic, 1993). Os neurocientistas chamam aos primeiros anos de vida um período em que as crianças desenvolvem uma compreensão da personalidade. A privação precoce devida a uma institucionalização prolongada ou a cuidados parentais inadequados ou inexistentes e, acima de tudo, a falta de comunicação emocional, pode deixar défices residuais mais tarde visíveis como hiperatividade, dificuldades no estabelecimento da ligação, caraterísticas quase autistas e um certo grau de deficiência cognitiva. O desenvolvimento saudável da vinculação em bebés e crianças pequenas e a aprendizagem dos sentimentos dos outros apoiam a aprendizagem social e o desenvolvimento social. Por exemplo, o amor é um sentimento relacionado com a nossa própria experiência e, ao mesmo tempo, uma relação social com outra pessoa. Amar alguém significa preocupar-se com os seus sentimentos, sendo um pré-requisito para tal a capacidade de reconhecer e compreender os sentimentos do outro. Por conseguinte, à medida que as crianças se tornam mais conscientes de si próprias e dos seus próprios sentimentos, precisam que os adultos as ajudem a descobrir como as outras pessoas se sentem. Os estudos sobre o desenvolvimento mostram que as crianças progridem rapidamente na compreensão dos vários aspectos das emoções durante o período pré-escolar e no início da escolaridade; para além de um ambiente familiar empático e solidário, vários programas, como os que se realizam em ambiente escolar, podem também melhorar a compreensão das emoções dos outros e torná-las mais competentes do ponto de vista social. Tendo desenvolvido uma ligação saudável e segura, as crianças estão cognitivamente mais desenvolvidas, adaptam-se melhor, desenvolvem melhores relações sociais e têm menos probabilidades de apresentar problemas de comportamento. A vinculação insegura manifesta-se através de comportamentos socialmente inadequados e da incapacidade de reconhecer e expressar emoções (Grbic, Cajo e Pavlovic, 2009). A ligação e a vinculação são necessidades emocionais e biológicas fundamentais. Bowlby salienta que a rutura do vínculo de vinculação pode ser vista como uma ameaça séria e causar perturbações graves numa pessoa em risco, se esta perder a sua maior fonte de segurança e apoio. As influências ambientais adversas e o stress intensificam a necessidade de afeto e proximidade do objeto de vinculação. A vinculação não é totalmente positiva, ou seja, podemos dizer que é composta por amor e ansiedade, medo e raiva. Quando os componentes negativos prevalecem, a probabilidade de um desenvolvimento disfuncional e patológico aumenta (Vasta, Haith e Miller, 1998).

Os pais têm um papel particular no desenvolvimento precoce da criança. A sua importância é tal que é impossível omiti-la. Por esta razão, os cuidados de saúde, especialmente a saúde mental das crianças, devem sempre incluir os cuidados com o ambiente em que as crianças crescem, que consiste nos pais e na família da criança. A forma como os pais respondem às necessidades básicas da criança durante o seu desenvolvimento inicial é a base para atingir níveis mais elevados de capacidades emocionais, sociais e intelectuais. No tempo da formação da ciência psicológica, quando Freud baseou a sua teoria na ciência, a família foi reconhecida como uma componente importante para o desenvolvimento da satisfação com a vida e para o desenvolvimento de uma adaptação tão boa quanto possível da criança (Clare, 2006). Espera-se que a família apoie e guie a criança através do seu desenvolvimento em toda a sua complexidade, que se refere ao desenvolvimento cognitivo, físico, social, emocional, moral, sexual, espiritual, cultural e educacional. É precisamente esta multidimensionalidade que torna a família e a parentalidade complexas. Os estudos mostram que a relação entre um pai e uma criança é a base para uma socialização bem sucedida da criança e para o desenvolvimento de uma personalidade saudável. A família é o primeiro grupo social de que a criança faz parte após o nascimento e no qual adquire as suas primeiras experiências, forma atitudes e desenvolve o seu potencial pessoal e as relações interpessoais com os outros.

Greenspan (2003) descreve o tipo de conhecimentos e formas de cuidados de que as crianças necessitam inevitavelmente. Em primeiro lugar, o autor menciona a necessidade de uma relação calorosa e de apoio e afirma que a satisfação dessa necessidade é mais importante para o desenvolvimento emocional e intelectual do que o treino cognitivo precoce ou os jogos educativos. As crianças que se sentem amadas e recebem muitas emoções positivas dos seus entes queridos estabelecem relações positivas com mais sucesso e dão amor aos outros e a si próprias.

A família, enquanto fonte de segurança fundamental para a criança, é a principal responsável pela criação de condições para uma criança saudável e feliz, e pela sua preparação para a vida. O papel da família é primordial e dominante na orientação geral e no encaminhamento da criança para um estilo de vida saudável, bem como nos cuidados de saúde mental da criança. As qualidades da pessoa mais importante desenvolvem-se através de interações complexas no meio familiar. Nas relações com os pais e outras figuras importantes da família formam-se e adquirem-se as componentes mais importantes do aparelho psíquico: a identidade básica e a confiança, as competências sociais básicas, a autoimagem e o sistema de valores. A toxicodependência, a violência e as relações perturbadas no seio da família têm um impacto negativo na sua função primordial de educação e de cuidado dos seus membros mais jovens. A génese do problema nas pessoas com comportamentos aditivos manifestos ou com perturbações mentais está na família, mas também a capacidade de compreender essas mesmas dificuldades.

3.3. A saúde mental das crianças no contexto das instituições pré-escolares e dos programas de prevenção pré-escolar

De acordo com a Estratégia para a Educação, a Ciência e a Tecnologia (Diário da República 124/14), a principal tarefa da educação precoce e pré-escolar é desenvolver as capacidades, os conhecimentos e as competências da criança que a ajudarão a crescer, bem como uma participação criativa, competente, humanista, responsável e ativa na sociedade democrática. Para cumprir estas tarefas, é necessário melhorar a qualidade dos serviços educativos no sistema educativo. Desde 1997, a educação pré-escolar tem sido regulamentada como um subsistema do sistema educativo da República da Croácia pela Lei sobre a Educação Pré-Escolar (Jornal Oficial, 10/97, 107/07 e 94/13), pela Norma Pedagógica Estatal da Educação Pré-Escolar (Jornal Oficial 63/2008 e 90/2010) e por muitos outros regulamentos que regem o sistema de educação precoce e pré-escolar. No ano letivo de 2013/2014, a cobertura total das crianças da educação pré-escolar em programas regulares ascendeu a 64% das crianças da educação pré-escolar. O número total de crianças é de 151 987 (66,00%). Os jardins-de-infância são frequentados por 5.984 ou 5,28% das crianças com diferentes tipos e graus de deficiência, 1.625 ou 1,43% das crianças sobredotadas e 2.107 ou 1,86% das crianças pertencentes a minorias nacionais (Programa Nacional de Prevenção das Dependências, 2015).

Na idade precoce e pré-escolar, uma tarefa essencial do sistema educativo consiste em criar condições óptimas para a promoção de todos os aspectos do crescimento e desenvolvimento psicofísico, bem como para a aquisição de conhecimentos, competências e hábitos que proporcionem à criança os pré-requisitos básicos para um crescimento adequado e, por conseguinte, para a saúde mental. É necessário fornecer às crianças em idade pré-escolar os conteúdos através dos quais elas adquirem novas experiências e reforçam uma atitude positiva em relação a si próprias e aos outros através da auto-perceção e da interação adequada à sua idade. As actividades planeadas, mas também situacionais, podem ajudar as crianças em idade pré-escolar a tomarem consciência de si próprias em diferentes situações, ou seja, a reconhecerem as suas capacidades e aptidões de que se podem orgulhar, mas também o lado mais fraco que precisam de reforçar. A consciência do seu corpo, dos seus desejos e dos seus processos internos está associada à experiência da sua própria identidade, do "eu", e à satisfação com o que é.

O papel principal da educação pré-escolar é criar condições para o pleno desenvolvimento da personalidade da criança, contribuir para a qualidade do seu crescimento e para a qualidade da vida familiar. Durante a primeira infância, as influências educativas visam encorajar todos os aspectos de um crescimento e desenvolvimento óptimos (físicos, socio-emocionais e cognitivos).

O jardim de infância, enquanto instituição em que a criança é influenciada sistematicamente, através de actividades educativas, desempenha um papel muito importante na formação de atitudes em relação a todos os comportamentos negativos (dependência de álcool, cigarros, drogas e similares). O termo prevenção vem do latim *wovd praevenire,* que significa *prevenir,* e no contexto da saúde mental refere-se ao processo de prevenção da ocorrência de comportamentos negativos e à conceção e seleção de procedimentos utilizados para encorajar a formação de comportamentos aceitáveis. Entre os princípios fundamentais que estão na base das actividades de prevenção, o princípio que é particularmente enfatizado é aquele segundo o qual se deve começar com as actividades o mais cedo possível, já na idade pré-escolar.

O ambiente do jardim de infância é um importante espaço de socialização no qual a criança estabelece relações sociais como resultado da sua própria competência social. Através do processo de socialização, as crianças aceitam os outros como parceiros igualmente valiosos, bem-intencionados e amigáveis. Assim, a criança comunicará mais facilmente com os outros e criará o seu próprio círculo de amigos, vivendo também a sua vida de uma forma mais feliz e produtiva.

No início dos anos 90 do século passado, registou-se um aumento significativo do número de programas de prevenção. Algumas pesquisas de prevenção começaram em meados dos anos 80, e nos anos 90 do século passado tornou-se claro que era necessário estabelecer programas de prevenção cujos resultados fossem visíveis e mensuráveis, transferíveis de uma cultura para outra. Começava assim "o tempo da prevenção", baseado em evidências científicas, o tempo que muitos autores pensavam estar ainda por chegar. Em meados dos anos 90, a criação de programas de prevenção começou também na República da Croácia, então sobrecarregada pelos acontecimentos da guerra e suas consequências. Numa altura em que os acontecimentos traumáticos de grande escala e a vida quotidiana são postos em causa, os programas de prevenção são componentes essenciais dos cuidados organizados para crianças e jovens. Muitos documentos relacionados com o bem-estar das crianças, dos jovens e das famílias, bem como com a prevenção de perturbações comportamentais em crianças e jovens, foram criados, escritos ou impressos no final dos anos 90 do século passado e continuam a sê-lo até aos dias de hoje (Basic, 2009).

O programa de prevenção pré-escolar é, no seu conjunto, um programa de prevenção. Os objectivos específicos dos programas de prevenção pré-escolar baseiam-se nas necessidades básicas da criança e dos pais na família moderna. Centram-se principalmente na compreensão da dinâmica familiar, no reforço das competências de comunicação no âmbito das relações familiares, na afirmação de uma parentalidade bem sucedida, na educação sobre o crescimento e o desenvolvimento da criança, na educação sobre as necessidades das crianças com deficiência e os riscos potenciais para o desenvolvimento de formas de comportamento inaceitáveis, na educação sobre várias perturbações e problemas de comportamento das crianças em idade pré-escolar, no desenvolvimento e incentivo da consciência ambiental e no envolvimento dos pais como parceiros no trabalho educativo direto (Mikas, Pavlovic e Sunko, 2013). O objetivo geral do programa de prevenção pré-escolar é o impacto educativo nas crianças em idade pré-escolar, com o objetivo de encorajar o desenvolvimento de uma personalidade saudável, de atitudes positivas e optimistas em geral, e especialmente quando se trata de ultrapassar dificuldades e crises da vida. Além disso, o objetivo do programa é criar um jovem saudável e satisfeito que não recorra a substâncias aditivas em situações de risco acrescido e que saiba lidar com as dificuldades do desenvolvimento (adolescência) e da vida de uma forma madura. Uma criança em idade pré-escolar está assim preparada para assumir a responsabilidade de criar o seu próprio percurso de vida. Os objectivos dos programas de prevenção do ensino pré-escolar no âmbito da influência educativa sobre as crianças são: encorajar e desenvolver um sentimento de segurança e confiança, encorajar e desenvolver a independência, encorajar e adquirir competências sociais e valores morais positivos, criar condições óptimas para o desenvolvimento da inteligência emocional, encorajar a aprendizagem ativa, aprender brincando (no caso das crianças) e encorajar a aplicação prática de competências, hábitos de vida saudáveis e a prática de desporto.

O programa de prevenção abrange todas as áreas de desenvolvimento das crianças em idade pré-escolar, de acordo com as suas necessidades de desenvolvimento. Ao encorajar diferentes aspectos do desenvolvimento (físico, cognitivo, social e emocional), a base da personalidade da criança está a ser formada. As actividades do programa devem ser classificadas em três categorias de intervenção. Em função das possibilidades de formação e de desenvolvimento de comportamentos aditivos, existem crianças fáceis de educar (a maior parte delas com um risco reduzido de dependência), crianças exigentes e crianças com profundas dificuldades de adaptação e de aceitação de normas de comportamento. Os programas de prevenção nesta idade não devem limitar-se ao nível das actividades educativas numa instituição pré-escolar; é necessário incluir todos os factores que têm um impacto global no desenvolvimento da criança (família, vida e ambiente social). Um programa de prevenção é um programa adequado ao desenvolvimento que está integrado no contexto quotidiano da instituição educativa e que se baseia na necessidade natural da criança de investigação, abertura e desenvolvimento de competências.

O sentimento de aceitação da criança no grupo pré-escolar reforça-se através do estabelecimento contínuo de um equilíbrio positivo consigo própria e com os outros, e através de várias experiências sociais. O ambiente do jardim de infância, que procura promover a aceitação e a apreciação mútuas, também ajuda a preparar a criança para uma comunicação familiar, profissional e social bem sucedida em geral. A resolução não violenta de conflitos é uma componente de uma abordagem mais alargada da socialização da criança como pessoa pró-social. Abrange um vasto leque de instalações que vão desde a relação entre indivíduos e grupos no ambiente imediato da criança (família e escola) até à compreensão e cooperação na idade adulta. A autoestima, as capacidades de comunicação e a criatividade dão à criança um sentido de competência em situações de conflito e de risco (violência, abuso, relações entre pares, traumas e relações perturbadas no seio da família). As diferentes formas de lidar com os conflitos representam um aspeto especial das competências sociais ou dos comportamentos que são aprendidos. A aquisição de competências sociais começa na primeira infância. Assim, são definidos os objectivos ao nível do grupo educativo: prevenção do bullying, incentivo à socialização das crianças, promoção da resolução não violenta de conflitos e do comportamento cooperativo, incentivo ao comportamento cooperativo e pró-social, resolução não violenta de conflitos e assertividade, aceitação da diversidade, conhecimento dos sentimentos próprios e alheios, reconhecimento e manifestação de sentimentos (competência emocional).

3.4. Porque é que é importante começar com actividades de prevenção e

cuidados de saúde mental no jardim de infância?

Nos seus programas, o jardim de infância promove deliberadamente o crescimento e o desenvolvimento saudáveis de todas as crianças, especialmente daquelas cujo percurso de desenvolvimento ou circunstâncias de vida exigem uma abordagem diferente, através de programas de proteção discretos. A identificação de crianças de alto risco (em termos de comportamentos aditivos e doenças aditivas) e a inclusão das famílias em actividades individuais e de grupo (aconselhamento, reuniões de pais e professores, formação e cerimónias) oferecem a possibilidade de criar crianças saudáveis. Assim, através dos programas de prevenção, estão reunidas as condições favoráveis ao reforço dos factores de proteção, mas também se reduzem os factores de risco. Os programas pré-escolares envolvem os pais de crianças em idade pré-escolar, desde o berçário até à idade pré-escolar, e incluem especialmente as famílias em que existe uma maior possibilidade de ocorrência de algum tipo de dependência (drogas, álcool, cigarros). O programa preventivo baseia-se na necessidade de desenvolvimento da criança para uma aprendizagem ativa, encorajando as capacidades de resolução de problemas e de tomada de decisões, o desenvolvimento de capacidades de planeamento e encorajando a interação criança-criança e criança-adulto.

As actividades preventivas em idade pré-escolar têm um carácter universal, a fim de estimular o potencial de desenvolvimento da criança no seio da família, bem como na instituição pré-escolar. Os primeiros grupos sociais em que a criança reside são a família e o jardim de infância, pelo que a sua boa comunicação é um pré-requisito essencial para a implementação de quaisquer actividades preventivas. O problema deve ser abordado muito antes de aparecer. A prevenção é mais eficaz se o ambiente no seu conjunto reconhecer e apoiar a adoção de procedimentos preventivos orientados para a criança e a sua família. Se quisermos preservar a saúde mental das gerações futuras, é necessário começar imediatamente a atuar nos seus ambientes sociais naturais, ou seja, a família e o jardim de infância. Por conseguinte, as investigações e intervenções preventivas devem ser orientadas no sentido de sensibilizar o público profissional-científico para a importância das instituições pré-escolares que devem, no âmbito dos programas preventivos, representar o primeiro ambiente ativo na preservação da saúde mental das crianças, e não apenas uma escola primária.

O jardim de infância é o primeiro passo do sistema educativo, que substitui em grande medida os pais e participa assim na prevenção de comportamentos socialmente inaceitáveis, incluindo a toxicodependência. Durante a primeira infância, as influências educativas têm como objetivo encorajar um crescimento e desenvolvimento abrangente, ótimo e saudável de todos os aspectos da personalidade da criança: físico, sócio-emocional e cognitivo, todos eles de acordo com as capacidades da criança. Para além da conceção de actividades que envolvam as crianças, os pais e os educadores de infância, não podem ser negligenciados os outros factores que favorecem a prevenção numa idade precoce, nomeadamente uma grande cobertura das crianças em idade pré-escolar pelos programas de jardim de infância (70%), a duração do programa de jardim de infância a tempo inteiro (5-10 horas) e o tempo passado no jardim de infância (em média 4 anos). Além disso, numa idade precoce, temos a oportunidade de influenciar o desenvolvimento da personalidade da criança e a formação dos seus hábitos de vida aceitáveis através do contexto institucional e da influência de profissionais formados que se preocupam com o crescimento e o desenvolvimento global da criança (educadores de infância, associados profissionais).

3.5. O papel dos educadores de infância das crianças de tenra idade e do pré-escolar nos cuidados de saúde mental das crianças

Nos jardins-de-infância há um total de 18.716 trabalhadores, dos quais 10.334 são educadores e 5.951 são outros trabalhadores. Os assistentes de investigação nos jardins-de-infância são um professor (318), um psicólogo (187), um especialista na área da educação e reabilitação (242: 139 educadores-reabilitadores e 103 terapeutas da fala) e enfermeiros (223) (Programa Nacional de Prevenção das Dependências, 2015).

Os resultados da investigação conduzida por Tatalovic-Vorkapi et al. (2012) sobre os futuros educadores de infância revelam uma elevada sensibilidade para a deteção precoce e identificação de comportamentos de alto risco em crianças em idade pré-escolar. A formação contínua dos funcionários dos jardins-de-infância é muito importante e conduz à melhoria das suas competências pessoais e profissionais na área da educação pré-escolar. A eficácia dos programas preventivos, bem como de outros programas no âmbito do sistema educativo, depende em grande medida das competências profissionais dos educadores de infância, mas também da sua personalidade, entusiasmo, criatividade e motivação para aprender e inovar no sistema pré-escolar e na prática quotidiana. Para uma criança na instituição educativa, o educador de infância é uma figura importante, ou seja, um substituto (substituto) dos pais. O papel de pai substituto é especialmente importante para as crianças pequenas. O educador de infância que adquire uma visão da qualidade do seu trabalho e da sua relação com a criança, trabalhando sobre si próprio, é um bom modelo de identificação na formação da criança de acordo com todos os valores humanos, comportamentos desejáveis, estilo de vida saudável, actividades desportivas e criativas. O papel profissional do educador de infância consiste em aceitar, encorajar e acompanhar o desenvolvimento da criança através de relações humanas de qualidade e profissionalmente competentes. É muito importante criar um ambiente favorável para a criança (organizacional, material, físico, emocional e social) no qual a criança se desenvolva de forma óptima, de acordo com os seus recursos pessoais e a sua idade. A competência profissional de um educador de infância inclui conhecimentos sobre as crianças, sobre o seu desenvolvimento e necessidades, bem como todos os outros conhecimentos adquiridos durante a formação profissional e/ou formação profissional complementar. A personalidade de um educador representa todas as suas potencialidades, experiências de vida e talentos especiais. Estas duas componentes (competência profissional e personalidade) são os elementos-chave na prática quotidiana do educador de infância, mantendo o seu papel profissional. Do ponto de vista do contexto social, três factores importantes são responsáveis pelo desenvolvimento de alta qualidade da criança: a comunidade, a família e os recursos científicos e técnicos no domínio do desenvolvimento infantil (Males, Milan- ovic e Stricevic, 2003). A prestação de cuidados científicos e técnicos bem fundamentados a uma criança implica a realização de investigação científica no domínio do desenvolvimento da primeira infância, o desenvolvimento e o fornecimento de bases teóricas, a aplicação de conhecimentos científicos durante a conceção, a execução e a avaliação de programas de desenvolvimento da primeira infância e a formação de futuros peritos e o desenvolvimento profissional dos actuais. A coordenação e a cooperação de todos os factores do desenvolvimento da criança são necessárias para estabelecer e aumentar a qualidade do desenvolvimento da primeira infância. Os pais e a família da criança e os educadores de infância prestam cuidados holísticos ao desenvolvimento da criança no contexto social. A consideração do papel do educador de infância compreende, sem dúvida, a própria essência deste processo subtil: educador de infância - criança. Neste sentido, o educador de infância tem um papel fundamental no processo educativo. Os conceitos de factores de risco e de percursos, ou linhas de desenvolvimento, são as orientações básicas para uma prevenção baseada no desenvolvimento (Wenar, 2003). É, portanto, de extrema importância que o futuro educador de infância possua os conhecimentos, as competências e as capacidades que lhe permitam, enquanto trabalha com crianças em idade precoce e pré-escolar, entre outras coisas, ser competente e proteger a sua saúde mental. No entanto, coloca-se a questão de saber qual é o verdadeiro papel dos educadores de infância nos cuidados de saúde mental da criança. Nomeadamente, o educador de infância é a pessoa que deve detetar as diferenças emocionais e comportamentais de uma criança e encaminhá-la atempadamente para o assistente de investigação do jardim de infância. Além disso, deve contactar profissionais da área da pediatria, medicina familiar, psicologia e enfermagem de saúde pública e outros serviços dos cuidados de saúde primários, a fim de criar estratégias educativas para crianças em idade precoce e pré-escolar. Deve ser dada especial atenção à relação mãe-filho e aos possíveis desvios que o pediatra possa detetar durante os controlos regulares da criança, ou o médico de família que se preocupa com a saúde dos pais. Para facilitar a deteção de eventuais dificuldades emocionais ou problemas de comportamento por parte dos educadores de infância que entram em contacto com a criança, é necessário prestar atenção às discrepâncias no domínio da alimentação, do sono, das funções eliminatórias e do estabelecimento e manutenção de interações sociais adequadas à idade. Deve-se também verificar se há ansiedade ou medo inadequados ao falar com estranhos. Informações sobre a qualidade do casamento, perturbações mentais ou doenças somáticas graves em ambos os pais ajudam a criar uma impressão completa da criança.

O fator de sensibilização para o papel dos futuros professores do ensino pré-escolar no reconhecimento atempado de desvios emocionais, comportamentais ou outros que possam ocorrer em crianças em idade precoce e pré-escolar é muito importante, o que, por sua vez, constitui a base para intervenções precoces específicas que, como sabemos, constituem o quadro e a essência da prevenção baseada no desenvolvimento. Todas as crianças necessitam de cuidados de enfermagem, mas é dada uma atenção especial às crianças que estão particularmente em risco devido a razões neurobiológicas ou de desenvolvimento ambiental. Estes riscos podem ser reduzidos através de programas de qualidade e da formação moderna de professores do ensino pré-escolar, através da aprendizagem contínua ao longo da vida e da formação profissional (Tatalovic-Vorkapic, 2012).

Do ponto de vista do contexto social, três factores importantes são responsáveis pelo desenvolvimento de alta qualidade da criança: a comunidade, a família e os recursos científicos e técnicos no domínio do desenvolvimento infantil (Males, Milanovic e Stricevic, 2003). A prestação de cuidados científicos e técnicos bem fundamentados a uma criança implica a realização de investigação científica no domínio do desenvolvimento da primeira infância, o desenvolvimento e o fornecimento de bases teóricas, a aplicação de conhecimentos científicos durante a conceção, a execução e a avaliação de programas de desenvolvimento da primeira infância e a formação de futuros especialistas e o desenvolvimento profissional dos actuais. Para uma criança que frequenta uma instituição de ensino, o educador de infância é uma figura importante, ou seja, um substituto (substituto) dos pais. O educador incentiva o desenvolvimento, oferece apoio emocional, orienta e dirige a criança e tem o papel de mediador no processo de estabelecimento e manutenção de relações de qualidade entre pares. A eficácia dos programas preventivos, bem como de outros programas no âmbito do sistema educativo, depende em grande medida das competências profissionais do educador, mas também da sua personalidade, entusiasmo, criatividade e motivação para aprender e inovar no sistema pré-escolar e na prática quotidiana. Os educadores de infância são "as outras figuras importantes" com quem a criança passa diariamente muito tempo - entre 8 e 10 horas em média. A sua influência é permanente e ajuda muito a criança a desenvolver a estabilidade emocional e a preservar a saúde mental (Mikas, Pavlovic e Sunko, 2013). O papel profissional dos educadores de infância centra-se na aceitação, promoção e acompanhamento do desenvolvimento da criança através de uma relação emocional estável e de qualidade. O educador de infância deve também centrar-se na criação de um ambiente adequado (organizacional, material, espacial, emocional e social) no qual a criança se desenvolva melhor, de acordo com os seus recursos pessoais e idade cronológica. A competência profissional do educador compreende os conhecimentos sobre as crianças, sobre o seu desenvolvimento e as suas necessidades, bem como todos os outros conhecimentos adquiridos durante a formação profissional e/ou a formação profissional complementar. A personalidade do educador de infância representa todas as suas potencialidades, experiências de vida e talentos especiais. Estas duas componentes (competência profissional e personalidade) são os elementos-chave na prática quotidiana do educador de infância, mantendo o seu papel profissional. Tendo isso em conta, os programas de prevenção do ensino pré-escolar dão especial ênfase à promoção do crescimento pessoal dos próprios educadores de infância. As actividades programadas visam encorajar e desenvolver as competências profissionais dos educadores através da compreensão da sua vida psíquica interior, da melhoria das suas capacidades de comunicação, da adoção de competências sociais, da afirmação do trabalho em equipa, etc. As actividades educativas para professores do ensino pré-escolar são geralmente concebidas sob a forma de várias palestras, workshops, grupos de discussão e grupos de discussão. A tónica é colocada na aprendizagem através da experiência pessoal e do envolvimento pessoal, ou seja, a aprendizagem ao longo da vida é muito importante. O educador de infância que adquire uma visão da qualidade do seu trabalho e da sua relação com a criança, trabalhando sobre si próprio, é um bom modelo de identificação no processo de amadurecimento da personalidade da criança, na formação de valores de elevada qualidade e de atitudes de vida positivas e, por conseguinte, na saúde mental.

Bibliografia

1 Basic, J. (2009). Teorias de prevenção: prevenção de perturbações

comportamentais e comportamentos de risco de crianças e jovens. Zagreb: Skolska knjiga.

2 Bozicevic, V.; Brlas, S.; Gulin, M. (2012). Psicologia nos cuidados de saúde mental; manual de atividade psicológica nos cuidados e promoção da saúde mental. Virovitica: Instituto de Saúde Pública "Sveti Rok", Viroviticko-podravska zupanija

3 Feric, M. (2002). Intervenções preventivas dirigidas às famílias. Criminologia e Integração Social, 10(1): 1-12.

4 Grbic, M.; Cajo, N.; Pavlovic, Z. (2009). Manual para os pais: Fazer tudo corretamente ... Dividido: Instituto de Saúde Pública SDZ, Departamento de saúde mental, prevenção e tratamento ambulatório da toxicodependência.

5 Greenspan, S. I.; Wieder, S. (2003). Uma criança com necessidades especiais; estimular o desenvolvimento intelectual e emocional. Lekenik: Ostvarenje Ltd.

6 Klarin, M. (2006). O desenvolvimento da criança num contexto social: pais, pares, professores - o contexto do desenvolvimento da criança. Jastrebarsko: Slap Circulation. Zadar: Universidade de Zadar.

7 Krivic, N. (2010). O impacto do stress em fases específicas do desenvolvimento psicológico e neurobiológico da infância à adolescência. Pedijatrija danas, 6 (2): 127-137.

8 Ljubesic, M. (2010). Saúde mental das crianças; o que fazer enquanto é tempo. In: Brlas, S. (ed.) Psicologia nos cuidados de saúde mental. Virovitica: Sveti Rok.

9 Males, D.; Milanovic, M.; Stricevic, I. (2003). Living and Learning Rights. Zagreb: Faculdade de Filosofia de Zagreb.

10 Mikas, D.; Pavlovic, Z.; Sunko, E. (2013). Programas de prevenção no pré-escolar. Paediatria Croatica, 57 (1): 125-130.

11 Nacionalni program prevencije ovisnosti za djecu i mlade u odgo- jno-obrazovnom sustavu, te djecu i mlade u sustavu socijalne skrbi za razdo- blje od 2015. do 2017. godine. Vlada RH: Ured za suzbijanje zlouporabe droga, https://drogeiovisnosti.gov.hr/UserDocsImages//dokumenti/Progra mi%20i%20projekti/NPPO//Nacionalni%20program%20prevencije%20 ovisnosti%20(2015.-2017.).pdf (Recuperado em 12 de maio de 2016)

12 Nikolic, S.; Klain, E.; Vidovic, V. (1990). Noções básicas de psicologia médica. Escola de Medicina da Universidade de Zagreb em Zagreb.

13 Nikolic, S. (1996). O mundo da psique das crianças. Zagreb: Prosvjeta.

14 Pavlovic, Z. (2011). Alguns traços de personalidade, fontes de stress no trabalho e formas de lidar com ele por parte dos educadores de infância. Tese de especialização. Zagreb: Faculdade de Filosofia de Zagreb.

15 Petz, B. (ed.) (2005). Dicionário de psicologia. Jastrebarsko: Circulação de bofetadas.

16 Stevanovic, M. (2003). Pedagogia pré-escolar. Rijeka: Andromeda.

17 Tatalovic-Vorkapic, S.; Vlah, N.; Vujicic, L. (2012). Reforço do papel dos futuros educadores de infância na preservação da saúde mental das crianças em idade pré-escolar: alterações no programa de estudos. Vida e escola, 28 (58): 130-144.

18 Vasta, R.; Haith, M. M.; Miller, S. A. (1998). Psicologia da criança. Jastrebarsko: Circulação de bofetadas.

19 Vlastelica, M. (2014). Early mother-child relationship in the light of neuroscientific knowledge. Zagreb: Medicinska naklada.

20 Zivcic-Becirevic, I.; Smojver-Azic, S.; Miscenic, G. (2003). Problemas de comportamento das crianças em idade pré-escolar com base na estimativa dos pais e educadores. Psihologijske terne, 12: 63-76.

21 Wenara, C. (2003). Psicopatologia e psiquiatria do desenvolvimento. Jastrebarsko: Circulação de bofetadas.

Capítulo 4

Davor Mikas

4. Cuidados de saúde mental dos adolescentes

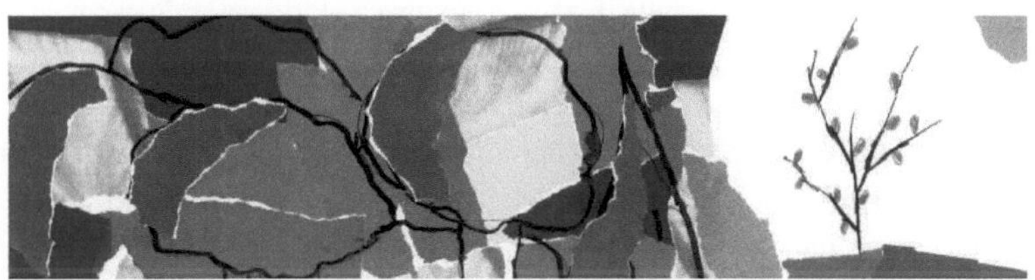

4.1. A adolescência

A adolescência ou juventude é um período de crescimento entre a infância e a idade adulta, repleto de fenómenos físicos e psicológicos específicos. É um período especial e particularmente dinâmico na vida de um ser humano, durante o qual um jovem deve dar o passo final para o mundo dos adultos. Durante este período importante, é tomada uma decisão que determina se a pessoa se vai tornar emocionalmente madura e socialmente ajustada ou se vai crescer como um indivíduo frustrado, antissocial e dependente. A adolescência é caracterizada por uma abundância de mudanças biológicas e psicológicas significativas, sendo o seu principal objetivo a estimulação da formação da identidade, o estabelecimento da identidade sexual e a formação de um eu autêntico, bem como a aceitação dos princípios pelos quais a realidade funciona e dos papéis permanentes na vida (Gruden, 1990, Nikolic et al., 1990). A adolescência começa com uma série de mudanças de desenvolvimento (biológicas, anatómicas, fisiológicas). As principais caraterísticas do desenvolvimento de um indivíduo são reconhecidas com base numa variedade de indicadores, tais como a transformação visível e rápida do corpo, a maturação sexual, a insegurança percetível (discernível durante a conversa sobre as realizações dos mais velhos), a visão da realidade como algo que é dececionante, a introspeção (estar voltado para o mundo interior dominado pela tristeza), a procura de identidade própria (necessidade intensa de pertencer a um grupo), o estabelecimento de novas relações (amizade, paixão), a mudança de perceção do próprio corpo, a comparação com os seus pares, etc. (De Santi e Pellai, 2008). As mudanças que ocorrem durante o período da adolescência têm como principal objetivo a maturação sexual e o desenvolvimento da capacidade de reprodução. A integração da imagem corporal sexualizada e a formação da identidade sexual são uma tarefa central do desenvolvimento durante este período (Nikolic et al., 1990). A separação dos pais é extremamente dolorosa e difícil para um adolescente. Manifesta-se através de emoções de profunda tristeza e mágoa intensa. O afastamento da mãe (observável nas fantasias e no anseio pelo paraíso perdido) atinge a sua fase final, que leva à resolução completa do complexo de Édipo e à entrada na idade adulta. Esta fase envolve a glorificação do papel do pai (ideal) que torna impossível à mãe recuperar o seu filho para o seu firme abraço simbiótico. A identificação com o pai permite ao adolescente cortar finalmente o laço simbiótico, estabelecer a sua própria identidade sexual e dar um passo em direção ao mundo dos adultos (Nikolic et al., 1990). Dadas as rápidas e consideráveis mudanças anatómicas e fisiológicas que ocorrem durante este período de tempo relativamente curto, a aparência física torna-se uma preocupação muito importante para a maioria dos adolescentes. A aparência física preferida é uma categoria socialmente determinada e está significativamente relacionada com os padrões sociais proclamados (Lackovic-Grgin, 2005).

Os jovens não estão muitas vezes satisfeitos com a sua aparência física. As raparigas estão sobretudo insatisfeitas com o peso, a pele e a figura corporal em geral, enquanto os rapazes estão mais frequentemente insatisfeitos com o cabelo, a qualidade da voz e o aspeto físico geral (Ambrosi-Randic, 2001). A imagem corporal negativa está mais presente no início da adolescência do que no final da adolescência. No entanto, durante o período pós-adolescência, a turbulência emocional tende a diminuir, conduzindo a uma aceitação mais madura dos "defeitos e imperfeições" de cada um, bem como da sua aparência física global.

Também ocorrem mudanças significativas e radicais na vida social de um adolescente, ou seja, a influência dos adultos diminui, os adolescentes passam a maior parte do tempo na companhia dos seus pares, os contactos e interações com o sexo oposto aumentam; e fazer parte de um grande grupo social torna-se importante (Davis, 2007). O adolescente passa a maior parte do tempo fora da sua família. A confiança na ajuda dos pais diminui significativamente, enquanto o mundo dos seus pares passa a ter uma grande influência na sua vida e no seu funcionamento geral. As influências dos pares assumem um papel central, tornando-se os seus principais iniciadores de várias mudanças pessoais e actividades quotidianas. No mundo do adolescente, o desejo de pertencer a um determinado grupo de pares coexiste simultaneamente com uma necessidade intensa de estabelecer e manter laços de amizade estreitos. Este facto permite-lhes satisfazer simultaneamente a necessidade básica de desenvolvimento de construir um laço de amizade íntimo e fiável baseado na confiança profunda, na intimidade mútua e na abertura recíproca. No entanto, as amizades íntimas e os grupos de pares, em que os adolescentes mais frequentemente participam, representam um fenómeno transitório que ocorre no seu caminho para a resolução de crises, a aceitação do seu papel de género e o estabelecimento definitivo de um eu autêntico. Tornar-se menos dependente dos grupos de pares é um passo importante e inevitável no processo normal de formação da identidade do adolescente. Além disso, durante a fase intermédia da adolescência, os contactos com o sexo oposto e outros contactos sociais tornam-se gradualmente mais frequentes, e ocorrem os primeiros gostos românticos e o enamoramento (Mikas, 2011). Ao mesmo tempo, verifica-se um interesse crescente pela sexualidade e por temas relacionados com a sexualidade. As actividades sexuais dos adolescentes são orientadas para outras pessoas. Ao contrário do foco predominante no próprio corpo, há um interesse crescente no sexo oposto e ocorrem os primeiros encontros românticos com outras pessoas (Lackovic-Grgin, 2005).

As experiências românticas dos adolescentes são cada vez mais frequentes e intensas. Namorar uma rapariga ou um rapaz torna-se um símbolo de valor pessoal e de estatuto social. No entanto, essa necessidade transforma-se com o tempo, revelando maior complexidade e maturidade. Torna-se gradualmente o resultado de um desejo intenso de maior intimidade com a outra pessoa - de conhecer melhor a outra pessoa e a si próprio (Sujoldzic, Rudan e De Lucia, 2006). Eventualmente, na fase final da adolescência, a pessoa estabelece e aceita o seu papel, que é estável e permanente, e que proporciona um sentido constante de invariabilidade e equivalência. Ao aceitar a continuidade do tempo, aceita também os princípios pelos quais a realidade funciona. O fim do jogo de papéis, a aceitação da continuidade do tempo, o efeito destes processos sobre um dilema relativo à autoimagem, bem como a eventual formação da identidade, resultam no chamado período adolescente de estabilização (Nikolic et al., 1990).

4.2. Os adolescentes no mundo atual

As transformações sociais rápidas e abruptas são caraterísticas fundamentais do mundo contemporâneo. A sociedade moderna está imbricada numa série de grandes mudanças que são extremamente difíceis de controlar e orientar na direção certa, cujo curso é quase impossível de prever. A sociedade moderna caracteriza-se por vários processos e consequências de uma globalização intensa, bem como por uma maior procura de mobilidade profissional, flexibilidade e desenvolvimento das tecnologias da informação e da comunicação (Razum, 2007, Ilisin, 2013). Os processos de pós-modernização incluíram a relativização, o enfraquecimento e até a abolição parcial dos modelos convencionais e tradicionais de funcionamento, profundamente enraizados na realidade social nas últimas décadas. "Os laços familiares e pessoais tradicionais, bem como os modos estabelecidos de transmissão intergeracional de valores e padrões de comportamento estão a ser radicalmente transformados, o que acaba por levar à modificação e até à completa desconstrução das formas bem estabelecidas de reprodução social" (Ilisin, 2013, 10). A transformação dramática das relações sociais e dos padrões convencionais de reprodução social afectou fortemente as relações familiares e modificou o modo de vida tradicional.

A família moderna, em comparação com a família tradicional, está a sofrer grandes mudanças. Estas são tão profundas e intensas que, num grande número de casos, os padrões convencionais e os modelos de organização familiar não conseguem suportar a pressão das novas exigências e paradigmas, o que acaba por conduzir ao colapso do funcionamento familiar e a frequentes rupturas matrimoniais. Desde os anos 60 que se regista um aumento incrível do número de casamentos desfeitos no mundo ocidental civilizado. Assim, de acordo com alguns estudos, o número de divórcios no primeiro casamento nos Estados Unidos da América atingiu o limite crítico, ou seja, ultrapassou os 40 a 50 por cento, enquanto o número de divórcios no segundo casamento ultrapassou uns incríveis 60 por cento (Hawkins, Fackrell e Harris, 2013). Ao mesmo tempo, na República da Croácia, de acordo com os dados fornecidos pelo Gabinete de Estatística croata, também se registou um aumento múltiplo do número de divórcios por cada 1000 casamentos. Por exemplo, em 1950 houve 83 divórcios, em 1970 houve 143 divórcios, em 2000 houve 201 divórcios, enquanto em 2013 houve 313 divórcios, o que representa um aumento de quase 400 por cento. É igualmente interessante observar os dados relativos ao número de casamentos celebrados por cada 1000 habitantes. Na República da Croácia, em 1950, havia 9,9 casamentos contraídos por 1000 residentes, em 1970 havia 8,5 casamentos contraídos, em 2000 havia 5,0 casamentos contraídos, enquanto em 2013 havia apenas 4,5 casamentos contraídos por 1000 residentes (Ostroski, 2015). Estes dados mostram claramente que as exigências contemporâneas que afectam diretamente a transformação dos papéis e a dinâmica familiar minam implacavelmente as relações entre os membros da família e destroem a estabilidade da família. Na nova constelação de relações sociais e familiares, o espaço para uma educação e um crescimento óptimos da geração jovem é limitado ao máximo. O crescimento está a tornar-se cada vez mais complexo e exigente. A transição da adolescência para a idade adulta está a tornar-se um processo cada vez mais longo, mais complexo e mais incerto, cheio de armadilhas potenciais e de reviravoltas inesperadas. O desenvolvimento da capacidade de assumir papéis sociais importantes leva um tempo extremamente longo. Os jovens crescem e amadurecem em condições significativamente mais complexas, arriscadas e perigosas do que as das gerações anteriores. Nestas circunstâncias de vida, com certas tendências, normas e regras (muitas vezes pouco claras e suspeitas) impostas pela sociedade moderna, o crescimento está a tornar-se um processo arriscado com resultados bastante obscuros. As novas circunstâncias sociais podem obstruir significativamente o desenvolvimento normal de um jovem e impedi-lo de se desenvolver plenamente a caminho da idade adulta.

A perda de critérios claros e a relativização do sistema de valores tradicional obriga os adolescentes a aventurarem-se numa busca mais complexa e perigosa de identidade e de estratégias individuais de integração social (Ilisin, 2013). Por outro lado, a atual crise financeira mundial afecta fortemente os jovens e as suas possibilidades de emprego e de afirmação profissional. Em tempos de insegurança e de obscuridade económica, o crescimento da geração jovem, quase como regra, é acompanhado por uma frequente desorientação profissional e pessoal, bem como por um sentimento de ansiedade e desesperança. Os adolescentes de hoje correm perigos especiais, sobretudo em tempos de ociosidade geral e de tempos livres não utilizados. Embora se espere que os jovens da sociedade moderna utilizem o seu tempo livre de forma adequada para o desenvolvimento e a afirmação das suas competências essenciais de socialização ("escola da vida"), este parece ainda ser preenchido principalmente com várias actividades de relaxamento e entretenimento (Ilisin, 2007, Rojek, 2010, Ilisin, 2013). Nestas circunstâncias, um número significativo de adolescentes procura frequentemente várias drogas, o que rapidamente se torna um problema grave que leva ao desenvolvimento da dependência. Os diferentes comportamentos aditivos estão, em grande medida, relacionados com a inversão do sistema de valores da civilização moderna. Graças aos meios de comunicação contemporâneos, os sistemas de valores invertidos, elaborados de forma sofisticada e pormenorizada, são oferecidos e servidos aos adolescentes de hoje, proporcionando-lhes uma compreensão e uma perceção do mundo de uma forma bastante irreal e potencialmente perigosa. Certas componentes do mundo imaginário e da vida virtual são elaboradas de forma minuciosa e intencionalmente exagerada para criar uma ilusão de satisfação pessoal, força extraordinária, poder e prazer total. A realidade virtual adquire caraterísticas da realidade atual e torna-se gradualmente um espaço de vida dominante, no qual tudo é possível e onde muitos indivíduos de hoje estão instalados. Transforma-se na realidade efectiva de muitos jovens, tornando-se o seu verdadeiro espaço de vida e o seu vício. Do outro lado da realidade, tudo se torna possível, tão próximo e ao alcance da mão. Nesse mundo virtual e fechado, é impossível reconhecer ou fazer uma distinção clara entre a verdade e a mentira, ou entre a realidade e a ficção. Não se reconhece o perigo real e os problemas futuros, nem o carácter manipulador dos meios de comunicação contemporâneos que arrastam os jovens para o mundo das mentiras, das ilusões e das dependências.

4.3. Psicopatologia dos adolescentes

A infância e a adolescência são os períodos-chave da vida, durante os quais se forma uma base saudável da personalidade de uma pessoa e se previne o desenvolvimento de perturbações mentais. No entanto, certos problemas de desenvolvimento e circunstâncias de vida desfavoráveis podem gerar muitos problemas emocionais e comportamentais na criança e no adolescente. Os problemas emocionais e comportamentais, bem como as perturbações mentais, são caracterizados por dificuldades e sintomas específicos que indicam uma disfunção psicológica, biológica e social do indivíduo. Numerosos estudos e a prática clínica mostram claramente que as perturbações mentais são um dos principais problemas de saúde pública. Muitos autores referem que entre 12 e 22% das crianças e jovens do mundo civilizado enfrentam numerosos problemas de saúde mental e perturbações psiquiátricas (Mrazek e Haggerty, 1994. segundo Basic, 2009, Oatly, Jenkins, 2003, Vicente et al., 2012). Entre 5 e 10 por cento das crianças apresentam sinais de problemas de depressão; entre 2 e 5 por cento das crianças sofrem de vários problemas de ansiedade; entre 2 e 9 por cento das crianças apresentam sintomas de uma fobia específica; entre 3 e 5 por cento das crianças apresentam sintomas de perturbação de défice de atenção/hiperatividade (PHDA), enquanto as perturbações relacionadas com comportamentos agressivos e anti-sociais se registam num grupo de 4 a 10 por cento das crianças. De acordo com a classificação do DSM-IV, as perturbações mentais mais frequentes geralmente diagnosticadas na infância ou na adolescência são: perturbação de conduta (mulheres: entre 2 e 9 por cento; homens: entre 6 e 16 por cento), perturbação desafiante de oposição (entre 2 e 16 por cento), perturbação de défice de atenção e hiperatividade (entre 3 e 5 por cento), perturbação distímica (6 por cento) e perturbação de ansiedade de separação (4 por cento). Mesmo de acordo com os dados fornecidos pela Organização Mundial de Saúde, as perturbações mentais encontram-se entre os problemas de saúde mais frequentes. Três em cada dez causas principais da incapacidade de funcionar normalmente entre pessoas com idades compreendidas entre os 15 e os 44 anos pertencem ao grupo das perturbações mentais, enquanto outras causas de incapacidade estão frequentemente relacionadas com perturbações mentais (Merikangas, 2009).

Os estudos sobre as mudanças na perspetiva das diferenças de idade e de sexo indicam que, durante a primeira infância, há um aumento da frequência de fenómenos psicopatológicos. No período da infância média e tardia, a percentagem de dificuldades internalizadas aumenta, enquanto a frequência de problemas externalizados diminui.

Quando se analisa o problema de saúde mental do ponto de vista do género, verifica-se que os rapazes parecem ter mais problemas externalizados do que as raparigas, enquanto os problemas das raparigas são mais frequentemente internalizados (Kuzman et al., 2004, Kerestes, 2005, Mikas, 2007, 2011). Além disso, uma investigação sobre a relação entre o sucesso académico e a competência social dos alunos do ensino básico mostrou que o sucesso académico é significativamente influenciado pelo estatuto sociométrico e pelo número de amigos de um determinado aluno (como indicadores externos de estabilidade mental). Verificou-se que os problemas de saúde mental surgem sobretudo entre os alunos negligenciados numa determinada comunidade escolar. Do ponto de vista do sucesso académico e da competência social, o grupo de alunos com maior risco é aquele que consiste em alunos negligenciados (rapazes); de acordo com as estimativas dos professores, estes são duas a quatro vezes mais sobrecarregados com vários problemas emocionais/comportamentais do que as outras crianças (Mikas, 2011).

A observação sistemática do consumo de várias drogas entre os estudantes do ensino secundário contribui de forma significativa para a observação e a compreensão dos problemas de saúde mental das crianças e dos jovens. A investigação ESPAD (European School Survey on Alcohol and Drugs), realizada regularmente entre rapazes e raparigas de 16 anos, aponta para tendências reais no consumo de várias drogas. O último inquérito completo foi realizado em 2011 em 37 países europeus, com a participação de 100 000 jovens. A investigação revelou que o consumo experimental de drogas legais e ilegais começa cada vez mais cedo, ou seja, está a deslocar-se para grupos etários mais jovens. Os resultados da investigação revelaram também que 54% dos jovens já fumaram cigarros pelo menos uma vez na vida, enquanto 28% deles fumaram cigarros nos últimos 30 dias. Um outro problema é a probabilidade de um grande número de adolescentes que fumam regularmente durante esse período continuar a fazê-lo também na idade adulta. Na maioria dos países do ESPAD, quase todos os estudantes (mais de 87% deles) já beberam álcool pelo menos uma vez na vida. Ao mesmo tempo, foi demonstrado que 79% dos jovens consumiram bebidas alcoólicas nos últimos 12 meses, enquanto 57% deles consumiram álcool nos últimos 30 dias. No que se refere às drogas ilícitas, os dados indicam que 11% das adolescentes do sexo feminino e 21% dos adolescentes do sexo masculino (em média 17%) experimentaram drogas ilícitas pelo menos uma vez na vida. Foi demonstrado que 13% dos estudantes (11% das raparigas e 15% dos rapazes) consumiram cannabis nos últimos 12 meses. Verifica-se que houve um aumento da tendência para consumir marijuana. Estima-se que, no final do ensino secundário, entre 50 e 60 por cento dos estudantes terão experimentado algum tipo de droga.

4.4. Prevenção nos cuidados de saúde mental dos adolescentes

Na definição da noção de saúde, a saúde mental ocupa uma posição importante e proeminente e tem o mesmo tipo e valor que a saúde física. A Organização Mundial de Saúde (OMS) define a saúde como um estado de bem-estar em que cada indivíduo realiza o seu próprio potencial, consegue lidar com as tensões normais da vida, pode trabalhar de forma produtiva e eficaz e é capaz de dar um contributo para a sua comunidade (Herman, Saxena e Moodie, 2005). Para que um ser humano seja saudável e se sinta saudável, tem de funcionar corretamente em todas as dimensões básicas da vida, ou seja, nas dimensões física, psicológica, espiritual e social. No entanto, é um facto que, no mundo de hoje, as actividades de prevenção da saúde mental, que se baseiam na estimulação da formação completa da identidade, não têm o estatuto que é atribuído à saúde física. Este facto é observável de perto através de muitos indicadores objectivos, como a perceção da importância de determinadas dimensões da saúde na sociedade atual, a quantidade de tempo dedicado a certas áreas da saúde no espaço publicitário e o dinheiro destinado ao diagnóstico e tratamento de doenças físicas - um montante muito superior aos orçamentos previstos para actividades preventivas relacionadas com a sensibilização para a saúde mental e a sua promoção. No entanto, não se pode funcionar plenamente e ter uma sensação de completo prazer e alegria de viver sem equilíbrio emocional e saúde mental. Confiar apenas no aspeto físico e na satisfação das necessidades biológicas não garantirá o funcionamento eficiente de uma pessoa, nem a sua sensação de completa estabilidade e alegria de viver. Além disso, uma insistência excessiva no aspeto físico pode levar as coisas para o caminho errado e puxar a pessoa na direção errada. A saúde mental positiva é reconhecida através do estado emocional predominantemente agradável de um indivíduo (por exemplo, os sentimentos de felicidade e alegria) e da sua personalidade madura. A personalidade madura caracteriza-se pelo respeito por si próprio e pela resiliência, e inclui uma capacidade desenvolvida para enfrentar problemas graves e várias dificuldades da vida. Alguns estudos sobre os riscos de desenvolvimento mostraram que determinadas crianças e jovens, apesar das circunstâncias difíceis e arriscadas do seu crescimento, conseguiram manter a força e a estabilidade mentais, "sobrevivendo" a situações extremamente stressantes e destrutivas e desenvolvendo a sua própria resiliência (variedade de competências de vida) que lhes permitiu funcionar de forma madura, responsável e competente como adultos (Basic, 2009).

A resiliência desenvolvida por um indivíduo pode ser observada como a aptidão ou capacidade de uma pessoa para se adaptar com êxito a vários problemas (desafios) da vida, apesar de ter um estatuto de alto risco e circunstâncias de vida desfavoráveis. A resiliência deve ser entendida como um processo ativo e a longo prazo. Não é nem uma consequência de uma vida embalada num sentimento de segurança, nem de evitar as dificuldades da vida e situações complexas (mesmo perigosas); é o resultado da aceitação direta do risco. Enfrentar desafios e situações stressantes ajudará uma pessoa a desenvolver os seus mecanismos de defesa eficazes e as competências de vida necessárias para o seu funcionamento maduro e pleno. A educação e a qualidade de vida durante o período de crescimento são as principais responsáveis pela formação, construção e estruturação da identidade de uma pessoa e pelo seu funcionamento com base em princípios civilizados e morais (Sakoman, 2010). A força, a perseverança e a organização da identidade, inevitáveis para a resolução de muitos problemas da vida (e necessárias para a adaptação a circunstâncias de vida difíceis e desfavoráveis) são, em grande medida, o resultado dos métodos de educação e das intervenções efectuadas pelo tutor primário e pelas pessoas importantes para a criança durante o período de crescimento. A qualidade do crescimento e os métodos de educação responsáveis constituem uma base saudável para uma personalidade madura. A importância da família para a formação da identidade da criança foi reconhecida e confirmada em muitos estudos científicos e na prática clínica.

A investigação recente sobre o papel da família no desenvolvimento da psicopatologia infantil assenta na identificação de factores de proteção e de risco, bem como no estudo da sua relação mútua como modelo explicativo do impacto dos factores familiares no desenvolvimento de comportamentos de risco de uma criança e de um jovem. Existem muitos factores de risco e de proteção relacionados com o contexto da família e ligados à prevenção da toxicodependência como doença. Os factores de proteção mais importantes, frequentemente referidos em estudos científicos, incluem laços familiares fortes e positivos, um bom controlo parental das actividades dos filhos e dos seus pares, regras de conduta claras e inequívocas que são aplicadas de forma consistente no seio da família, envolvimento dos pais na vida dos filhos, sucesso no desempenho escolar, laços fortes com várias instituições (instituições de ensino, organizações religiosas), adoção de normas convencionais em relação à toxicodependência, etc. (Basic, 2009, Sakoman 2009).

Por outro lado, os factores de risco que aumentam significativamente a possibilidade de comportamentos aditivos estão relacionados com um ambiente familiar caótico, uma parentalidade ineficaz (especialmente no caso de crianças com temperamentos difíceis ou distúrbios de conduta), a falta de laços e de carinho entre pais e filhos, o insucesso escolar, a fraca capacidade de adaptação social entre os seus pares (afiliações com pares que apresentam comportamentos desviantes) e a fraca capacidade geral de adaptação social (Sakoman, 2009).

Os objectivos básicos das actividades preventivas planeadas e concebidas devem referir-se, em primeiro lugar, ao desenvolvimento permanente de factores de proteção, ao mesmo tempo que a sua influência deve estar relacionada com o trabalho sistemático de redução da influência negativa do fator de risco. Os especialistas que estudam intensivamente a prevenção e as actividades preventivas pensam que só os programas abrangentes que cobrem um grande número de factores relevantes podem iniciar boas mudanças e ter um resultado adequado. Tendo em conta o facto de a família ter sido reconhecida como uma unidade social e educativa básica, bem como uma fonte dos impactos mais importantes da educação, os programas e intervenções preventivos devem ser fortemente orientados para ela. Não é possível qualquer passo sério no desenvolvimento se os membros da família não forem incluídos no processo de prevenção. Quando se trata dos processos de educação e do desenvolvimento socioeconómico de um indivíduo, o papel mais importante pertence aos pais, especialmente à mãe. O funcionamento mental dos pais de crianças com problemas emocionais e comportamentais identificados é muito mais imaturo e envolve sobretudo muitos mecanismos primitivos e defesas (Mikas, 2010). Uma situação particularmente complexa e potencialmente perigosa é reconhecida no período da adolescência, quando a criança precisa de resolver a crise de separação e dar o passo final para o mundo adulto. A psicopatologia de certos membros da comunidade familiar e os estilos de educação inadequados atrasam muitas vezes o processo de aquisição de independência e prejudicam o processo natural de desenvolvimento. As famílias (enquanto comunidades) disfuncionais e desestruturadas afectam negativamente o processo de educação e constituem uma ameaça real para o desenvolvimento socioeconómico do jovem. A falta de liderança e de orientação no processo de crescimento pode prejudicar seriamente a estabilidade emocional do adolescente e o seu desejo natural de tomar decisões autónomas sobre o seu destino.

Durante o período da adolescência, a sabedoria dos pais reflecte-se através da distribuição regular e da manutenção do equilíbrio ideal dos procedimentos de educação relacionados com as necessidades (tendências) de desenvolvimento aparentemente opostas, ou seja, a necessidade de independência e a necessidade de estrutura (controlo). O acompanhamento e o controlo da vida e das acções de um adolescente devem tornar-se mais subtis e menos perceptíveis com o tempo, ao passo que a importância de encorajar o desenvolvimento da independência e da maturação social de um indivíduo deve aumentar. O processo de permitir que uma criança entre na idade adulta é uma das principais tarefas dos pais. Neste importante caminho, os pais têm de alterar as abordagens de educação e a qualidade do amor para cada criança individualmente e ajustá-las de acordo com a idade da criança. O amor carinhoso e protetor, que guarda e protege a criança de todos os tipos possíveis de sofrimento, deve transformar-se gradualmente num amor que abre espaço para o desenvolvimento próprio do adolescente, a maturação pessoal e a tomada de decisões independentes (Sakoman, 2009).

Assim, qualquer estratégia preventiva intencional e correta deve ter em conta a psicodinâmica e a psicopatologia das relações familiares e refletir atentamente sobre os riscos de um determinado ambiente familiar. Uma análise minuciosa e subtil dos papéis familiares representa um passo inevitável sem o qual não é possível obter uma visão real dos vários modelos de funcionamento do sistema familiar, uma vez que é utilizada como base de qualquer trabalho sistemático e profissional posterior. Para além da luta para analisar exaustivamente os riscos relacionados com o contexto familiar, deve ser dada atenção à força protetora da família. A família psicologicamente madura representa um fator protetor básico que diminui significativamente a probabilidade do aparecimento de qualquer tipo de comportamento de risco entre as crianças e os jovens. Muitos especialistas na área das ciências preventivas consideram que o reforço da resiliência familiar deve ocupar um lugar central nos programas de intervenção, porque a melhoria da qualidade e da funcionalidade da parentalidade, bem como o investimento na melhoria do ambiente familiar, são as estratégias mais eficazes que podem reduzir significativamente vários problemas emocionais e perturbações comportamentais entre as crianças e os jovens (Kumpfer, 1999). As intervenções individuais orientadas para determinados membros da família têm-se revelado insuficientes, uma vez que cobrem a área problemática de forma parcial e demasiado restrita. A família é um sistema amplo e complexo e deve ser abordada em conformidade.

O trabalho terapêutico isolado com um indivíduo ou uma pequena parte da família pode resultar em melhorias (e não deve ser subestimado). No entanto, para influenciar toda a dinâmica familiar e obter um efeito concreto, é necessário um trabalho intenso e demorado com todos os membros da comunidade familiar. Por esta razão, o planeamento e a criação de estratégias preventivas e de programas preventivos individuais devem incluir o reforço dos factores de proteção relacionados com toda a família e com as relações familiares, com o objetivo principal de capacitar os pais e reforçar a resiliência de todo o sistema familiar. Ao planear actividades e intervenções preventivas, é necessário seguir determinados princípios em que se baseiam programas comprovados e eficazes. Os princípios mais importantes associados a programas preventivos bem sucedidos são abrangência das intervenções planeadas (foco no ambiente em que a criança reside), foco na família (abrangendo todos os membros do sistema familiar), durabilidade (quanto mais definido for um problema, mais tempo dura um programa), intensidade suficiente (consistente com a natureza do problema), adequação ao desenvolvimento (intervenções em conformidade com a prontidão para a mudança), a mudança da dinâmica familiar atual (as mudanças iniciadas obtêm melhores efeitos), um início precoce (iniciar as mudanças o mais cedo possível) e a ênfase nas relações familiares, na comunicação no seio da família e no controlo parental (começando por melhorar as relações pais-filhos) (Kumpfler, 1999, Feri, 2002).

Os pares e os grupos de pares ocupam um lugar especial nas actividades preventivas. Desde a idade pré-escolar, os pares tornam-se um fator social importante, logo a seguir à família. Durante o período da adolescência, a criança passa a maior parte do seu tempo livre fora de casa. A atual dependência da ajuda e do apoio dos pais enfraquece significativamente, passando a influência central nos julgamentos e no funcionamento diário do adolescente para os pares. As relações com os pares e os grupos de pares são uma oportunidade ideal para cada adolescente encorajar o desenvolvimento das suas competências sociais e testar as suas próprias capacidades de comunicação. Através das relações entre pares, o jovem aprende a funcionar e a atuar de acordo com as regras, a respeitar e a apreciar os outros e a lidar com a derrota e a vitória. Os grupos de pares são formados com base em desejos e interesses comuns.

Pertencer a um grupo de pares confere aos adolescentes uma identidade, um sentimento de pertença e um prazer. Fontes importantes de coesão de grupo são o trabalho empenhado orientado para objectivos e missões comuns, bem como uma variedade de jogos e competições com grupos rivais. Existem dois níveis experimentais básicos de competência social, ou seja, do funcionamento social de uma criança, que são o estatuto sociométrico (popularidade) e a amizade.
A popularidade pode ser considerada como um precursor da amizade. A popularidade reflecte a qualidade das relações e o nível de funcionamento no seio do grupo, enquanto a amizade está relacionada com uma inter-relação (interpessoal, diádica) entre dois indivíduos (Vasta, Haith e Miller, 1998, Mikas, 2011).

Muitos autores sublinharam a importância da influência dos pares no comportamento aditivo dos adolescentes. Os jovens são particularmente vulneráveis no período da adolescência, têm uma forte necessidade de pertencer a grupos de pares e são frequentemente dominados pelo medo da rejeição. A principal razão pela qual os jovens começam a consumir drogas psicoactivas é a pressão social dos pares (Zlokovic e Vrcelj, 2010), pelo que uma tarefa prioritária dos programas preventivos de alta qualidade e bem sucedidos é preparar os jovens para funcionarem eficazmente no grupo de pares. A escola é o local ideal para o planeamento e implementação de actividades preventivas. Dado o facto de que a afirmação no mundo dos pares é crucial para o desenvolvimento normal da personalidade, é necessário planear e fornecer instalações e actividades adequadas no âmbito do currículo escolar que incentivem especificamente o desenvolvimento da competência social dos alunos. Os jovens devem aprender competências sociais para poderem ter "soluções preparadas" para os diferentes desafios que possam enfrentar. O desenvolvimento de competências sociais proporciona aos adolescentes o reconhecimento social necessário e o funcionamento correto no contexto dos pares, um estatuto social adequado e fortes laços de amizade. Ao mesmo tempo, protegem-nos de vários medos (de rejeição, abandono e ridículo), confusão, desorientação e potenciais problemas. A estabilidade da competência social e da autoestima (crença em si próprio) proporciona ao adolescente a estabilidade emocional a longo prazo e a força mental necessária para enfrentar os muitos desafios que o esperam no caminho para a vida adulta.

Bibliografia

1 Ambrosi-Randic, N. (2001). Factores biológicos, psicológicos e sociais no desenvolvimento das perturbações alimentares. Tese de doutoramento. Zagreb: Departamento de Psicologia, Faculdade de Filosofia de Zagreb.

2 American Psychiatric Association. (1996). Manual de Diagnóstico e Estatística das Perturbações Mentais (DSM-fV). Jastrebarsko: Circulação de bofetadas.

3 Basic, J. (2009). Teorias da prevenção: prevenção das perturbações do comportamento e dos comportamentos de risco das crianças e dos jovens. Zagreb: Mladost.

4 Feric, M. (2002). Intervenções preventivas dirigidas às famílias. Criminologia e integração social, 10(1): 1-12.

5 Hawkins, A. J.; Fackrell, T. A.; Harris, S. (2013). Devo tentar resolver o problema? Um guia para indivíduos e casais na encruzilhada do divórcio. Autor, disponível no site: http://strongermarriage.org/files/uploads/Divorce/Should.I.Keep.Trying2013.pdf (Acedido: 05/12/2016)

6 Herrman, H.; Saxena, S.; Moodie, R. (2005). Promoting Mental Health - Concepts, Emerging, Evidence, Practice (Promover a Saúde Mental - Conceitos, Emergentes, Evidências, Prática). Genebra: Organização Mundial de Saúde, disponível no site: www.who.int/mental_health/evidence/MH_Promotion_Book.pdf (Acedido: 22/05/2016.)

7 Kumpfer, KL (1999). Strengthening America's Families: Exemplary Parenting and Family Strategies for Delinquency Prevention. Washington, DC: Gabinete de Justiça Juvenil e Prevenção da Delinquência.

8 Kuzman, M.; Pejnovic Franelic, I.; Pavic Simetin, I. (2004). Behaviour in relation to health in school-age children in 2001/2002. Zagreb: Instituto Nacional de Saúde Pública da Croácia.

9 Lackovic-Grgin, K. (2005). Psicologia da adolescência. Jastrebarsko: Circulação de bofetadas.

10 Merikangas, K. R.; Nakamura, E. F.; Kessler, R. C. (2009). Epidemiologia dos transtornos mentais em crianças e adolescentes. Diálogos em Neurociência Clínica, 11 (1): 7-20.

11 Mikas, D. (2007). Como os pais e os educadores avaliam o desenvolvimento emocional e o comportamento das crianças em idade pré-escolar. Educação, 9 1 (13): 49-74.

12 Mikas, D. (2011). A relação entre o desempenho académico e as competências sociais dos alunos. Tese de doutoramento. Zagreb: autor.

13 Mikas, D. (2010). Estimativa do desenvolvimento emocional da criança em idade pré-escolar e da personalidade dos pais. Revista Escolar, 59 (1): 51-67.

14 Nikolic, S.; Klain, E.; Vidovic, V. (1990). Noções básicas de psicologia médica. Faculdade de Medicina da Universidade de Zagreb em Zagreb.

15 Oatley, K.; Jenkins, J. M. (2003). Understanding emotions (Compreender as emoções). Jastrebarsko: Slap Circulation.

16 Ostrog, Lj. (2015). Mulheres e homens na Croácia. Zagreb: Instituto Croata de Estatística.

17 Sakoman, S. (2010). O conceito de cuidados de saúde mental; lugar e papel da psicologia e dos psicólogos. In: Brlas, S.; Gulin, M. Psicologia nos cuidados de saúde mental. Virovitica: Sveti Rok.

18 Sakoman, S. (2009). Programas escolares de prevenção da toxicodependência. Zagreb: Agência para a Educação.

19 Sujoldzic, A. V.; Rudan, V.; De Lucia, A. (2006). Adolescência e saúde mental. Zagreb: Instituto de Antropologia.

20 Vasta, R.; Haith, M. M.; Miller, S. A. (1998). Psicologia da criança. Jastrebarsko: Circulação de bofetadas.

21 Vicente, B.; Saldivia, S.; de la Barra, E; Kohn, R.; Blown, R.; Valdivia, M.; Rioseco, P.; Melipillan, R. (2012). Prevalência de transtornos mentais de crianças e adolescentes no Chile: um estudo epidemiológico comunitário. Journal of ChildPsychologyandPsychiatry, 53 (10): 1026-1035.

22 Zlokovic, J.; Vrcelj, S. (2010). Children and Youth's Risky Behaviour (Comportamento de Risco de Crianças e Jovens). Educação, 12(1): 197-213.

Capítulo 5

Vesna Reic Sustic

5. Proteção e melhoria da saúde mental das pessoas com deficiências de desenvolvimento

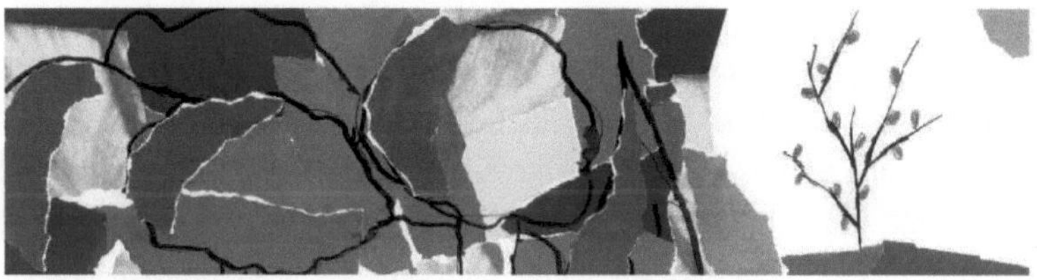

5.1. Introdução

A saúde mental é um fator importante e uma parte da saúde geral, tornando possível a auto-realização de cada indivíduo. É a força básica que permite que os indivíduos enfrentem as tensões da vida, trabalhem de forma produtiva e se envolvam e contribuam para a comunidade. As crianças e os adultos com deficiência são uma população vulnerável e suscetível a influências ambientais.

A Associação Internacional de Pessoas com Deficiência normalizou a terminologia - para as crianças, utiliza a expressão "crianças com deficiências de desenvolvimento" e, para os adultos, a expressão "adultos com deficiência" (Declaração de Sheraton, 2003).

De acordo com a Convenção das Nações Unidas sobre os Direitos das Pessoas com Deficiência, as pessoas com deficiência são aquelas que têm incapacidades físicas, mentais, intelectuais ou sensoriais de longa duração que, em interação com vários obstáculos, podem impedir o seu envolvimento completo e produtivo na sociedade em condições de igualdade com os outros (Jornal Oficial, 27/06/2007).

O termo "crianças com deficiências de desenvolvimento" refere-se a crianças com necessidades especiais. Estas necessidades especiais referem-se a estados congénitos ou adquiridos do organismo que, pela sua natureza, requerem uma abordagem profissional especial, de modo a permitir a expressão e o desenvolvimento das capacidades que foram preservadas e, juntamente com isso, uma melhor educação e uma vida melhor (Orientação programática da educação para crianças em idade pré-escolar, 1991).

A lei sobre o conteúdo e a forma de trabalho dos investigadores no processo de aquisição de direitos de assistência social e outros direitos ao abrigo de regulamentos especiais (2014) define as seguintes deficiências: deficiência visual, deficiência auditiva, surdo-cegueira, deficiências de comunicação verbal, lesões do sistema músculo-esquelético, lesões do sistema nervoso central, lesões dos sistemas nervoso periférico e muscular, lesões de outros órgãos e sistemas orgânicos, deficiência intelectual, deficiência mental e perturbação do espetro autista. Todas estas deficiências podem ocorrer em combinação com outras deficiências, pelo que estamos a falar de deficiências múltiplas. A alteração do estado de saúde pode ser permanente ou temporária. Nalgumas deficiências, a capacidade de autocuidado e de formação para o trabalho independente continua a existir, enquanto noutras há uma incapacidade total de autocuidado e de trabalho

De acordo com o tipo e a gravidade das deficiências, é avaliada a ajuda que pode ser prestada às crianças e aos adultos com deficiência pela assistência social, bem como outros direitos previstos nas leis e regulamentos em vigor (necessidade de reabilitação psicossocial, necessidade urgente de ajuda e cuidados permanentes ou temporários e cuidados específicos com procedimentos médicos e técnicos).

A Estratégia Nacional para a Proteção da Saúde Mental para o período de 2011 a 2016 sublinha a importância de proteger e melhorar a saúde mental dos grupos vulneráveis e oferece uma estratégia para a igualdade de oportunidades das pessoas com deficiência. Com este e muitos outros documentos, são abrangidas muitas medidas que promovem a saúde mental dos cidadãos, incluindo crianças com deficiência e adultos com deficiência. Para além das medidas de proteção da saúde mental relativas à população em geral, são também apresentadas medidas específicas relativas a crianças e adultos com deficiência. São elas:

1. incentivar e apoiar actividades destinadas a combater a estigmatização (com que são rotulados os grupos vulneráveis);

2. melhorar a identificação e a intervenção precoce das crianças e adolescentes com deficiência mental, bem como o apoio às suas famílias;

3. melhorar as competências parentais e a interação precoce;

4. incentivar métodos modernos de reabilitação, tratamento coordenado e apoio psicossocial;

5. desenvolver e apoiar medidas de prevenção;

6. prestação de serviços sociais, reabilitação, inclusão e alojamento na comunidade local.

A Estratégia Nacional para a Proteção da Saúde Mental para o período de 2011 a 2016 refere que as perturbações mentais causam danos e disfunções cerebrais e doenças físicas em 5,1 % dos casos, sendo o principal diagnóstico do grupo de perturbações mentais para o ano de 2008 na República da Croácia.

Muitos autores afirmam que, nas pessoas com deficiência mental, a frequência de perturbações mentais é 4 a 5 vezes superior à da população em geral. Neste domínio, há alguns estudos que afirmam que a ocorrência de doenças mentais entre as pessoas com deficiências intelectuais é de 14% a 70%. No entanto, a maioria concorda com a aproximação de cerca de 30 % a 35 % (Flecher, 2004). Numerosos estudos epidemiológicos realizados em muitos países afirmam que entre 30 % e 50 % das pessoas com deficiência intelectual apresentam problemas de comportamento e perturbações mentais. Os mais frequentes são a agressividade e a depressão (Dosen, 2004). O facto de as deficiências intelectuais estarem muitas vezes associadas a outras deficiências, como o autismo, as deficiências orgânicas e os problemas sensoriais, não deve ser ignorado.

As pessoas com deficiências intelectuais pertencem ao grupo das pessoas com deficiência, sendo frequentemente utilizado o termo "pessoas com deficiências de desenvolvimento". De acordo com as classificações internacionais (AAMD, ICD, DSM-5), a deficiência intelectual é definida por três critérios:

1. Capacidade cognitiva diminuída (QI inferior a 70);

2. diminuição das funções de adaptação quotidiana (competências conceptuais, sociais e práticas);

3. início na fase inicial da vida (infância e adolescência).

A abordagem das deficiências intelectuais é multidimensional e tem em conta o indivíduo no seu funcionamento e as possibilidades de apoio. As limitações e a avaliação do funcionamento intelectual devem ser feitas através do comportamento adaptativo, da participação, da interação e dos papéis sociais, da saúde e do contexto ambiental e cultural. O diagnóstico baseia-se numa avaliação clínica e em testes normalizados de inteligência e de funcionamento adaptativo.

O comportamento adaptativo é um conjunto de competências conceptuais, sociais e práticas adquiridas no funcionamento quotidiano. Uma limitação no comportamento adaptativo refere-se àquilo que não é típico do comportamento habitual na vida quotidiana para essa idade e é visto no contexto da cultura de onde o indivíduo provém. A inclusão, a interação e os papéis sociais são analisados através das oportunidades oferecidas ao indivíduo e das respostas do ambiente social em que a pessoa com deficiência mental se encontra. Ao institucionalizar o indivíduo, reduz-se o número de oportunidades de contacto com o meio social. Ao separar as pessoas com deficiência mental da comunidade local, o seu sucesso é reduzido.

Por conseguinte, surgiu a necessidade de desinstitucionalizar e integrar as pessoas com deficiência mental. Outras mudanças estão a ocorrer no sentido da inclusão de pessoas com deficiências físicas, o que exige que estas permaneçam na comunidade, ou seja, exige a aceitação e o apoio da comunidade. É necessário respeitar cada indivíduo e a sociedade tem de estar preparada para a diversidade e para a aceitação da diversidade.

A saúde das pessoas com deficiência mental, tanto física como mental, tem um impacto em todos os aspectos do seu funcionamento. A aceitação social e o envolvimento e interações adequados com o ambiente são uma condição para um desenvolvimento psicológico saudável. Por conseguinte, as pessoas com deficiência mental podem ser mentalmente saudáveis e ajustadas ao seu ambiente social, satisfazendo as suas necessidades, ou podem, como toda a gente, sofrer de doença mental (Dosen, 2004).

De acordo com a teoria do desenvolvimento de Piaget, as crianças com deficiência intelectual passam pelas mesmas fases de desenvolvimento que as crianças sem deficiência - as crianças com deficiência intelectual apenas permanecem em fases de desenvolvimento inferiores de integração da estrutura cognitiva. Quanto mais baixa for a fase de desenvolvimento em que a criança permanece, mais grave é o grau de deficiência intelectual. Por conseguinte, a deficiência mental é aceite como uma perturbação geral do desenvolvimento, ou seja, não é uma doença. A reabilitação educacional e outros procedimentos de reabilitação permitem que as crianças com deficiências intelectuais atinjam o máximo desenvolvimento e integração na sociedade (Dosen, 2001).

As deficiências intelectuais não estão relacionadas com problemas comportamentais específicos, porque não existe investigação objetiva nem consenso sobre quais os comportamentos que devem ser considerados perturbados e quais os que são normais. Depende mais de uma avaliação subjectiva, e os problemas de comportamento devem ser vistos em relação ao grau de desenvolvimento das pessoas com deficiência (Dosen, 2001). Para além disso, a avaliação deve ter em conta as causas da doença e as condições de vida do indivíduo.

O desenvolvimento das funções mentais, a estrutura da personalidade e a qualidade do ajustamento individual às influências internas e externas têm um papel importante na saúde mental e no desenvolvimento da doença (van Praag, 2000; segundo Dosen, 2004). No entanto, as pessoas com deficiência mental têm uma capacidade limitada para lidar com as exigências cognitivas e sociais. Têm dificuldades em resolver vários problemas da vida, têm capacidades limitadas de comunicação e podem ter um estatuto social inferior. Tudo isto as torna mais susceptíveis ao desenvolvimento de doenças mentais e necessitam de um apoio adequado do seu ambiente (Dosen, 2004).

Entre as pessoas com deficiência mental e as pessoas com capacidades intelectuais normais, não existem diferenças qualitativas importantes nos processos de desenvolvimento da psique e da personalidade, nem mesmo no desenvolvimento de psicopatologias (Dosen, 2004). Com o apoio adequado, as pessoas com deficiência mental podem ser mentalmente saudáveis e ajustadas ao seu ambiente social, e podem satisfazer as suas necessidades. Para uma personalidade estável, é importante que o desenvolvimento emocional, cognitivo e social esteja na mesma fase. As pessoas com deficiência intelectual podem ter uma personalidade estável se os três aspectos da personalidade estiverem ao mesmo nível. Além disso, para a saúde mental, é importante uma posição sólida na sociedade - a pessoa precisa de um lugar para viver de acordo com as suas necessidades e tem de ter o seu lugar em relação aos outros. A pessoa deve ter a oportunidade de utilizar as suas próprias capacidades no seu ambiente, de acordo com o seu nível de desenvolvimento. O indivíduo tem de estar satisfeito consigo próprio. Se tudo isto for cumprido, podemos falar de saúde mental, independentemente do nível de capacidade intelectual (Dosen, 2001).

Está provado que os diagnósticos psiquiátricos tradicionais (CID, DSM) e o tratamento são insuficientes para as pessoas com deficiência mental. Os autores que se debruçam sobre estas questões (Cicchetti e Toth, 1995; Izard e Harris, 1995; Burack e Rot 1996; Szymanski et al., 1999; Dosen, 1993; segundo Dosen, 2001), apontam para uma abordagem de desenvolvimento no diagnóstico. Acompanhando o desenvolvimento do indivíduo, podemos concluir em que fase ocorreu o desvio do desenvolvimento e quais os factores que tiveram, nessa altura, um impacto significativo, e qual foi o desenvolvimento posterior destes processos desfavoráveis. Para compreender a patogénese e o estado atual do paciente, é essencial ter em conta o seu desenvolvimento e os seus problemas funcionais e de adaptação. O tratamento deve ser integrador e, sobretudo, deve ter em conta as necessidades emocionais básicas e as capacidades de adaptação do doente, bem como as condições ambientais (Dosen, 2004).

Uma pessoa com deficiência mental raramente consegue verbalizar o seu problema devido à natureza da deficiência, à comunicação pouco desenvolvida, e muitas vezes não tem consciência do problema. Por esta razão, normalmente um dos pais, um membro da família ou alguém do pessoal da instituição queixa-se devido a um sintoma ou a um comportamento perturbador.

Os problemas psiquiátricos desta população exigem a organização de cuidados adequados à sua saúde mental. Nos Estados Unidos e nos países europeus, já existem clínicas e policlínicas especiais, equipas de assistência ambulatória e formação de especialistas com diferentes perfis. Dado que as pessoas com atraso mental têm um risco elevado de desenvolver perturbações mentais, a prevenção é de importância vital.

As equipas multidisciplinares, bem como os especialistas das escolas, dos centros de reabilitação, dos centros de assistência social e das instituições de saúde devem cooperar entre si e, nessa cooperação, juntamente com os pais, encontrar as melhores soluções educativas, pedagógicas e de reabilitação.

As pessoas com deficiências de desenvolvimento, bem como as pessoas com deficiências adquiridas, foram geralmente privadas, degradadas ao longo da história humana, marcadas como desviantes e indesejáveis. Assim, em meados do século XX, foram incluídas no sistema segregado de tratamento (Todor- ovic e Bratkovic, 2001). Com a adoção da Convenção Europeia dos Direitos do Homem (1950), com base na qual foram adoptados todos os documentos subsequentes, inicia-se a implementação dos direitos humanos a nível internacional. O ponto de partida foi a universalidade destes direitos e a sua internacionalização. Nos anos 60, o movimento dos direitos humanos conduziu à proteção legislativa e à inclusão das pessoas com deficiência na sociedade. As mudanças daí resultantes foram fruto do conhecimento científico, de pontos de vista holísticos, humanistas e sociais e da influência crescente dos pais de crianças com deficiência e das suas organizações. Posteriormente, a Organização das Nações Unidas e a Organização Mundial de Saúde, juntamente com muitas outras organizações, adoptaram uma série de documentos relativos às pessoas com deficiência. A Declaração sobre os Direitos das Pessoas com Retardo Mental foi adoptada em 1971 e foi iniciada pelos pais. Posteriormente, em 1975, foi adoptada a Declaração sobre os Direitos das Pessoas com Deficiência, que dá ênfase aos direitos das pessoas com deficiência de todos os grupos. Foram também adoptadas as Regras Padrão sobre a Igualdade de Oportunidades das Pessoas com Deficiência (1993; Resolução 48/96, Todor-ovic e Bratkovic, 2001).

A evolução da proteção legislativa altera a teoria e a reabilitação das crianças com deficiências de desenvolvimento. Nos anos setenta e oitenta, é adotado o princípio da alternativa menos restritiva - vida num ambiente de apoio máximo e limites mínimos de liberdade. Nos anos noventa, é implementada a filosofia da inclusão - equiparação total dos direitos das crianças e dos adultos com deficiência aos direitos da "população em geral", e a sua inclusão social global. A inclusão sublinha que todos pertencem à sociedade e contribuem para ela à sua maneira. As crianças e os adultos com deficiência não são vistos através das suas limitações e dificuldades, mas através das suas capacidades e interesses, necessidades e direitos (Mason e Reiser, 1990, 1994, Wittaker e Kenworthy 1995, de acordo com Todorovic e Bratkovic, 2001).

Em relação a estes pontos de partida, está a ser desenvolvido o modelo social no tratamento de crianças e adultos com deficiência. No modelo social, uma pessoa que é bombardeada com uma determinada deficiência (ou que a deficiência ocorreu numa idade posterior) mantém a sua dignidade humana através da possibilidade de vida independente e de inclusão, independentemente da deficiência. Os problemas das pessoas com deficiência não resultam das diferenças, mas das limitações que enfrentam na sociedade. Esta abordagem tem por objetivo a normalização, a integração, a participação, a formação, a aquisição de autoconfiança, o respeito por si próprio, a autodeterminação e a auto-representação. As pessoas com deficiência participam na tomada de escolhas e decisões e na assumpção de responsabilidades.

Estes processos de transformação do modelo de abordagem das crianças e adultos com deficiência estão a ocorrer em diferentes países, a um ritmo que depende das conquistas económicas e científicas desses países e da sua atenção ao indivíduo e ao respeito pelos direitos humanos. (Todorovic e Bratkovic, 2001).

5.2. Necessidades e direitos

Nos últimos anos, na Croácia, a assistência a crianças e adultos com deficiência sofreu alterações substanciais. O reconhecimento da sua necessidade e do seu direito a uma vida normal, dentro das suas capacidades, levou a uma série de mudanças em relação a esta população. Os lares estão a ser desinstitucionalizados e o desenvolvimento de serviços na comunidade local é incentivado. A influência da família na prestação de serviços e na tomada de consciência das necessidades das crianças com deficiência está a aumentar e a encorajar a auto-representação das pessoas com deficiência.

Seguindo o exemplo de acontecimentos na Europa e no mundo ocidental, existem projectos destinados a melhorar a inclusão social das crianças com deficiência e das suas famílias em serviços sociais inclusivos e a desenvolver uma rede de serviços comunitários. Desta forma, melhora-se a qualidade de vida e a inclusão social das crianças com deficiência e das pessoas com deficiência.

Através destes projectos, são realizadas muitas actividades destinadas a melhorar a qualidade de vida das pessoas com deficiência e das suas famílias. Por exemplo:

1. actividades de sensibilização para a tolerância, que visem a aceitação da diversidade e a informação sobre os direitos das crianças e dos adultos com deficiência;
2. motivar e educar voluntários para trabalhar e ajudar crianças e adultos com deficiência;
3. realizar actividades sociais, criativas e recreativas;
4. prestar assistência e apoio no domicílio;
5. organizar grupos de apoio para famílias de crianças com deficiência;

6. aconselhamento individual das pessoas com deficiência e das suas famílias;

7. promoção do emprego para pessoas com deficiência ;

8. favorecer a inclusão social dos adolescentes que saem dos cuidados alternativos.

9. introdução de assistentes para necessidades especiais na escola e nas actividades diárias

Este tipo de projectos é implementado através da cooperação intersectorial, com o objetivo de abranger e melhorar a assistência e a proteção dos indivíduos. A cooperação intersectorial é conseguida através de parcerias em projectos específicos, mas também através de uma colaboração com instituições e organizações que têm como atividade central a assistência a crianças e adultos com deficiência (instituições sociais, educativas e de saúde, associações de cidadãos, serviços públicos de emprego, organizações comunitárias, etc.).

Na aplicação dos procedimentos relativos à proteção e à promoção da saúde das crianças com deficiência, é importante uma abordagem multidisciplinar que envolva numerosos peritos de diferentes perfis (médicos, educadores, psicólogos, reabilitadores, assistentes sociais, conselheiros).

A prevenção inclui a prevenção primária, secundária e terciária. A prevenção primária refere-se a medidas e acções destinadas a evitar a ocorrência de danos físicos, intelectuais, sensoriais ou psicológicos. A prevenção secundária previne os danos que causam limitações ou incapacidades permanentes no funcionamento, e as pessoas que já têm uma saúde mental afetada passam pela prevenção terciária, reduzindo assim as consequências e os danos, a fim de preservar a qualidade de vida.

A prevenção primária no domínio da saúde mental das pessoas com deficiência implica a eliminação ou a redução das consequências das perturbações do desenvolvimento. Começa com uma intervenção precoce para identificar o risco de desenvolver deficiências, ou seja, começa com a identificação e o acompanhamento de crianças cujo cérebro imaturo durante a gravidez, o parto ou o período neonatal está exposto a factores nocivos.

Através de vários procedimentos dirigidos às crianças, aos pais, à família alargada e à comunidade, são proporcionadas condições óptimas para o desenvolvimento da criança. Desta forma, evitamos que os danos causem incapacidades permanentes ou limitações de funcionamento.

Quando falamos de crianças com deficiência, podemos dizer que a sua saúde mental não está diretamente relacionada com o tipo e o grau de dificuldade que a criança tem, mas depende da estrutura parental, do comportamento dos pais e das relações no seio da família. As dificuldades que uma criança apresenta, sobretudo no caso de mais do que um tipo de deficiência, exigem adaptações especiais dos pais e esgotam em grande medida os pais e toda a família. A qualidade da adaptação dos pais ao nascimento e à educação de uma criança com deficiência afecta a adaptação e o desenvolvimento da criança. Este facto realça a importância do apoio e da assistência à família, a fim de proteger e melhorar a saúde mental desta população.

Os pais de crianças com deficiência são confrontados com uma série de factores de stress comuns na vida quotidiana, mas também com outros relacionados apenas com as suas deficiências, pelo que os processos de adaptação são mais difíceis. Os problemas de comportamento das crianças e a intensidade do stress parental são tanto maiores quanto mais fraca for a adaptação dos pais. Estudos demonstraram que a simples presença de um problema mental dos pais, como a depressão ou a ansiedade, contribui para uma maior perceção dos problemas de comportamento das crianças. O baixo pessimismo, a elevada coesão familiar e a adaptabilidade têm um papel protetor em situações de stress parental (Martinac Dorcic, 2012).

Os resultados de uma investigação realizada no Reino Unido revelaram que as famílias com crianças que têm dificuldades de aprendizagem têm um estatuto económico significativamente mais fraco do que as famílias com crianças saudáveis, e as mães solteiras de crianças com deficiência referem que uma criança com deficiência foi para elas um golpe social e psicológico (Emerson e Hatton, 2007).

Durante a gravidez, o maior desejo dos pais é dar à luz uma criança saudável, enquanto os maiores medos inconscientes dos pais estão relacionados com a possibilidade de poderem dar à luz uma criança com deficiência (Nikolic, 1988). O nascimento de uma criança com deficiência física ou mental é um acontecimento traumático para os pais. Os pais sofrem, passam por traumas, e os mecanismos de defesa que utilizam para lidar com a situação podem tornar-se prejudiciais para a criança. Os pais podem ter sentimentos de culpa, vergonha, raiva, ansiedade grave, agressividade, podem culpar os outros e ficar mental e fisicamente exaustos. O funcionamento psicológico, físico e social dos pais pode ser afetado e estes podem necessitar de ajuda profissional. No entanto, a maioria dos pais, depois de lidar com o choque inicial, a crise e os medos, faz um esforço para se adaptar à nova situação. Uma criança com deficiência envolve mais os pais do que uma criança saudável. As mães de crianças com deficiência estão significativamente mais envolvidas nas actividades da vida diária do que as mães de crianças com um desenvolvimento normal (Bulic, Jokovic Oreb e Nikolic, 2012). O nascimento de uma criança com deficiência é um grande stress para a família e pode afetar as relações entre os pais e as suas relações com as crianças saudáveis. Enquanto alguns pais acabam por aceitar a nova situação, adaptam-se às mudanças e tentam ajudar a criança, outros nunca recuperam, ficam de luto e divorciam-se. Pessoas diferentes têm formas diferentes de lidar com o stress, incluindo os pais. Quanto mais bem sucedido for o funcionamento de cada um dos membros da família, maior será a probabilidade de um crescimento e desenvolvimento bem sucedidos da criança com deficiência e da sua saúde mental.

Assim, a saúde mental dos pais é um objetivo importante na preservação da saúde mental das crianças com deficiência. Os pais, os irmãos e, muitas vezes, até a família alargada, necessitam de uma implementação harmoniosa das intervenções de vários sistemas, como os cuidados de saúde, a assistência social e a educação. Por conseguinte, a par dos procedimentos educativos e terapêuticos individuais para a criança, é necessário planear o apoio aos seus pais, a fim de aumentar o apoio social à família no seu conjunto.

5.3. Intervenção precoce

A intervenção precoce na infância surgiu como um conceito nos Estados Unidos durante a década de 1970, com o objetivo de reduzir os custos nos cuidados de saúde e sociais (Ljubesic, 2003; de acordo com Kosicek et al., 2009). A intervenção precoce está a ganhar mais reconhecimento no mundo, não só devido à sua viabilidade económica, mas também porque tem um efeito a longo prazo no desenvolvimento das crianças e ajuda-as a desenvolver o seu potencial máximo. Os avanços tecnológicos na medicina e nos cuidados perinatais permitem a sobrevivência de um número crescente de crianças vulneráveis com um desenvolvimento neurológico de risco. É dada mais atenção ao desenvolvimento precoce das crianças, não só porque se adquirem conhecimentos sobre o desenvolvimento do cérebro nesta idade, mas também porque se percebe que a qualidade da relação pais-criança-ambiente e a estimulação do desenvolvimento cognitivo numa idade precoce afectam significativamente o desenvolvimento cognitivo, emocional e social da criança.

A intervenção precoce tem por objetivo a prevenção das deficiências e a reabilitação precoce, a fim de as limitar ao mínimo e de melhorar as competências das crianças. Por esta razão, as dificuldades de desenvolvimento são minimizadas e a deterioração funcional é evitada, a parentalidade adaptativa é promovida e o funcionamento de toda a família é melhorado (Shonkoff et al., 2000; Pinjatela, Jokovic Oreb, 2010; de acordo com Dubravcic, http:www. dira.hr/teme/rana-intervencija, 10 de março de 2016). A intervenção precoce inclui crianças que têm um fator de risco estabelecido ou uma condição de possível desvio no desenvolvimento entre os 0 e os 7 anos de idade. Inclui o processo de informação, consulta, educação e apoio a crianças com deficiência e aos seus pais. A intervenção precoce tem maior impacto se for iniciada o mais cedo possível, ou seja, imediatamente após a determinação do desvio no desenvolvimento e antes do diagnóstico.

A ciência moderna provou que o processo de aprendizagem começa muito cedo, na fase pré-natal, e é particularmente intenso na primeira infância. O período inicial de desenvolvimento é importante para a aquisição de experiência e para o desenvolvimento do cérebro, porque a plasticidade cerebral permite que o tecido cerebral danificado seja substituído por outro tecido nervoso, mantendo assim a capacidade funcional do cérebro. Ao mesmo tempo, os pais estão envolvidos em todos os processos de reabilitação e apoiam outros pais através de aconselhamento, informação e educação. É avaliada a capacidade de funcionamento dos pais e da família, a adaptação dos pais à nova situação, as suas competências, conhecimentos e capacidades, os factores de stress adicionais na família e a interação da família com o ambiente. Para um crescimento e desenvolvimento óptimos da criança, para que ela desenvolva o seu potencial emocional, cognitivo e social, as interações precoces entre mãe e filho são especialmente importantes. Estes primeiros dias de vida da criança requerem uma relação íntima e próxima com a mãe. A criança reconhece o seu cheiro, gosto, voz, enquanto a mãe é capaz de identificar todas as necessidades da criança. As primeiras experiências com a mãe são uma atualização da predisposição genética e a base para as futuras relações da criança. Nos primeiros anos de vida, o desenvolvimento do cérebro foi observado através da monitorização da atividade cerebral e das interações com o ambiente. As primeiras experiências com a mãe afectam as ligações neuronais da criança, os substratos biológicos da personalidade. Nos últimos vinte anos, muitos estudos no campo da neurociência levaram a descobertas que explicam os correlatos biológicos do funcionamento mental (Vlastelica, 2014). A teoria da vinculação de Bowlby aponta para a importância de estabelecer intimidade, ligação e apego da criança à mãe, o que permite à criança, com a ajuda dos pais, regular o seu desenvolvimento interno enquanto as suas funções psiconeurológicas amadurecem e se tornam autónomas. No caso do transtorno de apego, há uma desorganização dos padrões de comportamento e prejuízos na capacidade fisiológica de autorregulação do stress e das emoções (Vlastelica, 2014; segundo Vlastelica, 2016).

Recentemente, a diferença entre o princípio moderno de intervenção precoce e o conceito antigo reside no facto de a tónica ser colocada na família. É introduzido o princípio da parceria entre os especialistas e os pais. Este princípio sublinha a importância da interação precoce entre os pais e a criança para o seu desenvolvimento, bem como a necessidade de capacitar os pais (Ljubesic, 2012), o que distingue a intervenção precoce da reabilitação precoce. Esta abordagem à intervenção precoce resulta em princípios relativos à organização da intervenção precoce (Ljubesic, 2012). Esses princípios são:

1. concentrar-se na capacitação dos pais;
2. coordenação intersectorial: saúde, assistência social, educação;
3. inclusão em programas comunitários regulares;
4. deteção precoce e diagnóstico precoce;
5. serviços individualizados;
6. avaliação dos serviços;
7. respeito pela diversidade cultural;
8. reconhecer a interdependência de todos os componentes declarados.

Trata-se de um processo individualizado em que são avaliados não só os pontos fortes e as necessidades da criança, mas também os pontos fortes e as necessidades da família. A família é o principal ambiente em que a criança aprende, pelo que a prestação de apoio às famílias e a educação para o trabalho com a criança em casa da família estão a ser recentemente promovidas. É dada especial importância ao feedback dos pais sobre o seu filho (Ljubesic, 2012).

A intervenção precoce é um trabalho de equipa interdisciplinar que envolve, não só a cooperação entre os membros da equipa, mas também com os pais e com todas as instituições que prestam apoio às crianças e aos seus pais (instituições de saúde, sociais e educativas, e várias associações). Os membros da equipa são psicólogos, assistentes sociais, especialistas em educação especial e reabilitação, terapeutas da fala, fisioterapeutas, médicos e enfermeiros. São elaborados currículos individuais para cada criança, com a participação ativa dos pais.

Na Croácia, a Lei da Segurança Social de 2011 introduziu a intervenção precoce como um serviço de assistência social e como assistência profissional a crianças com risco de desenvolvimento ou deficiência entre os 0 e os 7 anos de idade, mas também aos seus pais, outros membros da família e pais adoptivos. Os programas de intervenção precoce são realizados em paralelo com os programas de educação pré-escolar em instituições pré-escolares. As crianças com deficiência necessitam de ensino e educação, tal como as crianças sem deficiência, ou seja, têm direito a oportunidades iguais para desenvolver as suas capacidades intelectuais, físicas, emocionais e sociais. Quando aos 7 anos de idade começam a frequentar a escola, as crianças com deficiência continuam os seus programas de reabilitação (reabilitação educacional, terapia da fala, fisioterapia, apoio psicológico e outra assistência especializada) no sistema de saúde ou no sistema de serviços sociais que se ocupam do apoio psicossocial.

Todos os programas de reabilitação são realizados com a cooperação e o apoio dos pais, tendo especialmente em conta os períodos críticos de mudança, tais como a inscrição no pré-escolar, na escola, a orientação profissional e o emprego, a vida autónoma e similares.

Os serviços de integração, como um tipo de assistência especializada, são prestados para a inclusão de crianças com deficiência no sistema de ensino regular, com a cooperação de especialistas de várias áreas que encontram as melhores soluções educativas, de reabilitação e de adaptação para cada criança com necessidades especiais incluída no sistema regular de educação e ensino.

O apoio psicossocial inclui a reabilitação que permite o desenvolvimento de competências cognitivas, funcionais e sociais. Pode ser prestado em famílias de crianças com deficiência ou a pessoas com deficiência, ou pelos prestadores de serviços na comunidade local.

Enquanto algumas crianças com deficiências menores são integradas no sistema de ensino regular, outras, ou seja, as que têm deficiências maiores e mais graves, são incluídas em instituições especiais de criação, educação e cuidados.

A segurança social é uma rede de segurança que tem por objetivo assegurar e incluir na sociedade os grupos socialmente mais vulneráveis. Os serviços sociais na República da Croácia são regulados pela Lei da Segurança Social de 2015 e incluem actividades, medidas e programas para crianças e famílias, para crianças e adultos, para a prevenção, identificação e resolução de problemas e dificuldades do indivíduo e para a qualidade da sua vida na comunidade. Podem ser prestados durante um período mais longo, ou temporariamente, dependendo dos problemas do utilizador.

Os serviços sociais podem ser extra-institucionais e institucionais. Os serviços extra-institucionais oferecem informação, reconhecimento e avaliação inicial das necessidades, aconselhamento e assistência, assistência domiciliária, apoio psicossocial, intervenção precoce, apoio à entrada em programas de educação, ensino regular e habitação organizada. O acolhimento institucional é um alojamento fora da casa da família, no centro de assistência social, no centro de prestação de serviços à comunidade e noutros prestadores de serviços deste tipo. O alojamento numa família de acolhimento ou numa casa de família é considerado um acolhimento não institucional.

Os direitos de assistência social são concretizados de acordo com o princípio da liberdade de escolha de cada utente, em função das necessidades individuais e com a participação ativa desses utentes. Se possível, os serviços são prestados no domicílio ou na comunidade local através de formas de cuidados não institucionais (a fim de melhorar a qualidade de vida e o envolvimento da comunidade). Os direitos das crianças e dos adultos com deficiência são assegurados no respeito dos direitos humanos, da integridade física e mental, da segurança e do respeito pelas crenças éticas, culturais e religiosas.

Bibliografia

1. Americka psihijatrijska udruga. (2014). Dijagnosticki i statisticki prirucnik za dusevne poremecaje (strucni ur. hrv. izdanja Jukic, V.; Arbanas, G). (DSM-5) Jastrebarsko: Naklada Slap.

2.Bozicevic, V.; Brlas, S.; Gulin, M. (2012). Psihologija u zastiti mentalnog zdravlja; prirucnik za psiholosku djelatnost u zastiti i promicanju mentalnog zdravlja. Virovitica: Zavod zajavno zdravstvo "Sveti Rok" Viro- viticko-podravske zupanije.

3. Bulic, D.; Jokovic Oreb, I.; Nikolic, B. (2012). Angazman majki djece s teskocama u razvoju u aktivnostima svakodnevnog zivota. Hrvatska revija za rehabilitacijska istrazivanja, 48(2): 1-12.

4.Dosen, A. (2004). Dijagnostika i tretman poremecaja ponasanja i psi- hickih oboljenja kod osoba s mentalnom retardacijom. Hrvatska revija za rehabilitacijska istrazivanja, 40 (2): 165-174.

5. Dosen, A. (2001). Mental Healt in Mental Retardation; Current Developments and Future Challenges in Europe (Palestra no 3° Congresso da Associação Europeia para a Saúde Mental no Retardo Mental, Berlim, Alemanha). Boletim NADD, V (3),(1).

http://thenadd.org/bulletins/v5n3al-.htm (acedido em 28 de janeiro de 2016).

6. Dubravcic, A. Rana intervencija, Terne, DIRA, http://www.dira.hr/teme/rana (acedido em 10 de março de 2016).

7. Emerson, E.; Hatton, C. (2007). Mental health of children and adolescents with intellectual disabilities in Britain [Saúde mental de crianças e adolescentes com deficiência intelectual na Grã-Bretanha]. The British Journal of Psychiatry, 191 (6): 493-499. disponível em http://bjp.rcpsych.Org/content/191/6/493. full (acedido em 14 Jan. 2016).

8. Konvencija o pravima osoba s invaliditetom (Narodne novine, 27.6.2007).

9. Kosicek,T.; Kobetic, D.; Stancic, Z.; Jokovic Oreb, I. (2009). Is- trazivanje nekih aspekata rane intervencije u djetinjstvu. Hrvatska revija za rehabilitacijska istrazivanja, 45 (1): 1-14.

10. Leutar, Z.; Stambuk, A. (2007). Invaliditet u obitelji i izvori podrske. Hrvatska revija za rehabilitacijska istrazivanja, 43 (1): 47-61.

11. Ljubesic, M. (2003). Biti roditelj. Model dijagnosticko-savjetodavnog pracenja ranoga djecjeg razvoja i podrske obitelji s malom djecom. Zagreb: Drzavni zavod za zastitu obitelji, materinstva i mladezi.

12. Ljubesic, M. (2012). Rana intervencija kod komunikacijskih i jezicno-govomih odstupanja. Paediatria Croatica, 56 (1): 202-206.

13. Martinac Dorcic, T. (2012). Povezanost rizicnih i zastitnih faktora s prilagodbom roditelja djece koja boluju od cerebralne paralize. Psihologijsketeme,21 (1): 139-166.

14. Nacionalna strategija za zastitu mentalnog zdravlja za razdoblje 2011.2016. god., (2010). Zagreb: Vlada Republike Hrvatske, 79. sjednica.

15. Nikolic, S. (1988). Mentalni poremecaji u djece i omladine. Zagreb: Skolska knjiga.

16. Pravilnik o sastavu i nacinu rada tijela vjestacenja u postupku ost- varivanja prava iz socijalne skrbi i drugih prava po posebnim propisima iz 2014. (Narodne novine, 23.6.2014).

17. Teodorovic, B.; Bratkovic, D. (2001). Osobe s teskocama u razvoju u sustavu socijalne skrbi. Zagreb: Edukacijsko-rehabilitacijski fakultet.

18. Vash, C. L.; Crewe, N. M. (2010). Psihologija invaliditeta. Jastrebarsko: Naklada Slap.

19. Vlastelica, M. (2014). Rani odnos majka-dijete u svjetlu neuroznanstvenih spoznaja. Zagreb: Medicinska naklada.

20. Vlastelica, M. (2016). Klokanska skrb kao rani obrazac komuniciran- ja. U: Marcinko D, Rudan V i sur. (ur.) Psihoanaliticki modeli komunikacije u vremenu brzih promjena. Zagreb: Medicinska naklada.

21. Zakon o predskolskom odgoju i obrazovanju (Narodne novine, 94/13).

22. Zakon o socijalnoj skrbi (Narodne novine, 99/15).

Sozinhos podemos fazer tão pouco, juntos podemos fazer tanto. Helen Keller

Capítulo 6

Luci Loncar

6. Educação e criação de alunos com deficiência

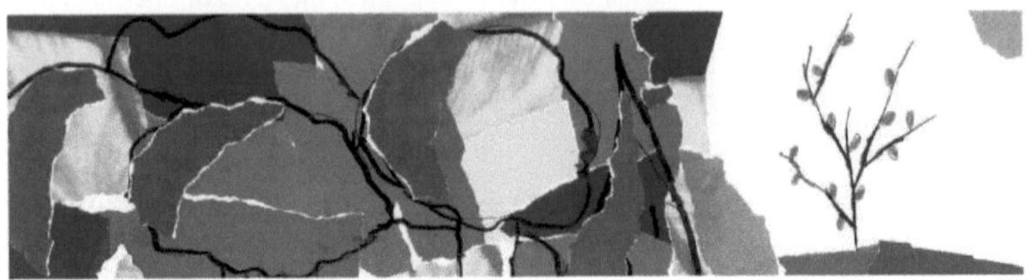

6.1. Introdução

A sociedade progrediu o suficiente para cuidar dos seus membros mais vulneráveis. Um dos grupos mais vulneráveis é certamente o grupo das crianças com deficiência. A sua posição na sociedade tem sofrido alterações ao longo da história, desde a discriminação à piedade, passando pelo reconhecimento do seu direito a uma educação num sistema especial, até à abordagem atual que promove a igualdade de oportunidades de educação e de estatuto social para todos. Este documento abordará a qualidade da educação e dos sistemas de apoio nas escolas como uma condição prévia importante para a proteção da saúde mental das crianças com deficiência.

6.2. Educação e criação de crianças com deficiência; da segregação à inclusão

A posição sobre a educação e a criação de crianças com deficiência tem vindo a mudar ao longo da história e tem dependido de múltiplos factores. Trata-se, por exemplo, de factores políticos, culturais, económicos e de todos os outros factores que tiveram impacto numa determinada sociedade. Encontramos a primeira menção a crianças com deficiência já na Antiguidade, embora não no sentido de ganharem o direito à educação - exatamente o contrário. No direito romano, podemos constatar uma atitude negativa em relação a esta população. Os romanos aprovaram uma lei que abolia os direitos civis das pessoas com deficiência, o que revela claramente a posição das crianças com deficiência nessa sociedade e a falta de qualquer tipo de oportunidade para a sua educação. A primeira tentativa de educar crianças com dificuldades de aprendizagem ocorreu na Idade Média, com os primeiros professores a serem também padres e, mais tarde, médicos e professores profissionais. As primeiras escolas para crianças com deficiência foram criadas como escolas privadas e, mais tarde, surgiram as escolas públicas, os institutos e os centros de aprendizagem de habitats. Durante muito tempo, as pessoas com deficiências de desenvolvimento foram institucionalizadas e marginalizadas na comunidade. Em meados dos anos cinquenta do século XX, surgiu uma abordagem médica das deficiências, ou seja, um modelo médico que, pelas suas realizações teóricas e práticas, deu um grande passo na mudança de atitude em relação às crianças com deficiências. Incluiu a ideia de ajuda e proteção das crianças com deficiência e a redução de vários factores de risco no seu ambiente. A integração das crianças com deficiência, que começou na República da Croácia na década de 1980, refere-se a "atirar" as crianças para o sistema existente, sem previamente ajustar o sistema às suas necessidades. A tónica era colocada no desempenho académico, ou seja, no sucesso na realização do currículo. Através da integração, inscrevemos as crianças em escolas regulares, mas o sistema continuava a centrar-se nas "carências" da criança, nas coisas que a criança não conseguia fazer - o foco estava apenas na deficiência, e não era dada atenção suficiente a outras capacidades das crianças com deficiência, ou seja, aos seus pontos fortes e ao que conseguiam fazer.

Como consequência do desenvolvimento da consciência social relativamente ao valor de cada indivíduo, surge a inclusão, um movimento nos limites do modelo social. Não se trata apenas de uma inclusão de crianças no sistema regular, mas também no tipo de ambiente em que todas as crianças, incluindo as crianças com deficiências de desenvolvimento, têm a oportunidade de realizar todas as suas potencialidades. As escolas inclusivas devem poder ser instituições em que todos possamos aprender, satisfazer as nossas necessidades e desenvolver competências de vida para uma educação mais bem sucedida. Na literatura contemporânea, a educação é definida como um processo de consolidação da participação e de minimização da exclusão da cultura, do currículo e da comunidade das escolas regulares. Isto implica a capacidade de as escolas regulares assegurarem uma educação adequada a todas as crianças, independentemente de qualquer caraterística social, económica, cultural ou de desenvolvimento da criança. A inclusão de crianças com deficiência no sistema educativo das comunidades locais contribui para o enriquecimento das experiências de todos os participantes na educação e baseia-se na aceitação das diferenças. Nas escolas actuais, temos excelentes exemplos de inclusão de crianças com deficiência, mas ainda há espaço para progressos e para a mudança da atmosfera social no sentido da aceitação das diferenças.

6.3. O quadro legislativo - a base da educação inclusiva

O direito das crianças à educação inclusiva foi estabelecido por vários documentos internacionais, sendo os mais importantes a Declaração dos Direitos do Homem, que sublinha o direito de todas as pessoas à educação e à participação na sociedade, a Convenção sobre os Direitos da Criança e a Convenção sobre os Direitos das Crianças com Deficiência. Em todos estes documentos, é sublinhado o direito à educação de acordo com as possibilidades da criança. A República da Croácia assinou todos os acordos internacionais pertinentes que protegem os direitos humanos e, de acordo com a sua Constituição, todos os seus estudantes recebem um ensino gratuito e adequado, de acordo com as suas aptidões e capacidades. Todos os alunos que necessitam de apoio na aprendizagem devem ser educados juntamente com os seus pares, na medida do possível e num ambiente o menos restritivo possível.

6.4. Quem são as crianças e os estudantes com dificuldades de aprendizagem?

A terminologia utilizada para descrever as crianças com deficiência reflecte a posição que a sociedade assume em relação a elas. Tanto na literatura croata como na literatura especializada das últimas duas décadas, o termo mais frequentemente utilizado é 'crianças com necessidades especiais', e refere-se tanto a crianças sobredotadas como a crianças com deficiência.

As crianças e os adolescentes com deficiência são aqueles cujas capacidades, em combinação com diferentes factores ambientais, limitam a sua participação eficaz e equitativa no processo educativo e, por conseguinte, têm dificuldades em aprender e crescer. De acordo com a lei sobre a educação nas escolas primárias e secundárias (Diário Oficial da República da Croácia, 87/08, 86/09, 92/10, 105/10-corr., 90/11, 5/12-Act, 16/12, 86/12, 126/12-texto consolidado, 94/13 e 152/14), e de acordo com as classificações internacionais de deficiências da OCDE em 2005, os alunos com deficiência estão divididos em três grupos:

1. Estudantes com deficiências de desenvolvimento

1. Estudantes com dificuldades de aprendizagem, problemas comportamentais e emocionais

2. Estudantes com deficiências condicionadas por factores educativos, sociais, económicos, culturais e linguísticos

Anúncio. 1. Trata-se de crianças com lesões ou perturbações de origem orgânica, que podem ter lesões neurológicas, sensoriais ou motoras, e cujas necessidades educativas resultam de problemas relacionados com essas lesões.

Ad. 2. Trata-se de crianças que precisam certamente de apoio educativo devido a diferentes problemas que, acima de tudo, resultam das deficiências que a criança tem, mas também do ambiente educativo que limita a sua capacidade de progresso.

Ad. 3. Trata-se de crianças que se encontram numa situação desfavorável devido a numerosos factores. Podem ser crianças negligenciadas ou maltratadas, crianças que vivem em circunstâncias sociais e económicas difíceis, crianças que se encontram em situações de vida desfavoráveis, crianças que não sabem ou sabem muito pouco croata, ou que o sabem como segunda língua ou como língua estrangeira.

Na lista de orientação das categorias de deficiência, no suplemento 1. Regulamento relativo ao ensino primário e secundário e à educação de estudantes com deficiências de desenvolvimento (Jornal Oficial da República da Croácia, 24/15), as categorias de deficiência são as seguintes

1. deficiências visuais
1. deficiências auditivas
2. deficiências na comunicação linguística e dificuldades de aprendizagem
3. lesões de órgãos e sistemas orgânicos
4. deficiências intelectuais
5. perturbações mentais e comportamentais
6. deficiências múltiplas

É possível que algumas crianças tenham deficiências múltiplas, ou seja, uma combinação de deficiências individuais que têm origem nas categorias acima mencionadas.

Independentemente da categoria a que pertencem, todas estas crianças têm necessidades diferentes e múltiplas e têm direito a formas adequadas de apoio educativo. A investigação demonstrou que as crianças com deficiência, se não receberem apoio adequado, são susceptíveis de desenvolver várias outras dificuldades secundárias que se reflectem na sua saúde mental. Além disso, a investigação demonstrou que os problemas comportamentais e as perturbações da saúde mental ocorrem mais frequentemente em alunos com deficiência do que nos seus pares com desenvolvimento típico - mas aqui surge o problema do reconhecimento atempado dos sinais que podem apontar para problemas de saúde mental. Vários factores influenciam a qualidade da saúde mental de uma criança com deficiência no sistema educativo, desde a qualidade das relações sociais, a relação dos colegas e dos professores com a criança, abordagens adequadas ao estudo e ao ensino e programas apropriados com ajustamentos razoáveis. As experiências negativas e o insucesso frequente podem resultar num baixo nível de autoestima, numa baixa tolerância à frustração, na falta de iniciativa própria, na passividade, na agressividade, em comportamentos destrutivos e numa série de outros comportamentos inaceitáveis que afectam o funcionamento quotidiano das crianças. Pode também conduzir a um isolamento social completo. Por vezes, há dificuldades em reconhecer e descobrir um problema, porque os sinais de má saúde mental num aluno com deficiência podem ser completamente diferentes dos sinais em crianças com desenvolvimento típico.

A escola tem uma influência significativa na saúde mental de todas as crianças. Um sistema de qualidade é aquele que coloca a criança no centro do processo educativo, que visa a satisfação das necessidades individuais e que fomenta o trabalho em equipa e assegura o apoio educativo.

6.5. Apoio aos estudantes com dificuldades de aprendizagem

As crianças com deficiência têm necessidades múltiplas que podem ser avaliadas tendo em conta as suas capacidades, experiências pessoais, hábitos, interesses, objectivos e ambiente. Algumas crianças necessitarão de apoio educativo adicional constante e outras apenas temporário. O apoio aos alunos tem como objetivo um ajustamento razoável e é adaptado aos interesses e capacidades de cada criança. Cada ajustamento deve ser efectuado tendo em conta as necessidades de um determinado aluno. Ao determinar um ajustamento razoável, deve também ter em consideração a categoria e o nível da deficiência, as potencialidades e os pontos fortes do aluno e a sua motivação para estudar e aceitar os ajustamentos. As adaptações devem ser acordadas não só com os pais, mas também com o aluno, sempre que possível.

Adaptação do programa

O apoio ao programa inclui diferentes tipos de programas educativos adequados, programas adicionais de educação-reabilitação e modelos temporários de educação que podem ser implementados em escolas e outras instituições públicas de ensino.

Os programas adequados de educação dos alunos são:

1. Programa regular com procedimentos personalizados

1. Programa regular com ajustamentos de conteúdos e procedimentos personalizados

2. Programa especial com procedimentos personalizados

3. Programa especial para adquirir competências nas actividades da vida diária e no trabalho, juntamente com procedimentos personalizados

Anúncio. 1. O programa regular com procedimentos personalizados é disponibilizado aos alunos que não conseguem dominar o currículo regular e que, devido ao seu funcionamento específico, necessitam de procedimentos personalizados que permitam diferentes formas de apoio, tendo em consideração a autonomia dos alunos, o tempo de trabalho, os métodos de trabalho, a atividade dos alunos, as condições adequadas da sala e os métodos didácticos. É implementado em turmas regulares.

Ad. 2. O programa regular com um conteúdo ajustado e com procedimentos personalizados é disponibilizado aos alunos que, devido às suas deficiências, não conseguem dominar completamente o currículo, sendo necessário um ajuste individual do conteúdo do currículo regular, de acordo com as capacidades e preferências dos alunos. É importante notar que o âmbito do conteúdo das aulas pode ser reduzido ao nível mais baixo de aquisição de resultados escolares prescrito pelo currículo para a turma em que o aluno está inscrito. É implementado em turmas regulares.

Ad. 3. Os programas especiais com procedimentos personalizados são criados para os alunos que, tendo em conta a sua funcionalidade, não conseguem dominar o programa regular com um ajustamento dos conteúdos. Os programas especiais podem ser disponibilizados em todas as disciplinas, ou em disciplinas individuais, e dependem do funcionamento da criança. Estão a ser implementados em turmas especiais e só excecionalmente podem ser dados em turmas regulares da escola, se a administração local não tiver criado uma turma.

Ad. 4. Os programas especiais para a aquisição de competências em actividades da vida quotidiana e do trabalho, juntamente com procedimentos personalizados, estão a ser implementados num grupo educativo e são criados para os alunos que, tendo em conta a sua funcionalidade, precisam de aprender as actividades mais simples da vida quotidiana e do trabalho. Estes alunos não estão a preparar-se para o mercado de trabalho, mas a praticar as competências necessárias para o seu funcionamento quotidiano.

Os programas de reabilitação incluem os procedimentos e as actividades que estabelecem, mantêm e modificam as capacidades sensoriais, motoras, linguísticas, de comunicação, cognitivas, emocionais e de interação do aluno e as suas aptidões para a vida quotidiana, o que afecta significativamente os resultados da aprendizagem e, por conseguinte, o processo educativo.

São organizados modelos de ensino temporários para as crianças que, por razões médicas, não podem frequentar as aulas na escola. Para elas, são organizadas escolas hospitalares, ensino à distância ou ensino em casa.

Adaptar a abordagem à aprendizagem e ao ensino

Na escola, é importante criar um ambiente encorajador e de apoio, no qual os professores, os assistentes de turma e os colaboradores especializados implementem métodos, procedimentos e modelos de aprendizagem e de ensino que melhor se adaptem às necessidades de desenvolvimento do aluno e que favoreçam o progresso e o desenvolvimento das crianças. As adaptações que estão a ser implementadas no processo de aprendizagem e de ensino incluem uma série de procedimentos didático-metodológicos ajustados às capacidades cognitivas, perceptivas e linguísticas da criança.

A criação e a educação inclusivas implicam uma colaboração e uma parceria de qualidade de todos os participantes no processo educativo, ou seja, dos alunos, pais, professores, assistentes de turma, associados especializados, princípios, médicos escolares e, por necessidade, associados externos. A noção de parceria põe a tónica na responsabilidade mútua, mas também na definição clara dos papéis e dos limites de todos os intervenientes na educação.

6.6. Apoio da comunidade aos estudantes com necessidades especiais

O objetivo da educação inclusiva é permitir que todos os alunos participem na vida quotidiana, não só da escola, mas também da comunidade local, porque a escola não pode estar isolada. Com as alterações adequadas no programa e na abordagem à aprendizagem e ao ensino, para realizar todas as potencialidades dos alunos com deficiência, é necessário assegurar toda uma série de formas especiais de apoio fora do processo de ensino regular e, muitas vezes, também fora dos estabelecimentos de ensino. As formas especiais de assistência ao aluno podem ser realizadas através do apoio à aprendizagem - aulas adicionais, assistência pelos pares, um procedimento profissional alargado, programas especiais de educação-reabilitação, programas de reabilitação e trabalho individual e em grupo com os alunos. As escolas podem solicitar o apoio de instituições que disponham dos recursos especializados e materiais necessários para prestar uma ajuda de qualidade aos alunos com deficiência, aos seus pais, professores e colaboradores especializados, e que podem pertencer ao sistema de saúde, de segurança social ou de educação. Através de equipas móveis de especialistas, terapeutas educacionais, terapeutas da fala, pedagogos sociais, pedagogos e psicólogos podem também dar o seu apoio, a que se podem juntar outros especialistas, consoante as necessidades.

Conclusão

Através de diferentes actividades, projectos e da inclusão de crianças com deficiência na vida da comunidade, as consequências da sua deficiência são atenuadas. O objetivo da criação e da educação é uma criança satisfeita e bem sucedida, que realiza o seu próprio potencial ao máximo, dentro dos limites das suas capacidades. Ao melhorar a qualidade do sistema educativo, estamos a garantir um nível mais elevado de qualidade de vida, não só para as crianças, mas também para as suas famílias. Ao criarmos condições prévias para a sua inclusão, tão bem sucedida quanto possível, na vida e no trabalho na comunidade, reduzimos a probabilidade de perturbações emocionais e de comportamentos de risco para a saúde e, dessa forma, estamos a proteger e a melhorar a saúde mental desta população sensível.

Bibliografia

Bratkovic, D.; Rozman, B. (2006). Cimbenici kvalitete zivljenja osoba s intelektualnim teskocama. *Hrvatska revija za rehabilitacijska istrazivanja,* 42 (2): 101-112.

Igric, Lj. i sur. (2015). *Osnove edukacijskog ukljucivanja, skolapo mjeri djeteta je moguca.* Zagreb: Edukacijsko-rehabilitacijski fakultet i Skolska knjiga.

Ivancic, D.; Stancic, Z. (2013). Stvaranje inkluzivne kulture skole. *Hrvatska revijaza rehabilitacijska istrazivanja,* 49 (2): 139-157.

Nacionalna strategija izjednacavanja mogucnosti za osobe s invalidi- tetom od 2007. do 2015. godine (2007). Zagreb: Vlada Republike Hrvatske, Povjerenstvo Vlade Republike Hrvatske za osobe s invaliditetom, Minis- tarstvo branitelja i medugeneracijske solidamosti.

Pravilnik o osnovnoskolskom i srednjoskolskom odgoju i obrazovanju ucenika s teskocama u razvoju (Narodne novine, 24/15).

Zakon o odgoju i obrazovanju u osnovnoj i srednjoj skoli (Narodne novine, 87/08, 86/09, 92/10, 105/10-ispr., 90/11, 5/12-Uredba, 16/12, 86/12, 126/12-procisceni tekst, 94/13, 152/14).

Capítulo 7

Tomislav Franic

7. Perturbações mentais da criança e do adolescente

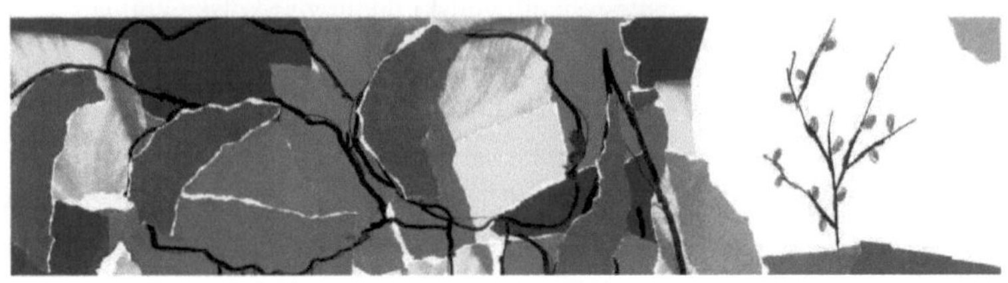

7.1. Pedopsiquiatria - argumentos a favor e contra: a infância é ou não um período de despreocupação e felicidade?

Não, vou começar a escrever a história a partir do fim. Haverá tempo para a abordagem académica. O final da história é exatamente uma das razões pelas quais este livro foi criado.

No meu trabalho com crianças e adolescentes, pergunto-me muitas vezes o que correu tão mal que tenho à minha frente duas ou mais partes em guerra, entre as quais e nas quais há tanto "lixo" que ouço frequentemente expressões de ódio. Quase tenho de intervir fisicamente, e sou mediador verbal de conflitos quase todos os dias. No entanto, quando limpamos todo esse "lixo" que se acumulou num período tão curto, e a infância e a adolescência são curtas (em comparação com a vida), no fundo desse "iceberg" afetivo-relacional encontramos coisas positivas e emoções positivas. As emoções, a sua identificação, a sua designação, a sua expressão e a sua associação a situações adequadas são, em grande parte, o objeto deste livro.

A presença dessa quantidade de relações pouco saudáveis reflecte-se também nas relações e na comunicação com o ambiente social mais amplo e influencia a criação de redes sociais e o empobrecimento da sociedade no sentido do capital social. De acordo com Sartorius, existem diferentes tipos de capital - económico, humano e social. Com exceção do capital social, todos são danificados pelo uso. Só o capital social, definido como uma riqueza de contactos sociais, é reforçado com o uso, e só por isso enriquece a sociedade.

Na minha ordenação e em palestras públicas, digo muitas vezes que "as crianças são o nosso produto", e quando algo é mal produzido, a responsabilidade é muitas vezes só nossa. Por "nós" estou a referir-me à família, mas também à sociedade num sentido mais lato. Estará a nossa sociedade a tornar-se tão competitiva que não conseguimos evoluir psicologicamente com a rapidez suficiente? Perguntemos a qualquer criança da escola primária qual é a sua média, e a resposta conterá provavelmente duas casas decimais! Até que ponto estamos a elevar a fasquia? No início da minha carreira, um tipo de paciente médio aparecia em maio com a sua mãe (normalmente era obrigado a aparecer pelos pais e estava desinteressado). O motivo? Está a frequentar o mesmo ano duas vezes e, devido a problemas de comportamento e de atitude em relação à escola, pode perder o direito à educação. Hoje, numa altura do ano semelhante, tenho encontros com adolescentes do sexo masculino ou feminino, que frequentam o ginásio, com um ou dois Bs, dominados pela ansiedade de conseguir entrar na universidade desejada. Até que ponto estamos a empurrar as crianças para a área do perfeccionismo negativo e "maligno"?

Perguntemos a nós próprios quantas mensagens inconscientes sobre o facto de só a perfeição ser aceitável estamos a enviar aos adolescentes. É claro que, de vez em quando, dizemos aos nossos filhos que os Cs e os Bs também são notas, e somos suficientemente bem treinados para nos contermos por um momento quando o nosso filho chega a casa com um B, para primeiro dizermos: "Bem, é uma boa nota.", e depois: "mas". Passados poucos minutos, vem a pergunta: "E alguém teve um A?" Ou, pior ainda, uma criança chega a casa com um A e, depois de a elogiarmos, só nos contemos durante alguns minutos antes de fazermos a pergunta: "E houve muitos As?"

Será que as crianças de hoje estão demasiado ocupadas, será que se espera delas, desde tenra idade, que alcancem demasiados objectivos e, a julgar por tudo, será que as crianças de hoje têm direito a erros?

E a comunicação? Estamos também a falar de uma época de adolescência da sociedade. Será que tudo o que era "não normal" há algumas décadas é agora "normal", e o contrário? Será que a utilização de telemóveis vai dar lugar a mudanças? Basicamente, já hoje, com recurso à neuroimagem, se provou que os filhos de mães que passam mais tempo em frente aos ecrãs têm um vocabulário pobre e, após muitos meses de acompanhamento, provou-se que têm um volume cerebral inferior à média. A mesma correlação pode também ser encontrada para o contacto corporal entre a mãe e o filho e o volume cerebral da criança. Será que, dentro de algumas décadas, as regiões mais desenvolvidas do cérebro serão aquelas com que dactilografamos mensagens? Esquecer-nos-emos de comunicar a nível não-verbal e também a nível verbal significativo? A comunicação está a tornar-se cada vez mais "plana" e a "linguagem" que se desenvolve mais rapidamente na história da humanidade são os emoticons. Será que isso merece um

"LOL" ou um 0? Será essa a razão do aparecimento de um número cada vez maior de adolescentes com dificuldades psicossomáticas e comunicacionais que não sabem resolver psicologicamente, mas que as reprimem e reagem com sintomas somáticos ao nível de uma criança de oito anos?

Podemos encontrar um exemplo de circunstâncias sociais e organizacionais que talvez criem uma patologia, numa investigação que estudou a frequência do diagnóstico de perturbação hipercinética em alunos dos primeiros anos das escolas primárias. Sabe-se que a diferença de idade pode ser superior a meio ano e, para surpresa dos investigadores, mas não de nós, clínicos, ficou demonstrado que as crianças mais novas têm um maior risco de serem diagnosticadas como hiperactivas, quando, no fundo, são apenas mais vivazes e emocionalmente menos maduras. Nove meses de diferença entre a criança que tem 6 anos e 3 meses e a que tem 7 anos, é 9% do ciclo de vida completo nessa fase de desenvolvimento acelerado, e não é comparável com a mesma diferença de idade de alguém com 23,3 anos e 24, porque nessa altura o desenvolvimento está a abrandar e é muito menos dependente de uma diferença de tempo específica.

Nos congressos, estamos a mencionar o jogo como tratamento. Em que momento exato começámos a falar do jogo como um tratamento e não como uma necessidade inerente e mútua? Todos os leitores deste livro têm a experiência da infância e da parentalidade sob diferentes formas. Perguntemo-nos com que frequência, hoje em dia, um pai ou uma mãe se senta no chão com uma criança saudável e brinca com ela, quanto tempo de qualidade passam juntos? Será que a "corrida da vida" nos dispensa de passar um bocadinho de tempo com o nosso filho? Contemos todos os minutos que passamos ao telemóvel e os minutos que passamos a fazer inúmeras outras "tarefas importantes".

Também não podemos deixar de referir o conhecido ditado: "No nosso tempo não era assim, éramos melhores nessa idade". Será que é mesmo assim?

"As crianças de hoje adoram o luxo; têm maus modos, desprezam a autoridade; mostram desrespeito pelos mais velhos e gostam de conversar em vez de fazer exercício. As crianças são agora tiranos, não são os servos da sua casa. Já não se levantam quando os mais velhos entram na sala. Contradizem os pais, tagarelam antes das visitas, devoram as guloseimas à mesa, cruzam as pernas e tiranizam os professores". (É um ditado atribuído a Sócrates, provavelmente da obra "A República" de Platão), enquanto aquele ditado que toda a gente conhece, "A juventude é tola", é apenas uma tradução do ditado romano Iuventus-ventus.

Nesta altura, recomendo que reflictamos.

Voltemos a essa psiquiatria "aborrecida" e aos números. A pedopsiquiatria é, tal como a psiquiatria, um ramo relativamente recente da medicina. Como tal, ainda não está suficientemente afirmada, e ainda existem dúvidas e opiniões contraditórias de dois lados opostos a seu respeito. Por um lado, existe a opinião de que a infância é um período de proteção, despreocupação e felicidade. A estrutura da personalidade da criança ainda não está formada ou fixada e, como tal, não pode ser suscetível ao aparecimento de perturbações mentais (exceto as de desenvolvimento, como as perturbações do desenvolvimento ou o atraso mental). Por outro lado, existe a abordagem biológica, mecanicista, que afirma que as perturbações mentais são possíveis, e mesmo frequentes, desde a mais tenra idade, incluindo a infância. Para ilustrar a outra abordagem, podemos afirmar que a ausência de progresso na infância sem uma razão orgânica clara, seguida de uma desregulação temperamental (Failure to Thrive, FTT), é um paralelo a um estado depressivo ou a uma perturbação em crianças mais velhas e adultos

7.2. Epidemiologia

A verdade está, como acontece frequentemente, algures no meio, e reflecte-se na investigação epidemiológica, no estado do campo e na resposta da sociedade. Toda a investigação epidemiológica psiquiátrica recente (infelizmente, a investigação ocidental, uma vez que temos muito pouca ou nenhuma investigação própria) aponta para o facto de a frequência de perturbações psiquiátricas em crianças e adolescentes ser completamente igual à da idade adulta. A única diferença são as diferentes percentagens de diferentes perturbações num determinado grupo etário, embora todas as perturbações possam ser encontradas em todos os grupos etários (exceto as perturbações de personalidade nas crianças). A frequência das perturbações mentais ao longo da vida é de até 20%. Se utilizarmos o valor médio de diferentes investigações, estamos a falar de 18%, dos quais 10% necessitam de ajuda psiquiátrica. De acordo com a compreensão moderna dos cuidados, chegamos a um número de crianças e adolescentes que necessitarão de ajuda especializada e esse número é superior a 10 000. Para além da análise epidemiológica, é possível que a nossa perceção das necessidades também influencie uma mudança de atitude em relação à psiquiatria. É possível que as pessoas atualmente, neste caso os pais e os adolescentes, estejam mais inclinados a procurar ajuda. Isto pode resultar numa falsa imagem de que há um aumento de perturbações específicas, quando a prevalência é, na verdade, a mesma. A procura de ajuda mais frequente ou uma maior consciencialização sobre a prevalência da perturbação e o seu diagnóstico por parte dos especialistas, levou a um aparente aumento do número de algumas perturbações. Um exemplo interessante são as perturbações pervasivas do desenvolvimento, cujo aumento da prevalência é o resultado de ambos os factores. Na sua época, o filme mundialmente famoso "Rain Man", levou a uma maior consciencialização sobre o aparente aumento do número de casos. Entretanto, a investigação epidemiológica demonstrou a existência de um aumento real deste grupo de doenças. Um exemplo mais recente, embora ainda não tenhamos a certeza se é apenas aparente ou não, é a "tendência popular" das perturbações hiperactivas, incorretamente designadas nos círculos de especialistas como ADHD (Attention deficit hyperactivity disorder), de acordo com o Manual de Diagnóstico e Estatística das Perturbações Mentais (DSM-IV), que na República da Croácia não deveria estar em uso.

O quadro 1 dá uma visão geral dos riscos de algumas perturbações específicas, mas também dá uma visão geral dos riscos de desenvolvimento de qualquer perturbação psiquiátrica, pelo que, por exemplo, se pode ver que, do número total de pessoas com perturbações do controlo dos impulsos e perturbações de ansiedade, 50% correm o risco de adoecer até aos 11 anos, enquanto até aos 14 anos podem desenvolver qualquer perturbação mental.

Quadro 1. Risco de desenvolver uma perturbação mental e a idade em que esta se manifesta. (Kessler et al, 2005, OMS, CIDI)

	RR during life	Age 25 %	Age 50 %
Anxiety disorders	31,5	6	11
Impulse control disorders	25,4	7	11
Substance abuse/psychoactive drug addiction	16,3	18	20
Mood disorders	28,0	18	30
Any mental disorder	50,8	7	14

7.3. Qual é a idade de início das perturbações mentais e porque é que isso é importante?

1. l.Variável clínico-epidemiológica (idade de início - AOO). Refere-se à idade em que o doente apresenta pela primeira vez sintomas de uma doença. É de notar que não se trata de sintomas prodrómicos ou de sintomas da fase inicial da doença (sintomas inespecíficos) que se manifestam mais cedo.

Trata-se dos dados extremamente importantes em que se devem basear as decisões das políticas de saúde pública para criar a prevenção até aos cuidados terciários.

- Avaliação do risco de vida para uma perturbação mental

- Planeamento

a) prevenção primária

b) prevenção do desenvolvimento de perturbações secundárias

c) intervenções precoces - tratamento atempado, eficaz e economicamente viável já na fase prodrómica e nas fases iniciais da doença (sintomas inespecíficos).

1. A determinação da idade de início das perturbações mentais é metodologicamente exigente. Para já, a nossa única fonte de resultados são:

a) dados retrospectivos de inquéritos efectuados à população em geral

b) dados retrospectivos de pacientes tratados - população clínica

c) estudos prospectivos longitudinais - um número muito reduzido

Um grande problema da República da Croácia é que não existem dados de qualidade nem do primeiro nem do segundo grupo de fontes e, por isso, o planeamento torna-se parcial e suscetível à influência de grupos de interesse. Felizmente, podemos basear-nos numa extrapolação de estudos epidemiológicos ocidentais e mundiais, como, por exemplo, os inquéritos sobre saúde mental da Organização Mundial de Saúde (WMH).

Os Inquéritos sobre Saúde Mental da Organização Mundial de Saúde (WMH) são um grupo que engloba:

1. investigação coordenada em 28 países (determinam a prevalência, a distribuição, o peso social e os modelos de cura das perturbações mentais);

1. países desenvolvidos e menos desenvolvidos (Nigéria, África do Sul, Colômbia, México, Estados Unidos da América, Japão, Nova Zelândia, Xangai na República Popular da China, Bélgica, França, Alemanha, Itália, Países Baixos, Espanha, Ucrânia, Israel, Líbano);

2. o mesmo instrumento de medida - Entrevista Diagnóstica Composta da OMS (CIDI) - os diagnósticos do DSM-IV são utilizados para análise;

3. diferenças não observadas entre os países na distribuição de AOO para doenças específicas - não determinadas por circunstâncias económicas, regiões do mundo ou outras variáveis estruturais

. *Quadro 2 Idade média de início de algumas doenças*

	Median - AOO	Inter-quartile range (IQR; 25th-75th percentiles of the AOO)
ICD - Impulse Control Disorder ADHD ODD - Oppositional Defiant Disorder CD - Conduct Disorder IED - Intermittent Explosive Disorder	7 - 9 7 - 15 9 - 14 13 - 21	80 % ADHD age of onset is from 4 to 11 years ODD and CD age of onset is from 5 to 15 years 50 % IED age of onset is in childhood and adolescence.
Anxiety disorders Phobias and Social Anxiety Disorder PP, GAP, PTSP	7 - 14 25 - 45	4 - 20 17 - 65
Substance abuse/addiction	18 - 29	16 - 43
Mood disorders	25 - 40	17 - 65
Psychotic disorders - (age of onset)	22	19 - 27

Inquéritos WMH - os resultados vão para além da idade da infância, porque determinam o curso de vida do indivíduo, mas também as tendências dos cuidados de saúde.

a.l. 1. O risco de vida de uma perturbação mental é de 50%.

a. 2. 2. 50 % das perturbações mentais começam por volta dos 14 anos de idade

3, 75% % das perturbações mentais começam aos 24 anos

Perturbações mentais = perturbações crónicas dos adolescentes (Insel e Fenton, 2005).

O sofrimento e a disfunção significativos estão presentes na idade mais produtiva.

As consequências são o abandono escolar, o desemprego, a gravidez na adolescência, os casamentos precoces, os divórcios, a violência e outros fenómenos semelhantes.

Nos países desenvolvidos, são a principal causa de despesas financeiras para os jovens devido a doença.

entre 40 % e 45 % das pessoas têm mais do que uma perturbação mental.

Em 22% dos casos, o funcionamento é gravemente afetado (impossibilidade de realizar actividades quotidianas comuns e de estudar/trabalhar, tentativas de suicídio e psicose) - as pessoas estão disfuncionais 3 meses por ano.

A prevalência de pessoas tratadas devido a uma perturbação mental é de 38%.

É necessário implementar medidas/actividades destinadas a aumentar o número (prevalência) de pessoas tratadas devido a uma perturbação mental.

A prevalência é de 38% nos países desenvolvidos e, nos subdesenvolvidos, ainda menor. Uma em cada três pessoas é tratada.

É chocante o facto de, mesmo no caso das doenças físicas, a prevalência do tratamento ser apenas de 80 a 90 %.

A informação relativa à latência também é assustadora - o tempo entre o início da perturbação e o início do tratamento é de 6 a 8 anos para a depressão e de 9 a 23 para as perturbações de ansiedade.

Trata-se de algo que deve certamente ser reduzido através do aumento da disponibilidade e da qualidade do tratamento/cuidados psiquiátricos precoces na infância e na adolescência, do combate à estigmatização e da sensibilização para o problema. Os programas de prevenção podem tornar isso possível. Sobre a prevenção há muito mais escrito neste livro, mas não esqueçamos que algumas das intervenções preventivas mais simples e marcantes reduziram ou erradicaram completamente certos tipos de perturbações mentais. A iodação da água erradicou o atraso mental causado pela deficiência de iodo, a monitorização da correspondência do fator Rh erradicou os danos psico-orgânicos causados pela hiperbilirrubinemia, e a redução da disponibilidade de armas de fogo e a introdução de embalagens de segurança para produtos farmacêuticos e químicos reduziu o número de suicídios.

Ainda existem muitas questões, mas não se pode negar que o número de crianças que procuram ajuda está a aumentar. Podemos sempre perguntar-nos se há um aumento real da ocorrência, ou uma maior disponibilidade para procurar ajuda. Isso é algo que ainda está por determinar.

Em todo o caso, a situação é dinâmica e, em geral, podemos falar de um aumento dos números, e é isso que importa para planear medidas de estratégia e política de saúde pública. Não existe uma análise epidemiológica exaustiva. Alguns indicadores parciais confirmam um aumento dos números. O número de doentes psiquiátricos menores de idade na Croácia está a aumentar - em 2005, foram registadas 17 836 visitas de crianças devido a um diagnóstico psiquiátrico, em 2010 foram 28 010 e em 2012, 37 543 visitas. Um dos indicadores são também as intoxicações alcoólicas. De acordo com Saraga et al., um acompanhamento retrospetivo de dez anos mostrou que a percentagem de crianças hospitalizadas no KBC Split devido a intoxicação alcoólica aumentou de 0,3 % de todas as crianças hospitalizadas no primeiro ano de investigação para 1,7 % no último ano de investigação, e a percentagem de intoxicação alcoólica em todos os casos aumentou de 16,7 % em 1997/1998 para 66,3 % em 2006/2007. O número final de visitas a clínicas contratadas que praticam psiquiatria infantil e juvenil no condado de Split-Dalmatia passou de 3361 em 2011 para mais de 4318 em 2012 e 5435 em 2015.

A percentagem de crianças que tiveram pensamentos suicidas no início da adolescência atinge os 17%.

Este tipo de estado e de especificidades foi reconhecido pela própria sociedade, ao separar a subespecialização da psiquiatria da infância e da adolescência numa especialização independente completamente distinta, com a duração de cinco anos. Esta separação tem as suas razões numéricas negativas, mas é sobretudo um reflexo da entidade separada da especialização que não pode ser equiparada à psiquiatria pelo princípio "a criança é um adulto pequeno".

Para além das diferenças entre patologias, é necessário ter em conta uma série de especificidades:

1. As crianças estão em processo de desenvolvimento e é necessário distinguir os problemas mentais dos problemas de maturação.

1. As perturbações não têm a mesma intensidade que têm nos adultos.

2. Em algumas situações, as crianças são mais vulneráveis, enquanto noutras são mais resistentes.

O que é um comportamento normal e o que é um comportamento anormal?

A "normalidade" depende do ambiente familiar, social, religioso e cultural, mas também muda e evolui com a maturação da civilização e do indivíduo. Refere-se a um fenómeno temporal, mas também geográfico. Avaliaremos da mesma forma uma criança vivaz do campo, cheia de brios, que sobe às árvores, que não se inibe socialmente, que é extrovertida e familiarizada com estranhos, e uma criança que age da mesma forma, só que no meio urbano? É mais provável que uma delas seja diagnosticada como tendo uma perturbação hipercinética ou uma perturbação comportamental?

Ao contrário de outros ramos da medicina, a categorização das perturbações mentais sempre foi um terreno escorregadio de consensos de especialistas sobre o que é "normal adaptativo" e o que é "anormal, comportamento desadaptativo". Em psiquiatria, não existem marcadores biológicos fiáveis que permitam determinar inequivocamente algumas perturbações. Trata-se sempre de um conjunto de sintomas fenotípicos, sinais subjectivos, contextos temporais, ambientais e funcionais. Os adolescentes, e especialmente as crianças, têm um espetro estreito de reacções. Isto significa que, perante perturbações etiopatológicas mais profundas, podem reagir de forma fenotípica idêntica. Isto deve ser motivo de extrema cautela porque a violência física ou, por exemplo, a ideação suicida podem ser consequência de estados completamente diferentes que são tratados de forma exatamente oposta. Uma avaliação incorrecta pode significar um erro por parte do perito. Um problema adicional é que os consensos sobre o que é e o que não é uma perturbação mental são actualizados de tempos a tempos à luz de novos conhecimentos e valores culturais. Por este motivo, é sempre difícil falar de uma divisão abrangente e pormenorizada das perturbações mentais nas crianças. É importante lembrar que uma criança pode adoecer de qualquer perturbação mental.

O Quadro 3 mostra apenas o nível de risco para diferentes perturbações. Neste contexto, é melhor falar de perturbações mentais e comportamentais em crianças de uma forma fenotípica (domínio) e com base no quadro fenotípico através do qual a perturbação se manifesta. Atualmente, no diagnóstico das perturbações de saúde mental em crianças, mas também em adultos, utilizamos a 10ª Revisão da Classificação Internacional de Doenças (CID-10) da Organização Mundial de Saúde.

Tabela 3 No momento em que escrevemos este texto, já havia rumores sobre a publicação da 11ª Revisão da Classificação Internacional de Doenças (CID-11). Uma das razões para a abordagem fenotípica (domínio) é o facto de as crianças, quanto mais novas são, terem um espetro mais estreito de possíveis expressões do seu estado psicológico. Por conseguinte, pode acontecer frequentemente que um mesmo sinal, sintoma ou comportamento patológico apareça em muitas entidades de diagnóstico diferentes. Um exemplo disso é uma perturbação devido à qual a criança pode ser irritável, argumentativa, mas que, por trás, pode ter depressão, dificuldades comportamentais, autismo ou perturbação afectiva bipolar. Estas perturbações podem ter tratamentos diametralmente opostos, ou seja, mutuamente contra-indicados.

Quadro 3 MKB-10, capítulo V.: perturbações mentais.

1. F 00-09 Perturbações mentais orgânicas, incluindo sintomáticas

2. F 10-19 Perturbações mentais e comportamentais devidas ao abuso de substâncias psicoactivas

3. F 20-29 Esquizofrenia, perturbação esquizotípica e delirante

4.F 30-39 Perturbações do humor (afectivas)

5. F 40-49 Perturbações neuróticas, relacionadas com o stress e somatoformes

6. F 50-59 Síndromes comportamentais associadas a perturbações fisiológicas e a factores físicos

7. F 60-69 Perturbações da personalidade e do comportamento do adulto

8. F 70-79 Retardo mental

9. F 80-89 Perturbações do desenvolvimento psicológico

10.F 90-99 Perturbações comportamentais e emocionais

Categorização fenotípica e por domínios das perturbações mentais:

1. perturbações de externalização
2. perturbações de internalização
3. défices sociais e de desenvolvimento

Perturbações de externalização

Este grupo de perturbações é o motivo mais frequente de contacto com os serviços de saúde:

As caraterísticas fenotípicas básicas são:

1. agressão
2. desafio
3. impulsividade
4. hiperatividade
5. comportamentos anti-sociais, mentir, enganar

Embora sejam o motivo mais frequente de contacto com os serviços de saúde, não significa que sejam também a perturbação mais frequente. Estas são as dificuldades mais evidentes e, neste ponto, nós, enquanto sociedade, devemos interrogar-nos como é que estamos mais atentos à proteção do coletivo do que à proteção do indivíduo, uma vez que as crianças que sofrem de perturbações de internalização têm mais frequentemente uma má qualidade de vida e um nível de dor mais elevado, mas são "invisíveis".

Os rapazes são mais frequentemente afectados por estas perturbações do que as raparigas.

Os relatos dos pais e dos professores são mais fiáveis do que as auto-avaliações, nas quais os doentes subestimam frequentemente os sintomas. As crianças com este tipo de dificuldades têm uma menor perceção do seu comportamento e capacidade de empatia e, por isso, são menos colaborantes no tratamento e na procura de ajuda.

Perturbações de internalização

Este grupo de perturbações é a segunda causa mais frequente de procura de ajuda, embora os dados epidemiológicos não mostrem que sejam também mais prevalentes do que outras perturbações.

As caraterísticas fenotípicas básicas são:

1. ansiedade
2. retraimento social
3. depressão
4. somatizações
5. fobias

A prevalência destas perturbações em rapazes e raparigas é a mesma, mas na adolescência as raparigas têm uma maior prevalência devido a um aumento da depressão. Para avaliar a situação, apenas os questionários são úteis, porque os professores e os pais subestimam os sintomas - essas crianças são "menos visíveis", embora colaborem mais no tratamento e procurem ajuda.

O grupo das deficiências sociais e do desenvolvimento inclui o atraso mental, as perturbações pervasivas do desenvolvimento, as dificuldades de aprendizagem e as perturbações da comunicação e da fala, que se sobrepõem frequentemente a outras disciplinas e domínios em que os psiquiatras, de acordo com as diretrizes de diagnóstico, dão um diagnóstico, tomam nota de estados co-mórbidos ou de deficiências existentes. Para tudo o resto, numerosos campos de colaboração são inestimáveis, mas não esqueçamos que nós, os profissionais, não desempenhamos o papel principal na habitação, reabilitação e tratamento da criança. Dependemos em grande medida da vontade e do cuidado dos pais para colaborar 24 horas por dia, 7 dias por semana e 365 dias por ano nesse processo. Como sociedade, temos de os apoiar nesse processo. Esse apoio é o verdadeiro reflexo do facto de sermos ou não um país socialmente rico. A colaboração com outros profissionais da área do tratamento ou prevenção das perturbações mentais, e com todos os outros incluídos no processo, como os serviços escolares e sociais, é crucial e uma condição sine qua non. Atualmente, por força da lei, os centros de assistência social são, em primeiro lugar, o elo de ligação e o eixo de colaboração e de troca de informações.

No entanto, temos de ter em mente um facto muito importante. O desenvolvimento e a vida de uma criança são um processo contínuo, em linha, e não uma série de etapas separadas. Mostramos esse processo como sendo linear, mas nós próprios estamos a torná-lo gradual. Uma das razões é didática - como, por exemplo, a divisão do desenvolvimento de uma criança em diferentes fases para que pudéssemos aprender ou ensinar algo mais facilmente. A segunda razão é a administração, muitas vezes inflexível e insuficientemente ajustada ao indivíduo - por isso, surgem diferentes passos, obstáculos, saltos e abismos. Isto reflecte-se na transição da família nuclear para o infantário, do infantário para o jardim de infância, do jardim de infância para a escola, do ensino por turma para o ensino por disciplinas, e no facto de "obrigarmos" as crianças (de maturidade duvidosa) a decidir o seu futuro escolhendo um liceu e uma universidade. Algo semelhante acontece também com os cuidados de saúde, a colaboração e os abismos entre pediatria, médicos de família, aconselhamento, médicos escolares, psiquiatria infantil e juvenil e psiquiatria de adultos. Nesta última, acontece que perdemos um grande número de doentes.

A prevalência das perturbações mentais nas crianças e nos adultos é praticamente a mesma. No entanto, na fronteira etária entre o sistema de saúde mental para crianças e o sistema de saúde mental para adultos, abre-se um grande fosso. Alguns estudos afirmam que 50% dos utilizadores de cuidados para crianças e adolescentes "caem pela fenda", e que menos de 5% dos jovens experimentaram cuidados de transição óptimos, definidos por 4 critérios, a saber: uma continuidade dos cuidados (inclusão no sistema de cuidados para adultos a 3 meses da transição ou uma libertação adequada dos cuidados), pelo menos uma reunião com o objetivo de planear a transição, uma boa troca de informações e um período de sobreposição de cuidados.

Passados alguns anos, esses jovens voltam a aparecer no sistema, mas perde-se um tempo precioso. É extremamente importante sublinhar que esta fissura surge na idade em que mais prevalece o aparecimento das doenças mentais mais difíceis, como a esquizofrenia. Com esse objetivo em mente, lançámos algumas actividades.

Com todo o conhecimento disponível sobre a transição, que pode ser definida como um processo coordenado, intencional e planeado, orientado para o doente e que assegura a continuidade dos cuidados, optimizando o estado de saúde, minimizando o aparecimento de eventos indesejados e assegurando que o jovem realiza o seu potencial máximo, um grupo de peritos juntou as suas forças no projeto "MILESTONE" para determinar as barreiras estruturais e processuais, mas também o que facilita transições óptimas. O objetivo é identificar a melhor forma de trabalho que apoie a continuidade dos cuidados e que assegure cuidados de elevada qualidade a quem deles necessita (http://www.milestone-transitionstudy.eu/).

Até hoje, não se chegou a um consenso sobre quais os doentes que devem receber alta, a quem e de que forma devem ser oferecidos os cuidados de transição, quais os resultados a medir, quais os resultados daqueles que se encontram entre os dois sistemas e, por fim, quais as consequências individuais, organizacionais e socioeconómicas de cuidados de transição inadequados.

O objetivo da equipa "MILESTONE" é a avaliação da eficácia dos modelos existentes (no que diz respeito à relação entre o investido e o ganho, do ponto de vista clínico e económico). Com o objetivo de melhorar os resultados dos jovens e a qualidade dos cuidados, estão a ser desenvolvidos instrumentos capazes de detetar as necessidades dos jovens, determinando os critérios para o envio do paciente para a transição e identificando os casos de alto risco que exigem a continuação dos cuidados em instituições mentais para adultos. Finalmente, com a intenção de avaliar os resultados, estão também a ser desenvolvidos instrumentos que têm como objetivo determinar o sucesso da transição. Todos os conhecimentos serão implementados sob a forma de formação clínica com o objetivo de melhorar a prática, e com o objetivo de melhorar o estado dos pacientes. Os investigadores acreditam que o projeto ajudará os indivíduos responsáveis a tomar decisões adequadas com o objetivo de melhorar os cuidados de transição para adolescentes com problemas de saúde mental. Esperam-se benefícios significativos do planeamento do estado de saúde dos adolescentes, tanto a nível individual como a nível da população, uma melhoria da qualidade de vida dos doentes e a redução de custos através do início precoce e adequado do tratamento (comunicação interna)

Bibliografia

Bitunjac, K.; Saraga, M. (2009). Intoxicação por álcool em idade pediátrica: estudo retrospetivo de dez anos. *CroatianMedicalJournal,* 50 (2): 151-156.

Copeland, W. E.; Wolke, D. i sur. (2015). Resultados funcionais adultos de problemas psiquiátricos comuns na infância: Um estudo prospetivo e longitudinal. *JAMA Psychiatry*, 72 (9): 892-899.

Demyttenaere, K.; Bruffaerts, R. i sur. (2004). Prevalência, gravidade e necessidade não satisfeita de tratamento de perturbações mentais nos Inquéritos Mundiais sobre Saúde Mental da Organização Mundial de Saúde. *JAMA,* 291 (21): 2581-2590.

Frame, T.; Dodig, G. i sur. (2011). Início da adolescência e ideações suicidas na Croácia: correlatos sociodemográficos, comportamentais e psicométricos. *Crisis: The Journal of Crisis Intervention and Suicide Prevention,* 32 (6): 334-345.

Frame, T.; Kardum, G. i sur. (2012). Envolvimento dos pais na guerra na Croácia 1991-1995 e suicidalidade em adolescentes croatas do sexo masculino. *Croatian Medical journal,* 53 (3): 244-253.

Kessler, R. C.; Angermeyer, M. i sur. (2007). Prevalência ao longo da vida e distribuição da idade de início das perturbações mentais na Iniciativa do Inquérito Mundial sobre Saúde Mental da Organização Mundial de Saúde. *World Psychiatry,* 6 (3): 168-176.

Kessler, R. C.; Berglund, P. i sur. (2005). Prevalência ao longo da vida e distribuição da idade de início das perturbações do DSM-IV no National Comorbidity Survey Replication. *Archives of General Psychiatry,* 62 (6): 593-602.

Kessler, R. C.; Haro, J. M. i sur. (2006). A Iniciativa do Inquérito Mundial de Saúde Mental da Organização Mundial de Saúde. *Epidemiologia e Psichiatria Sociale,* 15 (3): 161-166.

Lee, S.; Tsang, A. i sur. (2009). Mental disorders and termination of education in high-income and low- and middle-income countries: epidemiological study. *The BritishJournal ofPsychiatry,* 194(5):411-417.

Ormel, J.; Petukhova, M. i sur. (2008). Deficiência e tratamento de perturbações mentais e físicas específicas em todo o mundo. *The British Journal of Psychiatry,* 192 (5): 368-375.

Patton, G. C.; Coffey, C. i sur. (2012). Saúde dos adolescentes do mundo: uma síntese de dados comparáveis internacionalmente. *Lancet,* 379 (9826): 16651675.

Patton, G. C.; Coffey, C. i sur. (2014). O prognóstico de transtornos mentais comuns em adolescentes: um estudo de coorte prospetivo de 14 anos. *Lancet,* 383 (9926): 1404-1411.

Scott, K. M.; Bruffaerts, R. i sur. (2008). Obesidade e transtornos mentais na população em geral: resultados dos inquéritos mundiais de saúde mental. *Inter-nationaUournal of Obesity (Londres),* 32 (1): 192-200.

Wang, P. S.; Angermeyer, M. i sur. (2007). Delay and failure in treatment seeking after first onset of mental disorders in the World Health Organization's World Mental Health Survey Initiative (Atraso e insucesso na procura de tratamento após o início das perturbações mentais na Iniciativa do Inquérito Mundial sobre Saúde Mental da Organização Mundial de Saúde). *World Psychiatry,* 6 (3): 177185.

Capítulo 8

Ingrid Tripkovic

8. Problemas emocionais em crianças em idade escolar

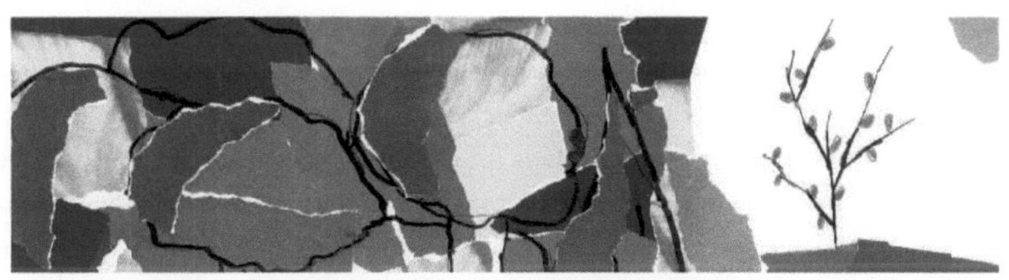

A prevalência da depressão tem vindo a aumentar nas últimas décadas, incluindo em grupos etários cada vez mais jovens. De acordo com a Organização Mundial de Saúde (OMS), a depressão ocupa o quarto lugar na lista de doenças com um impacto extremamente debilitante, prevendo-se que, até 2020, passe a ocupar o segundo lugar na lista.

Durante muito tempo, acreditou-se que as crianças e os adolescentes não podiam sofrer de depressão como uma perturbação clínica, porque a depressão, enquanto sintoma, é uma condição normal em determinadas fases do desenvolvimento. Da mesma forma, é uma opinião frequentemente expressa que os equivalentes da depressão nas crianças são diferentes tipos de problemas emocionais e perturbações comportamentais, e que estes se misturam na mesma categoria de problemas emocionais. Hoje em dia, sabemos que a perturbação depressiva é uma perturbação comum e grave, cujo aparecimento pode ocorrer mesmo na infância. Nesta população extremamente vulnerável, a depressão está associada a um risco acrescido de outras perturbações psiquiátricas, mau funcionamento académico, social e laboral, abuso de substâncias e suicídio (Morgan et al., 2012, Breton et al., 2012).

As crianças deprimidas são por vezes excessivamente activas e agressivas. Nos adolescentes, a depressão manifesta-se por vezes como negativismo, comportamento antissocial e um sentimento de incompreensão, enquanto nos idosos pode ocorrer esquecimento, perda de memória e distração fácil. Raramente um indivíduo apresenta todos os sinais de depressão (Bumber, 2003). Os resultados de numerosos estudos no terreno encorajam fortemente esta interpretação (Merikangas et al., 2009).

Atualmente, estima-se que 10 a 15 % das crianças da população em geral apresentam sintomas significativos de depressão (Lackovic-Grgin et al., 2002).

A investigação sistemática da depressão em crianças e adolescentes começou na década de 1980, quando os investigadores concordaram que os sintomas depressivos em crianças e adolescentes são semelhantes aos sintomas de depressão em adultos (Kazdin et al., 1998).

A investigação mostra que a prevalência da depressão na infância aumenta com a idade. É menos prevalente no grupo etário pré-escolar (cerca de 1 %) e aumenta à medida que nos aproximamos da adolescência (cerca de 3 % nos rapazes e cerca de 10 % nas raparigas) (Compas, 1997). O desenvolvimento altera o quadro clínico da depressão. Assim, no período da meia infância (6-12 anos) predominam a baixa autoestima, o pessimismo, os problemas somáticos e a fuga da escola, enquanto na adolescência predominam os sentimentos de culpa, desesperança e desamparo (Lackovic-Grgin, 1994). Com base nos conhecimentos teóricos, clínicos e empíricos dos domínios da sintomatologia da depressão na infância e na idade adulta, é possível falar de três grupos de sintomas depressivos.

Os sintomas cognitivos incluem um sentimento de inutilidade, culpa, dificuldades de comunicação, indecisão, morte e ideação suicida (Castaneda i sur., 2007).

Os sintomas emocionais incluem baixo astral, tristeza, desesperança, desânimo, sensação de "abatimento", irritabilidade, falta de motivação, interesse ou prazer em várias actividades, cansaço e falta de energia.

Os sintomas somáticos incluem perda ou aumento de peso, insónia ou sono excessivo e agitação psicomotora (Lackovic-Grgin i sur., 2002).

Numerosos estudos apontam para uma ligação entre problemas somáticos e psicológicos. Assim, as crianças que sofrem de dor física correm um maior risco de desenvolver depressão, enquanto as crianças com problemas emocionais correm um maior risco de desenvolver problemas somáticos (Lu Y et al., 2012, Stewart et al., 2005).

A perturbação depressiva tem frequentemente consequências potencialmente fatais se não for diagnosticada e se as possíveis consequências negativas não forem prevenidas. Numerosos estudos e a experiência clínica demonstraram que o aumento dos sintomas depressivos é frequentemente seguido de uma autoimagem mais negativa e de uma baixa autoestima. As crianças com baixa autoestima sentem-se mal adaptadas e receiam ser abandonadas pelas pessoas que lhes são importantes. A experiência clínica mostra que a baixa autoestima conduz a problemas psicológicos graves (Baji et al., 2012).

A fim de determinar em que medida os problemas emocionais (principalmente depressão e baixa autoestima) prevalecem nas crianças das escolas primárias de Split, o Instituto de Saúde Pública do condado de Split-Dalmácia realizou uma investigação através de questionários anónimos.

Foram incluídas na investigação 1549 crianças, estudantes do sétimo ano do ensino básico. 714 eram do sexo masculino e 832 do sexo feminino. Os pais deram o seu consentimento para a participação na investigação. O exame foi efectuado em grupos, durante a hora comunitária da turma. Os participantes preencheram os questionários sozinhos.

Todas as crianças foram testadas através de dois instrumentos psicológicos, o Inventário de Auto-Estima de Coopersmith (versão abreviada, Bezinovic, Lackovic-Grgin, 1990) - SEI) e a Escala de Depressão para Crianças (SDD (Vulic-Prtoric, 2003)).

Foi utilizado o Inventário de Auto-Estima de Coopersmith (SEI) - uma versão adaptada e abreviada do questionário (Bezinovic e Lackovic-Grgin, 1990 de acordo com Lackovic-Grgin et al., 2002). O questionário dá uma ideia geral do nível de autoestima do indivíduo, com base na autoavaliação - o indivíduo exprime a sua aceitação ou não aceitação de si próprio. O questionário é composto por 25 afirmações que os inquiridos podem avaliar como verdadeiras ou falsas. O resultado reflecte um nível geral de respeito por si próprio. A fiabilidade da escala varia entre 0,77 e 0,79 (alfa de Cronbach).

A Escala de Depressão para Crianças (SDD) é uma escala para medir o nível de depressão em crianças e adolescentes com idades compreendidas entre os 10 e os 18 anos, e foi construída com base nos sintomas do DSM-IV. A escala é constituída por 26 afirmações que descrevem os sintomas mais comuns da depressão em crianças e adolescentes (perturbação do humor, perda de interesse, perturbação da alimentação e do sono, problemas psicomotores, desespero, resignação, falta de energia e semelhantes). É possível fazer uma distinção entre as componentes cognitivo-motivacional e emocional-física da depressão. Numa escala de cinco graus, os inquiridos avaliam até que ponto consideram a afirmação correta quando se referem a si próprios (1 - completamente incorrecta, 2 - maioritariamente incorrecta, 3 - não tenho a certeza, 4 - maioritariamente correta, 5 - completamente correta). A fiabilidade de toda a escala de 26 incrementos é satisfatória (alfa de Cronbach 0,895). A pontuação das respostas é objetiva, ou seja, a pontuação final é o resultado da adição dos números assinalados com um círculo ao lado das afirmações. Os resultados são então transformados em valores na escala decimal com a ajuda de uma tabela num manual de listagem de normas (até ao 3º decil - resultado abaixo da média, do 3º ao 6º decil - médio, acima do 6º decil - acima da média e no 9º e 10º decil - um resultado clinicamente relevante).

Neste estudo, de acordo com os resultados do Inventário de Auto-Estima de Coopersmith, concluiu-se que os rapazes se encontram na categoria "média", enquanto nas raparigas há uma tendência para se agruparem nas categorias extremas (valores abaixo ou acima da média). Bums salienta que a autoestima está, nas crianças mais novas, maioritariamente sob a influência da avaliação dos pais, enquanto que, nas crianças mais velhas, a influência dos pais está a diminuir (Bums, 1982). Além disso, nas raparigas, o nível de autoestima está sob maior influência da avaliação parental do que nos rapazes. De acordo com os resultados do teste SDD, verificou-se que 11,9 % das crianças inquiridas apresentam uma depressão clinicamente significativa, enquanto 16,2 % das crianças têm uma depressão acima da média. Além disso, foi estabelecido que as crianças com um maior nível de autoestima têm sintomas de depressão significativamente mais fracos, ou seja, as crianças com sintomas evidentes de depressão têm uma autoestima mais baixa. No grupo de crianças com autoestima elevada não havia uma única criança com sintomas evidentes de depressão.

Verificou-se que os sintomas depressivos eram mais prevalentes nas raparigas do que nos rapazes, e que os sintomas da dimensão emocional-física da depressão são também significativamente mais evidentes nas raparigas. Uma vez que as pontuações nos testes de autoestima e depressão foram inversamente proporcionais, é evidente que as crianças com baixa autoestima estão em risco de desenvolver sintomas depressivos. Isto não significa necessariamente que a depressão atingirá o nível de significância clínica. Esta correlação indica claramente o caminho a seguir na ação preventiva. O tratamento preventivo é eficaz na redução dos sintomas depressivos em crianças com maior risco de desenvolver depressão. A forma como nos vemos a nós próprios afecta consequentemente a forma como funcionamos. Uma baixa autoestima permanente afecta o humor da criança e torna-a mais suscetível à depressão e a outros problemas de saúde mental. É por isso que o mais eficaz é o tratamento multimodal, que não se destina apenas aos sintomas depressivos, mas a todos os problemas de funcionamento. No tratamento de crianças e adolescentes com depressão raramente a medicação é indicada como única estratégia terapêutica, isolada das intervenções psicossociais (Clark et al., 2012). Alguns estudos mostram que, no período da pré-adolescência, os rapazes reportam mais sintomas depressivos do que as raparigas (Bumber, 2003).

Para as raparigas, o número de sintomas depressivos, que são auto-reportados, começa a aumentar rapidamente no início da adolescência, enquanto o mesmo número permanece estável para os rapazes. Existem explicações teóricas para o facto de as raparigas apresentarem um aumento dos sintomas depressivos na adolescência (Lackovic-Grgin, 1994).

Várias teorias mostram que as mudanças psicológicas durante a puberdade aumentam o risco de depressão nas raparigas (Romeo, 2010, Dahl et al., 2009). Além disso, as raparigas adolescentes preocupam-se cada vez mais com a sua aparência e com o que os outros pensam delas. Podem ser sensíveis aos sinais (verbais ou não verbais) que os outros lhes enviam sobre se o seu comportamento é aceitável ou não (Hetherington et al., 2002).

Peterson e outros efectuaram um estudo longitudinal em que acompanharam 335 pessoas desde o início da adolescência até à idade adulta (Compas, 1997). Os resultados mostraram que a depressão aumenta durante a adolescência para as raparigas, enquanto para os rapazes os mesmos valores se mantêm estáveis. As raparigas estão mais deprimidas no início da adolescência, e estas diferenças são estatisticamente significativas. As diferenças entre os géneros na depressão durante a adolescência aumentam, como mostra uma correlação significativa entre a idade e o género. Com a idade, a diferença no nível de depressão em rapazes e raparigas foi aumentando.

O tratamento precoce visa precisamente aumentar a autoestima e encorajar o pensamento positivo, o que poderia reduzir o risco de danos psicossociais crónicos. A este respeito, o papel das instituições educativas é inestimável porque, através do reconhecimento precoce da baixa autoestima, a população potencialmente em risco de desenvolver uma perturbação depressiva pode ser aproximadamente triangulada. A prevenção do desenvolvimento de perturbações mentais na infância e na adolescência afecta significativamente a saúde mental na meia-idade e na velhice.

De tudo isto decorre a necessidade de organizar um sistema de reconhecimento e intervenção precoce dos problemas mentais, com o objetivo de prevenir problemas psiquiátricos graves na adolescência e na idade adulta.

O reconhecimento precoce abriria a oportunidade de uma intervenção precoce dirigida a sintomas subclínicos, evitando assim o desenvolvimento de uma perturbação grave. Por esta razão, este problema exige uma abordagem multidisciplinar que inclua os sistemas escolar, de saúde e de assistência social.

Bibliografia

Baji, I.; Gadoros, J.; Kiss, E.; Mayer, L.; Kovacs, E.; Benak, I.; Vetro, A. (2012). Sintomas de depressão em crianças e adolescentes em relação a comorbidades psiquiátricas. *PsychiatriaHungarica,* 27 (2): 115-126.

Brauner, C. B.; Stephens, C. B. (2006). Estimando a prevalência de distúrbios emocionais / comportamentais graves na primeira infância: desafios e recomendações. *PublicHealthReports*, 121 (3): 303-310.

Breton, J. J.; Labelle, R.; Huynh, C.; Berthiaume, C.; St-Georges, M.; Guile, J. M. (2012). Caraterísticas clínicas dos jovens deprimidos em psiquiatria infantil. *Jornal da Academia Canadiana de Psiquiatria da Criança e do Adolescente* , 21 (1): 16-29.

Bumber, Z. (2003). *Razlike u depresivnosti s obzirom na darovitost, spot, dob i skolski uspjeh ucenika.* Diplomski rad. Zagreb: Odsjek za psihologiju, Filozofski fakultet.

Bums, R. (1982). *Self-concept development and education.* Londres: Holt, Rinehart and Winston.

Castaneda, A. E.; Tuulio-Henriksson, A.; Marttunen, M.; Suvisaari, J.; Lonnqvist, J. (2008). A review on cognitive impairments in depressive and anxiety disorders with a focus on young adults. *Journal of Affective Disorders* , 106 (1-2): 1-27.

Clark, M. S.; Jansen, K. L.; Cloy, J. A. (2012). Tratamento da depressão infantil e adolescente. *American FamilyPhysician,* 86 (5): 442-448.

Compas, B. C. (1997). Depressão em crianças e adolescentes. U: Mash, E.; Terdal, L. (ur.) *Avaliação de distúrbios da infância.* New York: Guilford.

Dahl, R.E.; Gunnar, M. R. (2009). Maior capacidade de resposta ao estresse e reatividade emocional durante a maturação puberal: implicações para a psicopatologia. *DevelopmentandPsychopathology* ,21 (1): 1-6.

Hetherington, J. A.; Stoppard, J. M. (2002). The theme of disconnection in adolescent girls' understanding of depression (O tema da desconexão na compreensão da depressão pelas raparigas adolescentes). *Journal of Adolescence,* 25 (6): 619-629.

Kazdin, A. E.; Marciano, P. L. (1998). Childhood and Adolescent Depres sion. U: Mash, E. J.; Barkley, R. A. (ur.) *Treatment of childhood disorders.* New York: Guilford.

Lackovic-Grgin, K. (1994). *Samopoimanje mladih.* Jastrebarsko: Nakla- da Slap.

Lackovic-Grgin K. i sur. (2002). *Zbirka psihologijskih skala i upitnika.* Zadar: Filozofski fakultet.

Lu Y, Maк, K. K.; van Bever, H. P.; Ng, T. P.; Mak, A.; Ho, R. C. (2012). Prevalência de ansiedade e sintomas depressivos em adolescentes com asma: Uma meta-análise e meta-regressão. *Pediatric Allergy and Immunology,* 23 (8): 707-715.

Merikangas, K. R.; Nakamura, E. F.; Kessler, R. C. (2009). Epidemiologia dos transtornos mentais em crianças e adolescentes. *Diálogos em Neurociência Clínica* , 11 (1): 7-20.

Morgan, J. K.; Shaw, D. S.; Forbes, E. E. (2012). Engajamento fisiológico e comportamental em contextos sociais como preditores de sintomas depressivos na adolescência. *Journal ofYouth and Adolescence,* 42 (6): 1117-1127.

Romeu, R. D. (2010). Adolescência: um evento central na formação da reatividade ao stress. *DevelopmentalPsychobiology,* 52 (3): 244-253.

Stewart, S. M.; Rao, U.; White, P. (2005). Depressão e diabetes em crianças e adolescentes. *Current Opinion in Pediatrics,* 17 (5): 626-631.

Capítulo 9

Zeljka Karine

9. Sucesso académico e prevenção das perturbações mentais nas crianças

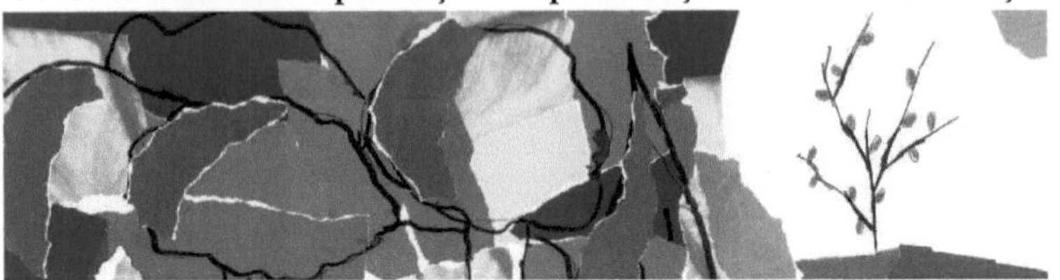

9.1. Introdução

A saúde mental é uma parte integrante da saúde geral. A tendência crescente das perturbações mentais e comportamentais, a sua natureza crónica e o seu início precoce colocam a saúde mental como uma prioridade de saúde pública na Croácia e no mundo.

Estudos sobre perturbações mentais em crianças e adolescentes mostram que aproximadamente um terço dos adolescentes teve algum tipo de problema mental durante a sua vida, sendo as perturbações mais comuns em crianças as perturbações de ansiedade, as perturbações do humor e do comportamento e o abuso de substâncias (Merikangas et al., 2009).

A maioria das perturbações mentais em adultos começa na infância, um facto que sublinha a importância de uma prevenção abrangente, do reconhecimento precoce, da redução dos factores de risco e da prevenção da progressão das perturbações mentais (Kessler et al., 2007).

A saúde mental tem um impacto drástico na capacidade de funcionamento da criança. A maioria dos estudos de prevalência de perturbações mentais em crianças e adolescentes nos EUA mostra que as perturbações mentais em crianças e adolescentes têm amplos resultados desfavoráveis no plano social, académico e emocional (Brauner et al., 2006, Fergusson et al., 2001, Buka et al., 2002).

9.2. Insucesso académico

Diferentes factores, como doenças crónicas da infância, problemas emocionais, acontecimentos stressantes na família, perda de um dos pais, divórcio, ambiente familiar instável, pais com problemas mentais (especialmente se for a mãe), ou um baixo estatuto socioeconómico têm impacto na saúde mental da criança e no seu comportamento, levando ao insucesso escolar e influenciando a saúde académica.

Sob o termo "insucesso escolar", referimo-nos a uma capacidade diminuída, ou a uma falta de capacidade para dominar com êxito o programa escolar. Esta é uma das várias consequências indesejáveis com que os estudantes do ensino básico, secundário e universitário com problemas mentais têm de lidar. Os critérios de sucesso são, na maioria das vezes, as notas e as expectativas da família, da escola, da comunidade, bem como dos outros alunos, são muitas vezes elevadas. O funcionamento das crianças e adolescentes em idade escolar é influenciado pelo ambiente escolar, pelas alterações da morbilidade, pelas exigências dos pais, dos colegas e da sociedade. Uma discrepância entre as possibilidades, as capacidades e as expectativas da criança conduz frequentemente a problemas emocionais e psíquicos que prejudicam o sucesso escolar e se manifestam sob a forma de problemas mentais.

A etiologia do insucesso escolar é condicionada por factores biológicos e/ou ambientais. Os factores biológicos podem ser genéticos (inteligência, traços de personalidade), exposição pré-natal e pós-natal a doenças e lesões (lesões cerebrais e outras), doenças agudas e crónicas, perturbações psicossomáticas, dificuldades de aprendizagem específicas (dislexia, disgrafia, discalculia, PHDA, DDA). Os factores ambientais com impacto no insucesso escolar são, em primeiro lugar, uma família desmotivadora, depois o ambiente social mais amplo (qualidade da socialização na escola, relações entre pares), a experiência emocional e a cultura e subcultura.

O insucesso escolar influencia a saúde mental e física das crianças. Numerosos estudos demonstram a relação entre problemas físicos e psicológicos. Assim, as crianças que sofrem de dores físicas correm um maior risco de desenvolver depressão, enquanto as crianças com problemas emocionais correm um maior risco de desenvolver problemas físicos. Em vários estudos, foi estabelecida a ligação psicossomática entre a asma e a ansiedade, e a diabetes e as perturbações do humor (Goodwin et al., 2004, Stewart et al, 2005).

As perturbações psicomotoras como sintomas de insucesso escolar incluem, na maioria dos casos, cansaço fácil e rápido, dores de cabeça, dores de estômago e dores no peito. As reacções vegetativas ao insucesso escolar podem ser náuseas, vómitos, vertigens, perda de consciência, febre alta, tiques, enurese, encoprese, gaguez e outras neuroses. As perturbações comportamentais condicionadas pelo insucesso escolar manifestam-se por falta de concentração, inquietação, precipitação, agressividade, pensamento negativo, comportamentos imaturos, acompanhados, nos anos mais avançados do ensino básico e secundário, de negativismo, mentiras, roubos e faltas às aulas. Cada insucesso escolar exige uma abordagem interdisciplinar, um exame em equipa e uma síntese por parte dos especialistas da escola (psicólogos, especialistas em educação especial, pedagogos), do médico escolar e, se necessário, de especialistas de outros perfis e especialidades

9.3. Prevenção da saúde mental

Os cuidados de saúde preventivos para crianças e adolescentes no âmbito da medicina escolar e do adolescente são efectuados ao nível dos cuidados de saúde primários do sistema público de saúde, com uma abordagem individualizada. A prevenção primária é realizada através da proteção no primeiro contacto, do diagnóstico precoce, da adaptação das condições académicas às necessidades das crianças e adolescentes com problemas de saúde e da prestação de apoio e orientação através do sistema escolar, juntamente com a proteção e a melhoria da saúde. Juntamente com a monitorização contínua do estado de saúde e das capacidades das crianças e dos adolescentes, o sucesso do programa educativo de acordo com as capacidades psicossomáticas da criança é supervisionado através da implementação de procedimentos terapêuticos, de reabilitação e de outros procedimentos profissionais, sempre com uma cooperação contínua entre a criança, os pais, os profissionais associados e a escola que contribui para a preservação da saúde psicossomática das crianças e dos adolescentes.

Cerca de 10% das crianças e adolescentes na Europa sofrem de dificuldades de aprendizagem. A prevalência de dificuldades de aprendizagem entre crianças em idade escolar no mundo, em diferentes estudos, varia entre 2,6% e 15,7% (Mahin et al., 2014). A fim de facilitar a escolaridade das crianças com necessidades especiais e evitar que desenvolvam mais perturbações mentais, ao dominarem o programa escolar são ajudadas por uma equipa de síntese, criada para determinar a forma adequada de educação e assistência. Desde o início da sua educação e ao longo de todo o ensino básico, secundário e universitário, as crianças com deficiência devem beneficiar de condições óptimas para o desenvolvimento das capacidades existentes e dos potenciais psicofísicos individuais. Durante o ensino, com a colaboração de uma equipa interdisciplinar, é necessário tomar todas as medidas necessárias para alcançar as condições ideais e a realização de todos os direitos das crianças decorrentes dos regulamentos em matéria de saúde, educação e assistência social.

As crianças com necessidades especiais que têm impedimentos físicos, sensoriais, de comunicação, de fala e intelectuais, cuja causa é um estado congénito, uma doença ou uma lesão com consequente diminuição permanente ou temporária, parcial ou total, das capacidades, necessitam de apoio adicional para estudar e desenvolver as suas potencialidades, de modo a poderem alcançar os melhores resultados possíveis em termos de desenvolvimento e de inclusão social.

A prevalência de deficiência e de deficiência grave em crianças até aos 19 anos de idade na República da Croácia é de 4,8% e as deficiências presentes nas crianças representam 6,5% do número total de pessoas com deficiência, ou seja, 8,4% da população total. De acordo com os indicadores de saúde, 29,3% das crianças com deficiência têm uma perturbação da linguagem. A deficiência intelectual afecta 18,6% das crianças e as lesões do sistema nervoso central estão presentes em 18,4% das crianças. As anomalias congénitas e as doenças cromossómicas atingem 13,4% das crianças, as perturbações mentais e comportamentais 7,9% das crianças, enquanto a perda de audição e a deficiência visual atingem, cada uma, 3,6% das crianças com deficiência. As lesões comórbidas dos sistemas orgânicos estão presentes em 40,3% das crianças com deficiência. De acordo com os dados do sistema educativo, 23 108 das crianças com deficiências e perturbações graves do desenvolvimento têm alguma forma de "educação adequada", o que representa 3,6% das crianças e adolescentes do número total de crianças ao cuidado da medicina escolar e universitária e 0,4% dos estudantes com deficiências. A forma mais comum de educação é a inclusão educacional plena com métodos e abordagens de ensino individualizados (CIPH, 2014, 2015)

9.4. Conclusão

A saúde mental das crianças é uma componente do seu bem-estar. Influencia a saúde emocional e física da criança, as relações na família e com os colegas, bem como o estudo e os resultados académicos e na vida. O reconhecimento atempado de um problema e a intervenção atenuam a influência negativa dos problemas mentais, ao passo que o não reconhecimento de um problema e a falta de apoio e ajuda resultam em insucesso escolar, possibilidades limitadas de emprego, pobreza na idade adulta e um risco significativo de desenvolvimento de problemas mentais, incluindo o risco de se entregar a comportamentos socialmente inaceitáveis e a dependências (Valsamma et al., 2009).

Algumas das razões para o reconhecimento e intervenção tardios são a negação dos pais de que o seu filho tem problemas mentais, uma perceção negativa da saúde mental e da utilidade do tratamento, o estigma social ainda presente e, em alguns ambientes, problemas de disponibilidade e acessibilidade dos cuidados de saúde mental.

Ao promover a saúde mental, estamos a encorajar um desenvolvimento psicofísico ótimo e a criar condições que contribuirão para o bem-estar do indivíduo, do grupo e da comunidade como um esforço multidisciplinar e uma parte das estratégias contemporâneas de saúde pública e actividades educativas. Com o objetivo de melhorar a saúde mental, é importante melhorar a disponibilidade e a eficácia dos serviços de cuidados de saúde relacionados com a saúde mental das crianças e dos adolescentes, a participação dos pais, dos professores, dos especialistas associados às escolas, da família, dos pediatras, dos médicos escolares, dos pedopsiquiatras, dos grupos de apoio e dos centros de aconselhamento.

Os serviços de saúde de que os jovens necessitam diferem significativamente dos serviços de saúde que são necessários para os adultos, uma vez que exigem intervenções rápidas, informação, apoio psicossocial e acções de prevenção e promoção. A saúde mental das crianças necessita de abordagens abrangentes e flexíveis que incluam a satisfação das necessidades individuais básicas de vida, a educação, as relações na família e o ambiente, promovendo assim a segurança e a proteção. No seu trabalho de proteção e melhoria da saúde das crianças, de acordo com o programa de medidas de seguro de saúde obrigatório, os médicos de saúde dos adolescentes prestam uma atenção especial aos numerosos riscos que influenciam o estado psicofísico das crianças e, através do aconselhamento com as crianças, os pais e os professores na enfermaria e no Centro de Aconselhamento, através do reconhecimento e intervenção atempados, da supervisão contínua ao nível dos cuidados de saúde primários, da educação e da educação para a saúde, participam na proteção da saúde mental das crianças e dos adolescentes. As mudanças no ambiente social influenciam o aumento dos comportamentos de risco (DST, álcool, drogas, jogos de azar, Internet, maus tratos, negligência) e exigem que os cuidados a crianças e adolescentes em risco de saúde sejam prestados em centros de aconselhamento polivalentes. Na prestação de serviços, precisamos de "baixas taxas de admissão" para crianças, adolescentes e pais, para que o serviço chegue até eles e permaneça acessível, gratuito e igual para todos.

Bibliografia

Brauner, C. B.; Stephens, C. B. (2006). Estimando a prevalência de distúrbios emocionais / comportamentais graves na primeira infância: desafios e recomendações. *PublicHealthReports*, 121 (3): 303-310.

Buka, S. L.; Monuteax, M.; Earls, F. (2002). A epidemiologia das perturbações mentais da criança e do adolescente. U: Tsuang, M. T.; Tohen, M. (ur.) *Textbook in psychiatric epidemiology* (629-655). New York: John Wiley and Sons.

Fergusson, D. M.; Horwood, U. (2001). O Estudo de Saúde e Desenvolvimento de Christchurch: revisão dos resultados sobre saúde mental de crianças e adolescentes. *O Australian and \'ew ZealandJournal ofPsychiatry,* 35 (3): 287-296.

Goodwin, R. D.; Fergusson, M. D.; Horwood, Lj. (2004). Asthma and depressive and anxiety disorders among young persons in the community.

PsychologicalMedicine, 34 (8):1465-1474.

Hrvatski zdravstveno-statisticki ljetopis za 2014. godinu, (2015). (128129). Zagreb: HZJZ.

Izvjesce o osobama s invaliditetom u RH, (2014). (5-7). Zagreb: HZJZ.

Kessler, R. C.; Amminger, G. P; Aguilar-Gaxiola, S.; Alonso, J.; Lee, S.; Ustun, T. B. (2007). Idade de início dos transtornos mentais: Uma revisão da literatura recente. *Current Opinion in Psychiatry, 20* (4): 359-364.

Mahin, E. S.; Haghdoost, A.; Afsaneh, N.; Hamideh, R. S. (2014). Prevalência de dificuldade de aprendizagem em alunos do ensino fundamental na cidade de Kerman. *European Online Journal of Natural and Social Sciences,* 3 (3): 534-540, dostupno na mreznoj stranici: http://european-science.com (pristupljeno: 20.8.2016.)

Merikangas, K. R.; Nakamura, E. F.; Kessler, R. C. (2009). Epidemiologia dos transtornos mentais em crianças e adolescentes. *Diálogos em Neurociência Clínica* , 11 (1): 7-20.

Stewart, S. M.; Rao, U.; White, P. (2005). Depressão e diabetes em crianças e adolescentes. *Current Opinion in Pediatrics,* 17 (5): 626-631.

Valsamma, E.; Rajeev, J. (2009). Integração dos serviços de saúde mental infantil nos cuidados primários: desafios e oportunidades. *Saúde Mental em Medicina Familiar,* 6 (1): 43-48.

Capítulo 10

ZeljkoKljucevic

10. Tratamento e intervenções na prevenção da toxicodependência de crianças e adolescentes

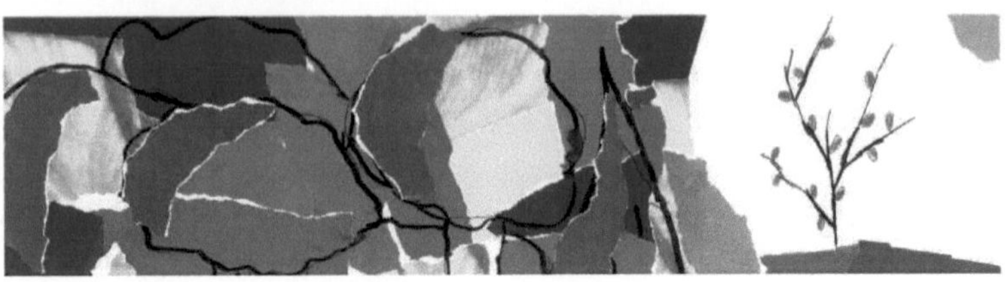

10.1. Introdução

O tratamento inclui todas as intervenções estruturadas, farmacológicas e/ou psicossociais, destinadas a ajudar as pessoas que consomem drogas, com o objetivo de melhorar o seu estado psicológico, de saúde e social. (Indicador de procura de tratamento, protocolo padrão 2.0 (2000). Definição do grupo Pompidou. OEDT: Lisboa.).

O tratamento psicossocial inclui várias intervenções para um tratamento eficaz e completo da toxicodependência ou do consumo de drogas ilícitas, com exceção da farmacoterapia. Drummond, Perryman et al. (2007) definem as intervenções psicossociais num sentido muito mais lato e afirmam que são todas as intervenções realizadas num contexto terapêutico a nível individual, de grupo ou familiar, com exceção da terapia farmacológica.

O objetivo que se pretende atingir com a utilização de métodos e técnicas de tratamento psicossocial com crianças e adolescentes é a prevenção da dependência de substâncias psicoactivas (toxicodependência), mas também de outras formas de dependência (não toxicodependência), bem como a prestação de toda a ajuda necessária às crianças e adolescentes para evitar ou retardar o início do consumo e, se este já tiver começado, evitar perturbações mais graves, nomeadamente o desenvolvimento da dependência.

Os principais resultados esperados (resultados) da aplicação do tratamento psicossocial:

1. estabelecer e manter a abstinência, 2. aumentar a cooperação e reforçar a eficácia da farmacoterapia, 3. diminuir a frequência das recaídas, 4. manter o tratamento, 5. alterar o estilo de vida e melhorar a qualidade de vida (Malhotra et al., 2005).

O tratamento psicossocial é sempre direcionado para a melhoria das relações humanas e das situações de vida, reconhecendo de forma consistente a importância dos acontecimentos psicológicos internos e das condições sociais externas e as suas influências mútuas (Woods e Hollis, 2000). A palavra "psicossocial" sublinha a relação dinâmica entre os efeitos psicológicos e sociais, cada um influenciando continuamente o outro (Baron, 2000). O tratamento psicossocial inclui o interesse pelo indivíduo e pelo seu ambiente social ao mesmo tempo. Por conseguinte, no tratamento psicossocial, é necessária uma abordagem multidisciplinar e intersectorial para um resultado e uma recuperação eficazes, bem como para uma melhor integração do consumidor e do experimentador na comunidade social.

As intervenções psicossociais em pessoas que consomem substâncias que causam dependência são métodos testados profissionalmente e na prática e têm como objetivo alcançar um funcionamento socialmente aceitável e ajustado, bem como apoiar a manutenção e a melhoria da saúde, e podem ser conduzidas independentemente ou em combinação com intervenções farmacoterapêuticas, e são adaptadas individualmente ao tipo e ao nível do problema de uma pessoa.

As intervenções psicossociais mais comuns realizadas nas instituições de saúde pública são: intervenções breves de aconselhamento, educação do paciente sobre doenças contagiosas e comportamento sexual responsável, intervenções destinadas à motivação - entrevista motivacional, tratamento comportamental: estudo de casos, educação psicológica, prevenção de recaídas, treino de competências para a vida, TCC - terapia cognitivo-comportamental, CM (Gestão de Contingências) - sistema de recompensas e punições, terapia familiar e de casais, e terapia psicodinâmica (apoio-expressão).

As intervenções a nível social são realizadas em cooperação com os centros de assistência social (CS) e/ou as associações de cidadãos (ONG) e incluem a ajuda às necessidades básicas da vida, como a alimentação, o vestuário, o alojamento e o emprego, mas também cuidados básicos de saúde, amizade, coletividade e felicidade, bem como grupos de autoajuda.

O tratamento e as intervenções para crianças e adolescentes devem ser adaptados às suas necessidades e a essa população. Os problemas desta população são frequentemente de carácter desenvolvimental e emocional. Durante o processo de crescimento, os jovens aprendem a aceitar os seus próprios papéis sociais e a formar a sua personalidade. A revolta contra as autoridades parentais e outras é frequentemente transferida para a comunidade social mais alargada. O consumo e a experimentação de drogas estão geralmente relacionados com o período da juventude, uma vez que se trata de um período em que muitas mudanças ocorrem rapidamente na vida das crianças e dos adolescentes. Certos grupos de jovens exprimem a sua revolta contra o mundo em que vivem e contra as autoridades parentais e outras, seguindo as novas tendências da música, da cultura e da forma como passam o seu tempo livre, como fator básico da sua socialização. O resultado dessa rebeldia pode ser uma forma extremamente negativa de dependência. Por conseguinte, recorrendo a várias intervenções de saúde pública e a diferentes técnicas de tratamento, as crianças e os adolescentes devem ter a possibilidade de resolver conflitos de natureza desenvolvimental e emocional, necessariamente com a participação dos pais.

As intervenções incluem a família, a escola, os serviços sociais e são específicas para crianças e adolescentes, e apoiam a identificação e a alteração de padrões parentais funcionais desajustados que contribuem para o abuso de substâncias e/ou não substâncias, com a participação dos sistemas educativo e jurídico, e a resolução de problemas relacionados com os pares.

10.2. Tratamento e intervenção psicossocial para crianças e adolescentes

O tratamento psicossocial para crianças e adolescentes consumidores e experimentadores inclui (Anil Malhotra et al. 2005):

10.2.1. Intervenções breves: 1-4 sessões individuais, implementadas por médicos e associados especializados, mas não por médicos especialistas, são mais económicas, mas a sua influência é moderada. O objetivo das intervenções breves é a redução do abuso de substâncias. As actividades baseiam-se na motivação para uma mudança de hábitos através da prestação de informações sobre comportamentos de risco, do aumento da autoestima, do aconselhamento, do incentivo à mudança e da orientação para outras possibilidades.

10.2.2. Tratamento de reforço da motivação - inclui a estratégia de estimular a motivação interna rápida, a fim de mudar a pessoa. O primeiro contacto tem por objetivo estabelecer uma relação e estimular um diálogo sobre a experiência do consumo de drogas, a fim de estimular a auto-motivação. Durante os encontros seguintes, o terapeuta monitoriza as mudanças, avalia se as estratégias que iniciaram a cessação do abuso de substâncias estão a ser utilizadas e continua a encorajar o paciente a mudar e a alcançar a abstinência, encorajando-o também a trazer alguém consigo na próxima consulta.

10.2.3. Aconselhamento individual - destina-se a reduzir ou a cessar completamente a toxicodependência e inclui outras áreas de trabalho, como a educação, o emprego, as actividades ilegais, as relações familiares e sociais e o conteúdo e a estrutura das recuperações. Ajuda a pessoa a desenvolver uma estratégia para lidar com os problemas, abstendo-se e mantendo essa abstinência de drogas.

10.2.4. Intervenções longas - 5-12 sessões individuais ou de grupo, conduzidas por especialistas associados, médicos e especialistas em psiquiatria, de acordo com as suas competências, o tipo de intervenção depende do objetivo que se pretende atingir, e inclui tratamento/terapia comportamental, TCC, treino de competências sociais, psicoterapia de apoio-expressiva, prevenção de recaídas, todos eficazes quando se trata de comorbilidades.

10.2.5. Tratamento/terapia do comportamento: para as crianças e os adolescentes, inclui a assinatura de um acordo com um comportamento aceitável especificamente determinado, o acompanhamento da melhoria, bem como recompensas e privilégios se o objetivo estabelecido for alcançado. São efectuados regularmente testes de despistagem de drogas na urina. O objetivo do tratamento/terapia é conseguir três tipos de controlo: o controlo emocional, o controlo do desencadeamento e o controlo da sociedade. O tratamento de aconselhamento semanal com CM (vales para actividades sociais e recreativas) é um tratamento intensivo de seis meses que visa estabelecer a abstinência durante o tempo suficiente para que a pessoa adquira competências de vida que ajudarão a reduzir o abuso de substâncias e a manter a abstinência. Os pacientes vêm uma ou duas vezes por semana para um aconselhamento individual onde trabalham para melhorar as relações familiares, aprendem competências para reduzir a toxicodependência, recebem aconselhamento profissional, são introduzidos em actividades recreativas e redes sociais.

10.2.6. A TCC (terapia cognitivo-comportamental) individual e em grupo ajuda a tomar a decisão de abstinência, altera os comportamentos que favorecem o consumo de droga, ensina a resolver problemas, ensina a lidar com as emoções negativas, melhora as relações e o apoio social. O ob jectivo é estabelecer a abstinência, prevenir a recaída, definir as influências psicossociais e conduzir um tratamento que conduza a um funcionamento estável.

10.2.7. Psicoterapia familiar e de apoio-expressiva - consiste em duas componentes: apoiar o doente para que se sinta confortável ao falar de experiências pessoais e ajudar o doente a identificar e a trabalhar as relações. A terapia familiar inclui a definição do problema, o estabelecimento de um estilo de vida saudável, a cessação da toxicodependência, a gestão de situações de crise e a estabilização da família, a reorganização da família e a recuperação (Stanton et al. 1997). A terapia familiar multidimensional para adolescentes inclui sessões individuais e familiares. Durante as sessões individuais, as actividades são orientadas para o método de tomada de decisão, negociação e desenvolvimento de competências de resolução de problemas. Simultaneamente, são realizadas sessões com os pais que estudam o método de educação, aprendem a diferença entre influência e controlo e aprendem a influenciar adequadamente os seus filhos (Liddle et al., 2001). A terapia multissistemática inclui a definição de factores de comportamento grave e socialmente inaceitável de crianças e adolescentes consumidores de drogas. Centra-se nas caraterísticas do adolescente (opinião sobre o consumo de drogas), nas caraterísticas da família (indisciplina, conflitos familiares, abuso de substâncias por parte dos pais), na sociedade (atitude positiva em relação ao consumo de drogas), na escola (abandono escolar, fraco desempenho académico), na vizinhança (subcultura criminosa) (Cunninghamn etal., 2002).

10.2.8. CM para crianças e adolescentes (Contingency Management) - é aplicada no início do tratamento, quando o desafio básico é superar os efeitos agradáveis das drogas. Esta abordagem baseia-se na teoria da aprendizagem e inclui a atribuição de recompensas pela abstinência. O abuso de substâncias, de acordo com esta teoria, é um comportamento aprendido que influencia um estilo de vida indesejável devido aos efeitos farmacológicos das drogas e a factores sociais e outros. O objetivo da abordagem da MC é enfraquecer a ligação entre o reforço da influência das drogas e um estilo de vida indesejável, bem como aumentar a frequência de actividades alternativas saudáveis que não possam ser associadas ao consumo de drogas. Este tipo de abordagem terapêutica inclui a definição de um objetivo (por exemplo, a abstinência, a comparência no aconselhamento, a cooperação na toma da medicação, que é cuidadosamente monitorizada) e a punição de comportamentos inadequados, que é aplicada quando os objectivos de tratamento determinados não são alcançados. As intervenções de MC baseiam-se em quatro processos básicos: **reforço positivo** (coisas, serviços, recompensas sociais, privilégios) quando um objetivo terapêutico é alcançado (teste de urina negativo para drogas, comparência no aconselhamento), **reforço negativo** é a remoção de limitações (supervisão judicial, abolição antecipada de um recolher obrigatório rigoroso, educação) se os objectivos terapêuticos forem alcançados, **punição positiva** é a administração de contingências aversivas (suspensão da escola, a restrição do uso do telemóvel e do computador, a privação da educação) em caso de comportamento indesejável (teste de urina positivo para drogas), **a punição negativa** inclui a remoção de circunstâncias ou condições positivas (redução do valor das potenciais recompensas, abolição ou redução de privilégios) em caso de comportamento indesejável.

A fim de melhorar os resultados do tratamento dos consumidores-experimentadores, foram desenvolvidas intervenções de MC em ambulatório (Kamon et al., 2005) (Stanger et al., 2011). O modelo associa quatro intervenções baseadas em evidências:

Aumentar a motivação através da utilização de cupões no início do tratamento devido à marijuana e a outras substâncias e incentivar a abstinência. Os cupões com valor monetário são atribuídos por abstinência testada através de análises à urina e ao hálito. O procedimento é semelhante ao utilizado para os adultos.

O programa de MC parental tem por objetivo motivar o estabelecimento e a manutenção da abstinência das crianças e dos adolescentes e resolver mais facilmente outros problemas de comportamento. Os pais que consideram o consumo de marijuana um problema estão motivados a participar, mas não possuem as competências necessárias para alterar o comportamento dos adolescentes. Com uma boa educação, os pais são uma excelente opção para a implementação do programa de MC e podem também estimular a motivação para a abstinência. O programa para os pais inclui: a assinatura de um acordo relativo à monitorização do abuso de substâncias (as consequências positivas e negativas implementadas pelos pais em relação à abstinência testada são especificamente determinadas) e a terapia familiar (onde são ensinados aos pais os princípios básicos e as competências para reduzir o comportamento problemático e aumentar o comportamento socialmente aceitável). Os problemas de comportamento são frequentemente uma comorbilidade dos adolescentes que consomem drogas, pelo que a resolução dos problemas de comportamento contribui para a melhoria dos resultados do tratamento da toxicodependência. A cooperação dos pais no tratamento familiar afecta positivamente o resultado do tratamento.

CM para motivar os pais a participarem no programa - ao envolverem-se no programa e ao implementarem-no, os pais recebem reforços.

O tratamento comportamental individual do adolescente, com o objetivo de aumentar a motivação e praticar as competências sociais, visa alcançar e manter a abstinência. O tratamento comportamental dura cerca de seis meses e durante 14 semanas são efectuadas sessões semanais de 90 minutos (45 minutos para a sessão individual do adolescente e 45 minutos para a formação dos pais). No final da 14ª semana, são oferecidas à família mais 12 semanas de testes uma vez por semana, a fim de melhorar o controlo parental e outras capacidades sociais. A combinação do tratamento comportamental individual, dos cupões, da formação da família e do reforço da participação dos pais tem por objetivo aumentar a motivação dos adolescentes para estabelecer e manter a abstinência, aumentar a capacidade dos pais para uma parentalidade adequada (o que reduz a toxicodependência e outros problemas de comportamento) e aumentar as competências de vida dos adolescentes (o que os ajuda a adotar um estilo de vida saudável).

10.2.9. A prevenção da recaída explora as consequências agradáveis e desagradáveis do consumo contínuo de drogas, a autoanálise do desejo de consumir drogas e a identificação de situações de alto risco para o consumo de drogas. Aceitar o problema e ajudar o adolescente é a base para o desenvolvimento de uma forma eficaz de lidar com o problema.

10.3. Conclusão

As técnicas de tratamento eficazes para crianças e adolescentes baseadas em estudos clínicos aleatórios são: aconselhamento com a aplicação de tratamento comportamental CM, TCC combinada com terapia de motivação individual e em grupo, intervenções familiares (terapia familiar breve, terapia familiar funcional, terapia familiar multidimensional, terapia multissistémica, terapia de apoio familiar, terapia comportamental familiar) (Anil Malhotra et al., 2005).

A abordagem familiar comportamental é mais eficaz do que os tratamentos que não incluem a família (Waldron HB et al., 2001) (Dennis M et al., 2004). Os consumidores e experimentadores infanto-juvenis raramente procuram ajuda por si próprios e, mais frequentemente, devido à exigência dos pais, da administração da justiça ou da assistência social. A maioria dos jovens experimentadores e consumidores está pouco motivada para deixar de consumir drogas e manter a abstinência e não considera a toxicodependência, especialmente a marijuana, um problema.

O recurso a intervenções de MC aumenta a possibilidade de um resultado favorável. As intervenções de MC reforçam claramente a necessidade de deixar de consumir substâncias e são adaptadas para alcançar a motivação inicial ou a longo prazo para a abstinência. Todas as pessoas que encaminham crianças e adolescentes consumidores e experimentadores para este tratamento (assistentes sociais, médicos escolares/familiares, associados especializados na escola e similares) devem receber formação e, por conseguinte, ter a capacidade de implementar a abordagem de MC que pode aumentar a motivação inicial para a abstinência e a implementação de intervenções contínuas de MC no âmbito desse tratamento. Estas intervenções constituem um complemento ou uma alternativa eficaz às formas de tratamento clínico.

Estudos baseados em evidências e investigação clínica (Prendergast et al., 2006) demonstraram uma mudança no abuso de substâncias com a implementação de sistemas de reforço e punição. As crianças e os adolescentes em tratamento devido ao abuso de substâncias têm um resultado mais favorável do que os que não estão em tratamento, o que constitui um indicador da eficácia das intervenções comportamentais (Azrin et al., 1994). A abordagem CM é apenas uma pequena parte das intervenções familiares baseadas na evidência. Numerosos estudos descrevem procedimentos que se assemelham ao MC como parte das intervenções, tais como diretivas para os pais recompensarem a abstinência ou outras mudanças de comportamento, ou diretivas para os terapeutas enfatizarem e elogiarem a abstinência (Liddle HA et al., 2001) (Azrin et al., 1994). Existem vários exemplos da aplicação da MC em adolescentes fumadores (Azrin et al., 1994). Krishan-Sarin et al. (2006) verificaram que a participação de adolescentes numa escola de não fumadores combinada com TCC, e que recebiam recompensas pela abstinência, era superior à abstinência de cigarros entre os adolescentes que apenas foram submetidos a TCC.

Bibliografia

Azrin, N. H.; Donohue, B.; Besalel, V. A.; Kogan, E. S.; Aciemo, R. (1994). Youth Drug Abuse Treatment: A Controlled Outcome Study. *Journal of Child & Adolescent Substance Abuse,* 3 (3): 1-16.

Baron, J. (2001). Confusion of Group-Interest and Self-Interest in Parochial Cooperation on Behalf of a Group [Confusão entre interesse de grupo e interesse próprio na cooperação paroquial em nome de um grupo]. *Journal of Conflict Resolution,* 45 (3): 283-296.

Cunninghamn, P. B.; Donohue, B.; Randall, J.; Swenson, C. C.; Rowland, M. D.; Henggeler, S. W. (2002). *Integrando o Gerenciamento de Contingências na Terapia Multissistêmica.* Charleston: Centro de Pesquisa de Serviços Familiares, Universidade Médica da Carolina do Sul.

Dennis, M.; Godley, S. H.; Diamond, G.; Tims, F. M.; Babor, T.; Donaldson, J.; Liddle, H.; Titus, J. C.; Kaminer, Y.; Webb, C.; Hamilton, N.; Funk, R. (2004). O Estudo de Tratamento de Jovens com Cannabis: Principais conclusões de dois ensaios aleatórios. *Journal of Substance Abuse Treatment,* 27 (3): 197-213.

Drummond, D. C.; Perryman, K. (2007). *Intervenções psicossociais na farmacoterapia da dependência de opiáceos: A Literature Review. Genebra: Documento de base preparado para a terceira reunião do Grupo de Desenvolvimento Técnico (GTD) para as "Diretrizes para a Farmacoterapia Psicossocial da Dependência de Opiáceos" da OMS,* 17-21 de setembro de 2007.

Glossário em linha do OEDT, (2013). Lisabon: Observatório Europeu da Droga e da Toxicodependência, dostupno na mreznoj stranici: *www.emcdda. europa.eu* (pristupljeno: 1. 7. 2013.)

Godley, S. H.; Godley, M. D.; Wright, K. L.; Funk, R. R.; Petry, N. M. (2008). Reforço contingente de actividades de objectivos pessoais para adolescentes com perturbações de uso de substâncias durante os cuidados continuados pós-residenciais. *The AmericanJournal on Addictions,* 17 (4): 278-286.

Grbic, M.; Cajo, N.; Pavlovic, Z.; Kljucevic, Z. *Razvoj samopostovanja je najvazniji zadatak djetinjstva - Odgojitelji mogupomoci djeci.* Split: Nas- tavni zavod za javno zdravstvo SDZ, Sluzba za zastitu mentalnog zdravlja, prevenciju i izvanbolnicko lijecenje ovisnosti, dostupno na mreznoj stranici: http://www.nzjz-split.hr/web/images/MENTALNO/samopostovanje.pdf (pristupljeno: 15.5.2016.)

Grbic, M.; Kovacic Borkovic, D; Kljucevic, Z. (2009). Sto cemo *sad-*

Prirucnikza roditelje. Split: Nastavni zavod zajavno zdravstvo SDZ, Sluzba za zastitu mentalnog zdravlja, prevenciju i izvanbolnicko lijecenje ovisnosti, dostupno na mreznoj stranici: http://www.nzjz-split.hr/web/images/MENTALNO/preteznovedro.pdf (pristupljeno: 1. 7. 2016.)

Grbic, M.; Cajo,N.; Pavlovic, Z.. (2009). *Ucinitisvekako treba-Prirucnik za roditelje.* Split: Nastavni zavod zajavno zdravstvo SDZ, Sluzba za zastitu mentalnog zdravlja, prevenciju i izvanbolnicko lijecenje ovisnosti, dostupno na mreznoj stranici: http://www.nzjz-split.hr/web/images/MENTALNO/ preteznovedro.pdf (pristupljeno: 1. 7. 2016.)

Kamon, J. L.; Budney, A. J.; Stanger, C. (2005). A Contingency Management Intervention for Adolescent Marijuana Abuse and Conduct Problems (Uma Intervenção de Gestão de Contingências para o Abuso de Marijuana na Adolescência e Problemas de Conduta). *Journal of the American Academy of Child and Adolescent Psychiatry,* 44 (6): 513-521.

Kljucevic, Z.; Grbic, M.; Maglica, T.; Zdero, V.; Garmaz, M; Koceic, A. (2012). *Pretezno vedro - Prirucnik za mlade i one nesto starije.* Split: Nastavni zavod zajavno zdravstvo SDZ, Sluzba za zastitu mentalnog zdravlja, prevenciju i izvanbolnicko lijecenje ovisnosti, dostupno na mreznoj stranici: http://www.nzjz-split.hr/web/images/MENTALNO/preteznovedro.pdf (pristupljeno: 1. 7. 2016.)

Liddle, H. A.; Dakof, G. A.; Parker, K.; Diamond, G. S.; Barrett, K.; Tejeda, M. (2001). Terapia Familiar Multidimensional para o Abuso de Drogas na Adolescência: Results of Randomized Clinical Trial (Resultados de um ensaio clínico aleatório). *The American Journal of Drug and Alcohol Abuse*, 27 (4): 651-688.

Malhotra, A.; Basu, D.; Gupta, N. (2005). Tratamento psicossocial de transtornos por uso de substâncias em adolescentes. *Jornal da Associação Indiana para a Saúde Mental da Criança e do Adolescente,* 1 (1): 1-13.

Matkovic, R.; Glavas, J. *ESPAD 2011.* Split: Nastavni zavod za javno zdravstvo SDZ, Sluzba za zastitu mentalnog zdravlja, prevenciju i izvan- bolnicko lijecenje ovisnosti, dostupno na mreznoj stranici: http://www.nz- jz-split.hr/web/images/MENTALNO/preteznovedro.pdf (pristupljeno: 2. 7. 2016.)

Prendergast M. L. i sur. (2006). Contingency Management for Treatment of Substance Use Disorders: A Meta-Analysis. *Addiction,* 101 (11): 15461560.

Smjernice za psihosocijalni tretman ovisnosti o drogama u zdravstvenom, socijalnom i zatvorskom sustavu, (2014). Zagreb: Ured za droge RH, dostupno na mreznoj stranici: https://drogeiovisnosti.gov.hr (pristupljeno: 1. 7. 2016.)

Stanton, D. M.; Shadish, W. R. (1997). Outcome, Attrition, and Family-Couples Tretmante for Drug Abuse: A Meta-Analysis and Review of the

Controlled, Comparative Studies. *Psychological Bulletin,* 122 (2): 170-191.

Waldron, H. B.; Slesnik, N.; Brody, J. L.; Turner, C. W.; Peterson, T. R. (2001). Resultados do tratamento para abuso de substâncias em adolescentes em avaliações de 4 e 7 meses. *Journal of Consulting and Clinical Psychology,* 69 (5): 802-813.

Woods, M.; Hollis, F. (2000). *Casework: A Psychosocial Therapy, 5ª. Edição.* New York: McGraw-Hill.

Capítulo 11

Mirela Grbic

11. Projectos de saúde pública

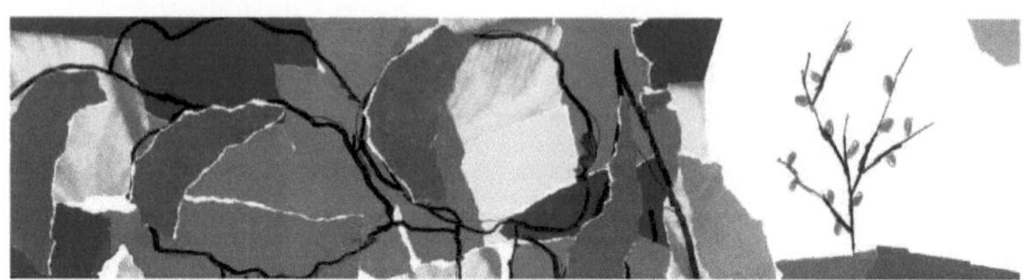

11.1. Criação de um projeto de saúde pública - da ideia à execução

Quando a inspiração não vem ao meu encontro, vou a meio caminho para a encontrar.

S. Freud

11.1.1. O que é um projeto?

Um projeto é um empreendimento sistemático, orientado para um objetivo, temporário e único, que visa criar um produto ou serviço único destinado a um determinado grupo de pessoas. Nesta definição, "temporário" não significa necessariamente que o projeto seja de curta duração, mas que tem datas de início e de fim definidas. "Único" significa que o produto ou serviço, como resultado do projeto, deve ser diferente do que existia anteriormente na comunidade local ou mais alargada. A organização e coordenação do trabalho no projeto é diferente da rotina, do trabalho diário, porque não envolve a aplicação de procedimentos implícitos ou explícitos já existentes na organização que regula o trabalho diário que, por sua vez, é regulado por procedimentos de trabalho. (Manual da Qualidade QM, ISO 9001:2008, Lista de documentos externos do Departamento, Lista4.2.3.;2-7,2015).

Um projeto é uma forma útil de introduzir inovações, lidar com novos desafios e encontrar soluções para problemas que os procedimentos e rotinas existentes não conseguem resolver. Uma deficiência ou uma fraqueza dos projectos é que podem ser demorados e dispendiosos. Por este motivo, em algumas fases da execução, os projectos são menos eficientes do que o trabalho quotidiano de rotina. Isto pode tornar-se especialmente evidente se as actividades de processo previstas dos participantes no projeto e implementadas não forem respeitadas, se não forem feitos os ajustes necessários ou se não for feita uma reconstrução (em algumas circunstâncias) para ultrapassar possíveis dificuldades. Por este motivo, os projectos devem ser limitados no tempo. Os resultados dos projectos que alcançaram os efeitos desejados requerem a integração em planos e actividades anuais após a conclusão do projeto, de modo a tornarem-se sustentáveis e auto-sustentáveis. Os projectos que são ineficazes não são reconhecidos e não são aceites, nem mesmo por aqueles que mais precisam deles, pelo que é necessário realizar a autoavaliação como um importante mecanismo de retificação do trabalho. Além disso, as avaliações internas e externas dos resultados do projeto são importantes. Estas avaliações ajudarão os futuros projectos a conceber ideias de projeto mais adequadas e mais aceitáveis e contribuirão para melhorar a qualidade e a quantidade da execução do projeto.

(de acordo com http://ec.europa.eu/chafea/documents/health/leaflet/project_management2.pdf., 20 de abril de 2016).

11.1.2. Tipos de projectos de saúde pública

No que diz respeito à incidência e à gravidade das perturbações da saúde mental, no mundo moderno é dada uma atenção crescente às medidas específicas que podem ser tomadas para promover e proteger a saúde mental dos indivíduos e das comunidades. Por esta razão, é importante recordar que a proteção e a promoção da saúde mental incluem o domínio mais vasto da saúde pública. A saúde mental deve ser observada ao nível da população, concentrando a nossa atenção na saúde mental positiva, a fim de desenvolver medidas de proteção, promoção e melhoria (Ajdukovic, 2010, Framework for public health action in the area of mental health, 2004)

Uma das principais caraterísticas que definem um projeto é a sua orientação para objectivos pré-definidos. Em função destes objectivos, podem distinguir-se diferentes tipos de projectos.

Os projectos de investigação têm como principal objetivo aumentar os conhecimentos que podem servir de base para a tomada de decisões "baseadas em provas". Os subtipos de projectos de investigação mais comuns na saúde pública são os projectos de diagnóstico e de avaliação, mas também outros.

Os projectos de diagnóstico incidem principalmente na identificação dos problemas ou necessidades de saúde de uma determinada população e nos factores que frequentemente contribuem para esses problemas.

Os projectos de avaliação têm por objetivo avaliar a qualidade e a eficácia da intervenção, acompanhando o processo de execução, as suas vantagens a curto prazo e os seus inconvenientes a longo prazo. Ao mesmo tempo, é também um instrumento de medição que pode ser utilizado para justificar a existência do projeto, o seu trabalho e a sua continuação. A avaliação baseia-se na definição de questões específicas sobre o projeto e na procura de respostas a essas questões. A avaliação pode ser e é um processo de investigação. O objetivo da avaliação deve ser a melhoria do projeto. Neste caso, a avaliação pode ser considerada um processo de desenvolvimento - "a luz" que ajuda a clarificar o problema e a identificar a prática baseada em provas (Hughes e Nieuwenhuis, 2005).

Os projectos de desenvolvimento incluem o desenvolvimento e o teste de uma intervenção que trata de um problema específico num grupo específico de pessoas - o grupo-alvo. No entanto, deve notar-se que os projectos que se concentram demasiado no presente e negligenciam o futuro podem ser contraproducentes porque impedem resultados a longo prazo e tornam-se um objetivo para si próprios. Os participantes e utilizadores finais são negligenciados e os efeitos a curto prazo não são mensuráveis (Wiliams, 2008).

Os projectos de execução tratam de uma compreensão mais ampla, da sensibilização do público, mas também da aplicação de intervenções existentes num grupo-alvo específico. Os tipos de projectos de execução são os projectos de demonstração e os grandes projectos de execução.

O objetivo dos **projectos de demonstração** é dar o exemplo e demonstrar a eficiência de uma abordagem específica através de uma apresentação pública, despertando a atenção dos colaboradores e parceiros com um exemplo prático baseado em provas, a fim de os motivar para uma maior implementação ou de os incluir em novas ideias de projectos.

Os grandes projectos de execução destinam-se a atingir o maior número possível de pessoas de uma população específica. Um tipo especial de projectos de execução são os projectos relacionados com o público, ou projectos relacionados com a comunidade, em que a tónica é colocada na participação ativa dos membros desse grupo de interesses, incluindo os meios de comunicação social. O sector da saúde e a comunidade consideram frequentemente que as escolas têm um papel vital na resolução dos problemas de saúde da comunidade. Os factores que moldam a saúde dos adolescentes incluem a sua genética, a influência da sociedade, o impacto da família e as suas expectativas e, só depois, a influência das escolas e dos meios de comunicação social (Leger, 2014).

Os projectos de saúde pública são planeados de forma geral e baseiam-se em resultados de saúde a longo prazo. Embora a melhoria dos resultados em termos de saúde seja a medida final do sucesso do projeto, deve ser dada mais atenção aos **procedimentos e métodos** que permitiram alcançar o sucesso (este aspeto é frequentemente negligenciado (A Planning Framework For Public Health Practice, 2010).

Além disso, existem projectos combinados que incluem uma combinação de alguns tipos de projectos acima mencionados, a fim de alcançar um espetro de objectivos através da abordagem de saúde pública, abrindo novas possibilidades e colaborações, tanto multi-sectoriais como interdisciplinares, (de acordo com http://heapro.ox- fordjoumals.org/content/19/4/405.full.pdf+html7sid=dd3c7a23-6cc6-4360- 9508-e5ce93el073d, 15 de abril de 2016).

11.1.3. O que é a implementação?

A implementação é a realização ou execução de um plano, de um método ou de qualquer projeto relativo a uma atividade de projeto. Como tal, a implementação é uma ação que executa ideias preliminares para que algo aconteça realmente. No que diz respeito à gestão de projectos, a implementação refere-se ao processo de execução do plano do projeto através da realização das actividades previstas nesse plano.

As funções básicas de comunicação e cooperação em projectos são:

1. fornecer informações a quem delas necessita;

2. coordenação, motivação e viabilização de actividades;

3. apoiar mudanças e influenciar atitudes e comportamentos de grupos influentes, a fim de transferir de forma mais eficiente o acima mencionado para o trabalho com crianças e adolescentes;

4. incentivar e permitir o feedback e o intercâmbio de informações.

Os principais participantes da comunicação em projectos são:

1. membros da equipa do projeto e outras pessoas diretamente envolvidas nas actividades do projeto;

2. os membros da comissão do projeto e outros, por exemplo, o gestor do programa, os gabinetes ou departamentos envolvidos na gestão e execução do projeto;

3. a parte restante do pessoal logístico e organizacional (incluindo os utilizadores-alvo e todos aqueles em que o projeto tem impacto);

4. participantes externos, tais como voluntários, parceiros, doadores, fontes de financiamento, autoridades reguladoras, meios de comunicação social e similares.

(de acordo com http://www.jiscinfonet.ac.uk, 1 de abril de 2016).

Elementos essenciais do projeto: gestão do plano de trabalho, acompanhamento do calendário, acompanhamento das finanças, gestão dos riscos e controlo dos problemas (que é, na sua maior parte, tarefa do gestor do projeto em cooperação com os chefes dos departamentos responsáveis). Os níveis de planeamento de um projeto são os seguintes: o primeiro é o nível do utilizador-alvo, em que o plano se centra principalmente nas caraterísticas funcionais do projeto e no resultado final;

o segundo é o nível técnico, em que aqueles que têm de criar a ideia se centram nas especificações técnicas dos resultados do projeto que são necessários para apoiar as condições funcionais.

O último nível é o nível de gestão do projeto, em que a tónica é colocada no planeamento das actividades e dos processos que têm de ser realizados para que a parte técnica do trabalho seja feita de forma eficiente (Dvir, Raz e Shenhar, 2013).

O plano de trabalho é a base da execução do projeto. Por conseguinte, deve ser revisto regularmente para determinar como o projeto está a progredir em termos de calendário e de tempo. Para projectos mais pequenos, esta revisão pode ser feita semanalmente, durante o projeto, mas para projectos maiores pode ser feita mensalmente, ou de três em três meses, se o projeto demorar mais tempo.

Calendário - Como estão a progredir as actividades do projeto? As actividades que foram concluídas devem ser identificadas e o plano de trabalho deve ser atualizado de modo a que se registe que foram concluídas. Além disso, é necessário manter um registo das actividades que deveriam ter sido realizadas, mas não o foram. Uma vez atualizado o plano de trabalho, é possível determinar se o projeto será concluído de acordo com as acções, as finanças e a duração previstas. Se se verificar que não é o caso, é necessário encontrar uma forma de acelerar estas actividades para que o projeto continue a ser implementado.

Acompanhamento das finanças - O gestor de projeto deve ter em conta o montante dos fundos gastos durante a execução do projeto e deve determinar se os custos serão mais elevados do que o previsto. Se for esse o caso, deve usar uma abordagem proactiva para o problema. Deve consultar a equipa sobre a forma como as restantes actividades podem ser concluídas, sem exceder o orçamento.

Gestão de riscos - Os riscos referem-se a potenciais acontecimentos ou condições fora do controlo da equipa do projeto, mas que terão um impacto significativo no projeto. A equipa do projeto deve identificar todos os riscos conhecidos durante o planeamento do projeto. Além disso, a equipa do projeto deve determinar qual é a probabilidade de algo acontecer e qual o impacto que terá no projeto. Para circunstâncias de alto risco, deve haver um plano específico que garanta que essas circunstâncias nunca ocorram. As circunstâncias de risco médio também devem ser avaliadas para determinar se podem ser tratadas de forma pró-ativa. Os riscos de grau inferior são considerados apenas suposições, pelo que existe um risco potencial, mas assume-se que é mais provável que seja resolvido de forma positiva.

Gestão dos problemas - Independentemente da qualidade da gestão dos riscos, todos os projectos enfrentam determinados problemas que têm de ser resolvidos. A gravidade do problema depende da qualidade da gestão do risco. A resolução de problemas mais eficaz é feita o mais rapidamente possível. Se o problema não for uma emergência ou se estiver presente há mais tempo, então talvez nem sequer seja um problema. Pode ser um problema potencial (um risco) ou um dos pontos a abordar numa fase posterior do projeto. Os problemas graves têm de ser resolvidos com urgência, porque normalmente impedem os projectos de realizar as actividades planeadas.

11.2. Procedimentos e processos de criação de projectos de saúde pública

O procedimento de desenvolvimento de projectos no Departamento de Saúde Mental tem o seu objetivo, que é o planeamento, a aplicação e a implementação de actividades de projeto de acordo com os problemas de saúde pública. O procedimento acima mencionado tem o seu âmbito de aplicação, que é, neste caso, a área do condado de Split-Dalmatia. Os projectos são dirigidos por pessoas profissionais e responsáveis, que são os gestores do projeto e/ou os autores do conteúdo e das actividades do projeto. São envolvidos vários funcionários do serviço, consoante a necessidade e de acordo com as possibilidades do serviço. O procedimento em si envolve a candidatura e a redação da proposta/ideia que são apresentadas no ano em curso para o ano seguinte até à data prevista pelo procedimento, no primeiro semestre do ano, em abril. As ideias de projeto são apresentadas em formato eletrónico, ao chefe de departamento, para que a ideia possa ser analisada e (possivelmente) aprovada num prazo de duas semanas. Após análise da situação em que se discute a aceitação ou rejeição da proposta/ideia de projeto, o chefe de departamento e/ou o autor (que é também o requerente) é notificado por escrito num prazo determinado. Se a ideia de projeto for aceite, o chefe de departamento assina um documento vinculativo, que é depois desenvolvido no formulário de candidatura atual.

A proposta/ideia de projeto contém seis informações básicas. São elas: o ponto de partida, a área temática, o período de execução, o objetivo da proposta de projeto, os grupos-alvo, os parceiros e/ou associados do potencial projeto (ministérios, agências, instituições, associações, voluntários e indivíduos relevantes) e a designação da pessoa que avaliará o projeto através de observação externa.

A proposta/ideia aceite é transformada em projeto de execução pelo autor da proposta, de acordo com o formulário de candidatura existente para o projeto no primeiro semestre do ano em curso, no mês de junho, para o ano seguinte, de acordo com o procedimento. Este procedimento existe devido ao apoio financeiro e logístico dos proprietários e fundadores da instituição, que é também o fundador do projeto, embora não exclua uma parceria com outros. Além disso, este procedimento existe devido aos ajustes possíveis ou necessários ao currículo após a aprovação pelos ministérios e chefes de instituições relevantes, a fim de fazer todos os preparativos necessários para a implementação do projeto. Desta forma, o projeto torna-se parte integrante do currículo anual das instituições pré-escolares, educativas e sociais, que é determinado no segundo semestre do ano em curso, em setembro.

Os conteúdos e actividades **do projeto** podem então ser incluídos nas aulas, no trabalho prático e de campo, bem como em actividades como teatro, informática, jornalismo, literatura, arte, mas também em actividades extracurriculares, que são um pré-requisito para a sua implementação. As actividades e os conteúdos do processo requerem a nomeação de um gestor de projeto para assegurar a coordenação das reuniões operacionais e motivacionais da equipa do projeto com os participantes e os utilizadores-alvo do projeto. As instituições de saúde e outras instituições ou associações de colaboração, bem como as instituições públicas, são incluídas em função das actividades específicas, das necessidades e das possibilidades de actividades. Desta forma, é criado outro fator importante associado ao projeto. Isto inclui a cooperação com factores relevantes da comunidade local e dos meios de comunicação social, a fim de sensibilizar o público e promover a saúde relativamente a este tópico, tudo no âmbito de uma abordagem de saúde pública (Manual de Qualidade QM, ISO 9001: 2008 Lista de Documentos do Departamento Externo, Lista 4.2.3., 2 -7., Planeamento, aplicação e implementação das actividades do projeto, código Lista 7.5., 7-4, 2015)

O projeto de execução deve ser aprovado pelo diretor do Instituto de Saúde Pública e pelo chefe do departamento, a partir do início de dezembro do ano em curso para o ano seguinte, e assinado pelo gestor do projeto que é responsável pela execução global de acordo com os objectivos gerais e/ou específicos. Além disso, é necessária a aprovação do Ministério competente e dos diretores das instituições colaboradoras, para que os conteúdos do projeto e as actividades do processo possam ser realizados com a assistência do co-gestor do projeto e dos co-implementadores que fazem parte da equipa operacional. Os utilizadores-alvo e os participantes são aqueles que participam diretamente na implementação das actividades e dos conteúdos, e são também aqueles sobre os quais o projeto deve ter um impacto direto (Manual de Qualidade QM, ISO 9001: 2008 Lista de documentos externos do Departamento, Lista 4.2.3 2-7., 7.5.; Lista7-3,2015).

11.2.1. Avaliação - avaliação externa e interna dos impactos/resultados do projeto

A avaliação dos resultados do projeto é analisada quantitativa e qualitativamente. Os objectivos e as hipóteses são definidos no início de uma ideia de projeto, ou seja, durante o planeamento dos conteúdos e das actividades do projeto. Para que a avaliação interna seja útil, é necessário procurar provas "mais sólidas" de sucesso. É necessário fazê-lo no início do projeto (de acordo com os objectivos definidos)

11.2.2. A análise de dados quantitativos inclui processualmente a recolha de dados e a análise no terreno. O método de recolha de dados é o questionário. O questionário é utilizado para avaliar os resultados das actividades do projeto devido à sua conveniência e viabilidade na recolha de respostas de um número significativo de inquiridos num período de tempo relativamente curto.

A seleção da amostra para a avaliação dos resultados das actividades do projeto depende do tema, das hipóteses e do objetivo da avaliação. O planeamento do curso de acções após a instalação de métodos e amostras, o trabalho de campo e a entrada e processamento dos dados e resultados obtidos também é realizado.

No contexto da recolha de dados (quantitativos e, sobretudo, qualitativos), é importante obter um consentimento informado dos sujeitos que garanta o direito ao anonimato. Os dados obtidos são analisados e são redigidas conclusões que constituem os pontos de partida para o desenvolvimento de futuras actividades do projeto. Mas não são apenas pontos de partida, são também uma das formas de autoavaliação, como um mecanismo de retificação durante o trabalho. Com base nos objectivos e hipóteses iniciais do projeto, rejeitados ou aceites, é redigida uma conclusão. As análises quantitativas são análises relativamente simples, porque contêm estatísticas descritivas e respostas descritivas dos utilizadores, que indicam, em geral, a satisfação dos utilizadores e dos participantes nos grupos-alvo.

11.2.3. Análise dos dados qualitativos

Para obter uma imagem mais objetiva e completa do material investigado, é também utilizado o método qualitativo (por exemplo, o método dos grupos de discussão ou das entrevistas). Os inquiridos e os grupos (pelo menos três) são definidos, o que permite utilizar os dados obtidos para uma investigação científica posterior. Depois de definir os objectivos que são o ponto de partida para a avaliação, verificamos se já os alcançámos e procuramos evidências que o comprovem.

As questões relacionadas com o grupo-alvo estão a ser elaboradas, os grupos de discussão são testados, o conteúdo obtido por este método é recolhido e/ou lido, o que torna possível a análise de dados qualitativos. A análise temática de conteúdo requer a definição de indicadores, a leitura de tópicos, a leitura de palavras, de conceitos e de mecanismos utilizados na análise do conteúdo. A análise temática é efectuada com a ajuda de um ou mais observadores externos neutros.

Para poder identificar os benefícios pessoais que os utilizadores reconheceram no projeto e o que consideraram ser potencial para acções futuras, as dimensões identificadas foram apresentadas ao nível da impressão geral e ao nível pessoal, através do exemplo da análise textual (Quadro 1).

Tabela 1. *Dimensão genérica em termos de análise temática*

	Themes		
The level of experience	**Usefulness of the material**	**Applicability of the material**	**Understanding the message of the comic book**
General impression of the materials	Encouraging communication and expression of emotions and thoughts. Encouraging reflection and solving of adolescent problems. Teaching adolescents and exchanging information with adolescents in a fun and accessible way. Art as a means of resolving psychological conflicts. Comic books as a media of projective identification.	Encouraging the use of visual means of expression and communication. Therapeutic elements of comic books as an interactive media.	Facing your own emotions. Emphasising the importance of social relationships. Emphasising the importance of communication. Encouraging the acceptance of differences among people. Encouraging the development of a positive attitude towards life. Encouraging the acceptance of help.
Osobna razina upotrebljivosti materijala	Encouraging reflection on behaviours. Raising awareness on the importance of close relationships. Raising awareness on the differences between people.	Acknowledging the importance of expressing emotions. Acknowledging the importance of facing problems. Pointing out the need for sharing and helping each other. Projective identification through the comic books.	

Se olharmos para as dimensões identificadas na análise temática, é evidente que os jovens descrevem as vantagens e reconhecem a utilidade do material a dois níveis. A nível geral, os adolescentes descrevem certas vantagens de trabalhar com este tipo de material. Reconhecem que o material de partida acima mencionado, em geral, pode ser útil para ensinar sobre emoções, que pode encorajá-los a socializar, a falar e a abrir-se uns com os outros, que é um meio de comunicação divertido e que pode ser um meio para resolver problemas. Para além desta impressão geral, os adolescentes também descrevem as vantagens pessoais de trabalhar com este material (a banda desenhada). Sublinham que a banda desenhada os ajudou a conhecer a diversidade da compreensão e da expressão das emoções, a importância das relações e das amizades para a resolução dos problemas e a descobrir que não são os únicos a ter um problema, ou seja, que não estão sozinhos nestes problemas específicos.

Este método melhora a avaliação e fornece "provas mais sólidas", o que é importante para os materiais de base necessários para a avaliação das actividades do projeto. É utilizada uma combinação de métodos qualitativos e quantitativos para fornecer uma avaliação objetiva e abrangente dos resultados do projeto. A análise de conteúdo temático pode ser efectuada com o programa NVIVO.

11.2.4. A avaliação externa inclui a apresentação dos resultados ao público com todos os factores relevantes e a resposta do público sobre o que foi implementado e visto, mas também a avaliação externa de um associado nomeado.

11.3. Parceria e colaboração na implementação do projeto no condado de Split-Dalmatia (exemplos de práticas baseadas em provas)

O Instituto de Saúde Pública é uma instituição de saúde pública que implementa serviços de saúde pública na área de jurisdição das autoridades regionais. Uma parte desta instituição é o Departamento de Saúde Mental, Prevenção e Tratamento Ambulatório de Abuso de Substâncias que implementou estes projectos.

11.3.1. Descrição do conteúdo do projeto "Mostly sunny" - actividades de processo e de conteúdo

O ser humano tem um corpo, mas também uma alma. Todos os corpos são movidos pela alma. Na sua alma, cada um guarda os seus sentimentos e pensamentos. Iva, 15 deus.

O desenvolvimento emocional da criança é a chave para a sua integração social bem sucedida e para o desenvolvimento de relações em condições familiares, institucionais e sociais. Por conseguinte, é necessário adotar competências emocionais que tenham um impacto positivo no desempenho escolar e reduzam a incidência de comportamentos de risco para a saúde e de perturbações mentais. Tendo estes pontos em mente, o Instituto de Saúde Pública do Condado de Split-Dalmácia, o Departamento de Saúde Mental, Prevenção e Tratamento Ambulatório do Abuso de Substâncias, em parceria com a filial de Split da Agência para a Educação e Formação, iniciou um projeto com o título simbólico "Mostly sunny". A proposta para o projeto foi iniciada em 2010. Em 2011, foi implementado processualmente em instituições educativas e sociais pelo gestor do projeto e a sua implementação continua a ser realizada no ambiente escolar. O número de utilizadores-alvo envolvidos, crianças e adolescentes, profissionais, co-gestores, organizações e instituições, está a aumentar ano após ano, e os voluntários e o sector civil juntaram-se às actividades do projeto em 2013/2014.

Este projeto visa incentivar o desenvolvimento emocional, reconhecendo as emoções em nós próprios e nos outros, expressando as nossas emoções e necessidades de uma forma diferente, mas socialmente aceitável, através da verbalização em vez da agitação. O resultado esperado do projeto é um impacto positivo no desempenho académico, reduzindo os sintomas subjectivos de natureza emocional em crianças e adolescentes com problemas emocionais e reduzindo a incidência de comportamentos de dependência ou outros comportamentos de risco no futuro. O tema da saúde mental foi abordado de uma forma interessante e adequada aos adolescentes. Utilizando diferentes meios de expressão (filme, fotografia, texto, debates, arte e teatro, sítios Web, design, design gráfico, preparação e impressão de materiais de apoio). O projeto destina-se a alunos de escolas primárias e secundárias, à população em geral, mas também a crianças e adolescentes em risco especial, aqueles que se encontram num ambiente específico, ou seja, em instituições que prestam cuidados parentais alternativos.

Após uma fase de preparação e planeamento, em 2011 e 2012, iniciou-se a realização do projeto. Na primeira parte do ano letivo, a ênfase foi colocada no reforço das competências emocionais e sociais dos alunos, na identificação e gestão dos seus sentimentos, na manutenção de boas relações com os outros, na tomada de decisões responsáveis, uma vez que esta é também uma das formas de prevenir comportamentos violentos e suicidas na população adolescente.

A implementação do projeto foi realizada através das aulas regulares, práticas e de campo, mas também através de actividades como o jornalismo, a literatura, as artes, o teatro e a informática. Foi também realizado no âmbito de actividades extracurriculares e de voluntariado da escola. A importância das emoções na vida quotidiana é que elas enriquecem a vida, preparam-nos para as actividades diárias e moldam o nosso comportamento, mas também ajudam os outros a compreender-nos melhor.

Devido a tudo isto, foram implementados os seguintes conteúdos e actividades do projeto. Na escola primária de Stobrec, as emoções, o seu prazer, mas também o seu lado desagradável, a sua durabilidade e transitoriedade foram discutidos com base em exemplos de obras literárias. Os membros do clube de juremalistas dessa escola realizaram um inquérito aos alunos do 7.º e 8.º anos sobre o tema "O que te faz feliz e o que te faz triste?" No primeiro semestre de 2012, na escola primária de Stobrec, foi preparado, impresso e distribuído o jornal escolar "Kaval". O tema central da edição foram as emoções. Para além da escola primária de Stobrec, a escola primária Stjepan Ivicevic, em Makarska, os alunos e residentes do lar de crianças "Maestral" (filial "Miljen- ko e Dobrila", em Kastel Luksic) captaram expressões faciais de diferentes sentimentos em imagens, livros de banda desenhada, fotografias e filmes, e a Escola de Design, Gráfica e Construção Sustentável, em Split, concebeu e criou máscaras. A escola primária Stobrec recolheu e publicou os trabalhos dos seus alunos no seu sítio Web, e tudo isto com o objetivo de sensibilizar e informar os adolescentes sobre a necessidade de preservar e melhorar a saúde mental.

Na escola primária Stjepan Ivicevic, em Makarska, realizou-se um debate escolar sobre o tema "Deves ou não mostrar os teus sentimentos? Os alunos foram encorajados a expressar as suas opiniões pessoais, mas também a conduzir uma discussão fundamentada e a ouvir ativamente.

Durante este período, o editor, o Instituto de Saúde Pública do Condado de Split-Dalmatia, aprovou o conteúdo e os gráficos, a impressão e a distribuição do Guia sobre Saúde Mental. O conteúdo do manual foi concebido por adolescentes para adolescentes e foi criado com base nos materiais e trabalhos iniciais das actividades do projeto acima referidas. Foi publicado em 5000 exemplares em croata e inglês. O projeto e o guia foram apresentados ao público no Dia Mundial da Saúde Mental, 10 de outubro de 2012, juntamente com a atuação dos alunos da Escola de Design, Gráfica e Construção Sustentável intitulada "I Gotta Feeling", com o objetivo de sensibilizar o público para este tema. O ano terminou com uma exposição de trabalhos criados no âmbito do projeto. Os materiais de base foram apresentados ao público na Biblioteca Municipal Marko Marulic em Split, na Infozone em Split, na escola primária Stjepan Ivicevic em Makarska e no átrio da Escola de Design, Gráficos e Construção Sustentável em Split, com o título "Ah, esses sentimentos!". Uma exposição permanente destas obras está localizada no átrio da Escola Secundária de Profissões da Saúde em Split.

A fim de verificar se os multimédia podem desempenhar um papel positivo no desenvolvimento emocional e contribuir para a literacia emocional, no âmbito do projeto "Mostly sunny", foram formados 12 grupos de discussão, envolvendo 122 estudantes do ensino básico, secundário e universitário. Para a análise dos grupos de discussão, foi selecionado um videoclipe (realizado durante as actividades do projeto por adolescentes do lar de crianças "Maestral", filial "Miljenko i Dobrila" em Kastel Luksic). A análise das respostas dos alunos mostrou que 67,3% dos alunos pensam que os multimédia ajudam a expressar sentimentos na vida quotidiana. 84,5% dos participantes nos grupos de discussão supramencionados consideram que os multimédia podem ajudar as crianças e os adolescentes a aprender sobre os sentimentos e facilitar a sua expressão e partilha com o ambiente.

Em 2013, as actividades do projeto centraram-se na determinação da aplicabilidade do Guia de Saúde Mental no trabalho prático com os alunos através de um workshop intitulado "Sentido e Sensibilidade". Além disso, as actividades centraram-se na sensibilização do público para a importância de proteger e melhorar a saúde mental através do desenvolvimento emocional. Para o efeito, os participantes no projeto criaram e imprimiram o "Carrossel de sentimentos - calendário de saúde" em 2014, com uma tiragem de 1500 exemplares. Também o publicaram em formato eletrónico no seu sítio Web para o tornar disponível ao público em geral.

Após as reuniões operacionais, com vista à realização de oficinas vivenciais, interactivas e educativas, foram realizados questionários de avaliação do Guia destinado a alunos, professores e pais. No primeiro semestre de 2013, foram realizadas oficinas vivenciais para jovens. Nestas oficinas, as pessoas leram, escreveram, falaram, ouviram e partilharam sentimentos. Os adolescentes das escolas, ou seja, os participantes do projeto, escolheram se queriam ou não participar nas oficinas e como iriam transmitir aos seus pares a importância da diversidade dos seus sentimentos. Desta forma, durante a execução das actividades do projeto, evitou-se a estigmatização da parte em risco da população estudantil. O número de participantes nos workshops variou entre 8 e 14, o que abriu a possibilidade de auto-aperfeiçoamento.

Foram realizados seminários na escola primária Stobrec, na escola primária Stjepan Ivcevic em Makarska, na escola primária Mertojak, na escola primária professor Flip Lukas em Kastel Stari, na Escola de Design, Gráfica e Construção Sustentável em Split e no lar de crianças "Maestral", filial "Miljenko i Dobrila" em Kastel Luksic. Além disso, foi efectuada uma avaliação do processo e dos resultados, bem como uma avaliação externa do projeto por profissionais que trabalham nos sistemas de educação e de saúde.

Com base em vários indicadores, tais como o número de workshops realizados, o número de participantes nos workshops e a quantidade e os tipos de trabalhos recolhidos dos alunos, foi obtido feedback sobre a aplicação prática do guia e foi recolhido feedback de uma parte dos participantes e colaboradores do projeto. Verificou-se que a criatividade dos alunos permite a autoajuda e a ajuda ativa aos seus pares. Os resultados, as avaliações do processo e dos resultados são favoráveis à aplicação de actividades multimédia no domínio da proteção da saúde mental de crianças e adolescentes.

A análise qualitativa e quantitativa mostrou que a maioria das crianças gostou do guia. O seu conteúdo era para elas inteligível e os temas abordados eram-lhes próximos. Os professores consideraram que o guia aborda o tema das emoções de forma clara e de qualidade e que constitui um bom incentivo para a criação de diferentes actividades destinadas a prevenir comportamentos aditivos e a proteger a saúde mental. Os pais consideram que estes materiais educativos facilitaram a sua comunicação e interação com as crianças sobre o tema acima mencionado (de acordo com http://www.nzjz-split.hr/web/index. php/hr/projekti, 10 de abril de 2016).

No que diz respeito às actividades do projeto no segundo semestre do ano, estas centraram-se no já referido "Carrossel de sentimentos - calendário da saúde". Com a ajuda dos alunos, foram recolhidas fotografias e selecionada uma solução informativa, concetual e gráfica. Tudo isto, juntamente com a mensagem "partilha os teus sentimentos", encontrou o seu lugar na identidade visual do material de partida. Além disso, com o objetivo de sensibilizar o público para a necessidade e a importância de proteger e promover a saúde mental, foram impressos e distribuídos cartazes em toda a região da Dalmácia. Na escola primária Professor Filip Lukas, em Kastel Stari, foi realizada uma exposição intitulada "Sentimentos sob as asas de uma borboleta" por professores e alunos.

Uma forma de cooperação multissectorial e interdisciplinar foi conseguida com fundações e associações como a InfoZone, onde se realizou a Escola de Banda Desenhada. Em 2013/2014, foram realizados dois livros de banda desenhada, intitulados "Shadows" e "The Invisible Wall", no âmbito do projeto. Todas as formas de arte representam um certo tipo de comunicação, e é também o caso dos livros de banda desenhada que pretendem encorajar o envolvimento pessoal dos leitores e dos participantes no projeto, que passaram por uma série de exercícios auto-reflexivos e de autoanálise nos quais reflectiram sobre sentimentos desagradáveis sobre os quais é por vezes difícil falar.

De acordo com o objetivo do projeto, estabelecemos o objetivo de avaliar as bandas desenhadas criadas no âmbito do projeto, ou seja, avaliar a sua aplicabilidade no trabalho com crianças e adolescentes, ajudando-os a reconhecer e a identificar os seus próprios sentimentos e os sentimentos dos outros (de acordo com http://www.nzjz-split.hr/web/index.php/hr/ publikacijemz, 13 de junho de 2016).

A Escola de Banda Desenhada resultou na criação de dois livros de banda desenhada educativos, impressos em 3000 exemplares e traduzidos para inglês, e numa exposição no Mês da luta contra o alcoolismo e outras dependências em 2013, mas também numa cooperação para além das fronteiras da profissão, um debate público no Festival Internacional de Banda Desenhada em Makarska em 2014. Os livros de banda desenhada são utilizados como um canal para expressar emoções e falar sobre problemas comportamentais que, no dia a dia, prejudicam as crianças e os adolescentes. Por fim, foi feita uma avaliação (um balanço) e os resultados são favoráveis à banda desenhada como meio de expressão de emoções.

Durante o primeiro semestre de 2014, foram realizados workshops experimentais para jovens. A ênfase foi colocada numa abordagem concetual pró-ativa e na participação. Os adolescentes ajudaram outros adolescentes a conceber novas abordagens modernas para a promoção da saúde mental, com o objetivo de reduzir o preconceito e o estigma relacionados com a saúde mental em geral.

Em 2014, o projeto "Mostly sunny" incluiu as seguintes escolas: escola primária Stobrec, escola primária Stjepan Ivicevic em Makarska, escola primária "Brda", escola primária Zmovnica, escola primária "Mertojak", escola primária prof. Filip Lucas em Kastel Stari, lar de crianças ""Maestral" - filial de Kastel Luksic. Filip Lucas em Kastel Stari, lar de crianças ""Maestral" - a secção de Kastel Luksic, Escola de Design, Gráfica e Construção Sustentável e Escola Secundária de Split para Profissões da Saúde. Cada instituição que participa no projeto tem as suas necessidades, mas também os seus recursos e, com isso em mente, organiza workshops para um ou mais grupos-alvo. As crianças e os adolescentes, com a ajuda dos adultos, escolhem uma abordagem criativa e aplicável para partilhar informações com os seus pares. Os materiais resultantes destes workshops foram impressos e apresentados ao público.

Neste contexto, em meados de 2014, foi realizada uma exposição de fotografias intitulada "When thoughts wander" (Quando os pensamentos vagueiam). As fotografias foram criadas no âmbito do projeto "Mostly sunny", bem como a instalação "May everything be happy, body and soul" (Que tudo seja feliz, corpo e alma), concebida e realizada pelos alunos da Escola Secundária de Profissões de Saúde de Split, em cooperação com os alunos da Escola de Design, Gráficos e Construção Sustentável de Split, durante a assistência de pares. Além disso, durante estes eventos e workshops, foram distribuídos livros de banda desenhada educativos criados na Escola de Banda Desenhada a estudantes, especialistas e ao público interessado. Do mesmo modo, os materiais de base foram traduzidos para inglês e, em colaboração com os estudantes da Faculdade de Engenharia Eléctrica, Engenharia Mecânica e Arquitetura Naval de Split, foram produzidos sob a forma de livros de banda desenhada lúdicos que podem ser vistos na página do Facebook "NE ovisni DIR" e no sítio Web do Departamento de Proteção da Saúde Mental, Prevenção e Tratamento Ambulatório da Toxicodependência do Instituto de Saúde

Pública do condado de Split-Dalmácia. Os alunos do clube de jornalismo da escola primária "Brda" gravaram dois programas de rádio sobre o projeto para o programa de rádio "The mail is here" na televisão e rádio croatas.

O projeto "Mostly sunny" continua em 2015/2016. Foi filmado um documentário sobre o projeto, em que os utilizadores-alvo apresentaram o seu papel pró-ativo, sem o qual o projeto "Mostly sunny" não seria certamente o que é. O documentário foi transmitido na televisão local e nacional. O documentário foi apresentado ao público em Split e Makarska, quando o projeto se juntou aos estudantes e ao pessoal da Escola de Turismo e Restauração de Split e ofereceu uma apresentação e uma degustação na mesma mesa, sob o título "Diz-me o que comes e dir-te-ei quem és?", com o objetivo de chamar a atenção para os distúrbios alimentares que estão a tornar-se mais frequentes. O filme foi apresentado em congressos científicos e outros congressos no país, a nível estatal e internacional, como um exemplo de prática baseada na evidência, e tem legendas em inglês. Um jogo de tabuleiro sobre o tema dos sentimentos foi concebido na escola primária Stobrec. O jogo foi desenvolvido em colaboração com duas escolas secundárias, a Escola de Belas Artes de Split e a Escola de Design, Gráfica e Construção Sustentável, também em Split.

As perguntas e respostas deste jogo educativo foram concebidas para incentivar o desenvolvimento emocional e a amizade e cooperação mútuas, o respeito e a ajuda dos colegas em diferentes situações da vida e sem violência. Após a apresentação pública, foi efectuada a avaliação do jogo em onze escolas do concelho para determinar a sua finalidade e aplicação. Na segunda parte do ano, está planeada a produção de uma versão eletrónica deste jogo em cooperação com estudantes voluntários. Está prevista uma apresentação no Mês da luta contra o alcoolismo e outras dependências em 2016. Desde 2015, o projeto inclui também o cuidado com o ambiente escolar. Esta parte do projeto foi designada "As paredes não são obstáculos". O projeto inclui também a cooperação com o clube de dança "Vruca cokolada (Chocolate quente)", com o mosaico "A vida é movimento", cujos membros e treinadores dão um contributo ativo durante as apresentações públicas das actividades do projeto.

A partir dos factos acima referidos, é evidente que o projeto se reflecte no currículo da escola e que a sua influência está a aumentar. As actividades do projeto incluem mais utilizadores-alvo, participantes e colaboradores. Até ao momento, as actividades do projeto envolveram 3 587 crianças e adolescentes, 1342 pais, 982 associados especializados, professores, educadores e professores, 275 oficinas experimentais, criativas e educativas e 48 palestras interactivas. Existe um grande número de materiais de apoio, nomeadamente, o manual foi impresso em 5000 exemplares (em croata e inglês), o calendário de saúde em 1500 exemplares, livros de banda desenhada com uma tiragem de 3000 exemplares e jornais escolares em 750 exemplares. Realizaram-se 14 exposições, 15 palestras de peritos e 16 palestras públicas, um documentário e alguns clips de vídeo que seguem o tema do projeto. A avaliação demonstrou o efeito positivo deste projeto no desenvolvimento de competências emocionais, na comunicação e na expressão de emoções.

As crianças e os adolescentes precisam de um ambiente educativo seguro para exprimirem as suas emoções e aprenderem sobre elas, e a escola ou outro pessoal das instituições em que os utilizadores-alvo do projeto estão alojados ou a viver podem encorajar e apoiar este aspeto do crescimento e desenvolvimento pessoal através de actividades e conteúdos pró-activos e interactivos, através de uma ação contínua. A sensibilização do público para a importância da proteção e da melhoria da saúde mental das crianças e dos adolescentes pode ser implementada por projectos de saúde com a ajuda das comunidades locais e dos jovens.

Avaliação externa do projeto 2014/2015 - Mirjana Nazor, PhD, Psicóloga

O Departamento de Proteção e Promoção da Saúde Mental e Tratamento Ambulatório do Instituto de Saúde Pública do nosso município teve em 2010 a ideia do projeto "Mostly sunny" que, para satisfação de todos os que nele estiveram envolvidos de alguma forma, continua até hoje. Recorrendo a abordagens modernas, iniciou-se uma atividade de grande envergadura na promoção da saúde mental, que muitos dos responsáveis quase esqueceram nos últimos anos. Para além de salientar a importância da saúde mental, o objetivo do projeto era também reduzir o preconceito e o estigma que lhe estão associados e sensibilizar o público através da abordagem da saúde pública.

A estrutura e os objectivos do projeto· foram concebidos para os alunos dos primeiros e segundos anos do ensino básico, dos primeiros anos do ensino secundário e para os utentes de instituições de cuidados alternativos (lares de crianças· s). No entanto, o projeto, que se centra na promoção da saúde mental, hoje em dia muito negligenciada, destina-se realmente a todos aqueles que tiveram ou terão a sorte de nele participar ativamente ou apenas como consumidores passivos de algumas das actividades do projeto.

Talvez se deva notar que a banda desenhada se tornou uma espécie de revelação em termos de um meio de comunicação de extrema qualidade com os adolescentes e entre os adolescentes. Eles próprios afirmaram que a participação na criação de banda desenhada e a leitura de banda desenhada os encorajava a socializar, a serem mais abertos, a comunicarem e a partilharem sentimentos com os outros e a sugerirem as suas formas de resolver alguns problemas, mas também encorajava a empatia e a procura de ajuda. De um modo geral, graças à banda desenhada, os adolescentes tomaram consciência de que precisam de enfrentar os seus problemas e de que não devem fugir deles. Reconhecer os seus sentimentos, mostrá-los, controlá-los e compreender-se mutuamente nem sempre é fácil, mas é extremamente importante abordar esta questão. O material didático é muito útil para pais, professores e educadores, porque também pode ser um excelente guia para os adultos na esfera emocional, ou seja, pode ajudá-los a compreenderem-se melhor a si próprios, mas também aos jovens, e mostrar-lhes como lidar adequadamente com os seus próprios sentimentos

Este ano, como parte do projeto, foi filmado um documentário - uma recordação e uma visão geral de tudo o que foi feito no projeto. Neste documentário, vários participantes do projeto falaram sobre as suas experiências. No futuro, devemos fazer um esforço para que este documentário seja visto pelo maior número possível de espectadores em várias ocasiões públicas ou congressos de especialistas.

Foi efectuada a avaliação do processo e dos resultados, bem como uma avaliação externa do projeto por profissionais que trabalham nos sistemas de educação e de saúde. Independentemente dessa avaliação de peritos, o mais valioso continua a acontecer no seio (...) destes jovens que, de diferentes formas, participaram no projeto. A experiência que adquiriram, que os enobreceu e enriqueceu, facilitará certamente o seu crescimento e imprimirá também uma marca indelével que poderão comprovar mais tarde na vida.

Em Split, 2015/2016

- O artigo científico de um grupo de autores: Aplicação de técnicas ilustrativas no ensino dos sentimentos a crianças e adolescentes (avaliação dos resultados da Escola de Banda Desenhada) Zvonimir Parac, Katarina Kruzicevic, Gabrijela Ratkajec-Gasevic, Mirela Grbic, Zeljko Kljucevic

Num ambiente seguro e num trabalho de grupo bem estruturado, o resultado deste projeto (a banda desenhada) pode ter benefícios a dois níveis diferentes, ou seja, é fácil de usar porque é curto e direto, e também permite que os participantes do programa de grupo trabalhem em conjunto as suas experiências, o que enfatiza o início de processos de desenvolvimento como a literacia emocional, ou a integração das mensagens dos outros sobre si próprios.

A combinação do não-verbal (desenho) e do verbal (texto) facilita às crianças e aos adolescentes falarem sobre os sentimentos e os problemas com que se deparam. Alguns dos inquiridos sentiram-se mais encorajados pela banda desenhada a refletir sobre as componentes emocionais e comportamentais. Além disso, os inquiridos vêem a utilidade da banda desenhada não só para eles próprios, mas também para os seus pares. A banda desenhada pode transmitir diferentes mensagens (por exemplo, pode tornar os adolescentes mais respeitadores das diferenças entre as pessoas, mais conscientes da importância das relações íntimas), e os adolescentes consideram este método de expressão interessante e acessível. A expressão artística pode facilitar aos adolescentes a resolução de alguns dos seus conflitos psicológicos, ao projetar os seus problemas pessoais nas personagens principais que os resolvem com sucesso, favorecendo assim a autoajuda durante o processo de identificação.

Por tudo o que foi dito, é evidente a utilidade do projeto "Mostly sunny", bem como a necessidade de este projeto continuar a ser implementado e de abranger um maior número de utilizadores de diferentes escolas e comunidades.

Split, 2014/2015.

11.3.2. "Ligar através das cores, abordar através de imagens" - da ideia à implementação

O projeto liga os participantes de diferentes formas e leva os utilizadores-alvo a exprimirem os seus pensamentos e sentimentos. As diferenças tornam-se quase invisíveis, embora estejam por todo o lado. As actividades do projeto estão a diminuir as distâncias entre nós. As crianças e os adolescentes com deficiência que participam neste projeto de saúde pública são associados, amigos e parceiros na aquisição de novos conhecimentos e competências. As diretrizes ajudam-nos a facilitar a implementação dos conteúdos, são elas que nos ligam através das cores e nos aproximam através das imagens... Ruzica, 6 anos de idade.

O projeto "Ligar através das cores, aproximar através das imagens" foi implementado em parceria com o Instituto de Saúde Pública do Condado de Split-Dalmácia e a filial de Split da Agência para a Educação e Formação, com o objetivo de ligar pessoas com deficiência e utilizadores do sistema de ensino regular no período de 2014 a 2016.

O principal objetivo do projeto era, com a ajuda da abordagem de saúde pública, sensibilizar as instituições educativas e os seus utilizadores para a necessidade de preservar e melhorar a saúde mental das crianças e adolescentes com deficiência. O conteúdo do projeto descreve workshops criativos e experimentais sobre o tema "Emoção e cor", que incluíram várias técnicas artísticas e informáticas utilizadas para desenvolver modelos para as tapeçarias como material resultante do projeto. Foi aplicada uma forma específica de comunicação através de um processo bidirecional de socialização de estudantes do ensino básico e secundário e de pessoas com deficiência.

A sensibilização deve incentivar o envolvimento das crianças e adolescentes com deficiência na comunicação social e na interação com os seus pares no seu quotidiano, durante as visitas e reuniões organizadas nas instituições. Participaram no projeto 1.523 crianças e adolescentes, os utilizadores-alvo do projeto, 96 educadores, instrutores, terapeutas e professores de trabalho e de arte, professores, profissionais de saúde e outros, supervisores e executivos dos conteúdos e actividades do projeto. Foram recolhidos 317 modelos diferentes, 16 obras literárias (5 em inglês e uma em alemão) e foram realizadas duas peças de teatro de crianças em idade pré-escolar e 2 recitações como resultado final ou material de resultado das actividades do projeto. A atenção do público foi realizada durante as sete apresentações do projeto ao público, com cobertura mediática, em 15 de novembro de 2014 no COO "Slava Raskaj" Split, em 15 de abril em cooperação com a associação "US" em Split, em 20 de abril de 2014 para os participantes no 32º seminário CSPS (Croatian Spring Paediatric School) em Split em cooperação com o Departamento de Pediatria, em 16 de outubro de 2015 em Solin na Casa da Cultura Zvonimir em colaboração com instituições pré-escolares e em 5 de novembro de 2015 no Museu da Cidade de Split. A cerimónia de encerramento incluiu também a exposição virtual que os adolescentes colocaram na página do Facebook "NE ovisni DIR" em 4 de

fevereiro de 2016. A exposição foi apresentada na Escola Técnica de Split e esteve aberta para o Dia das Escolas, ou seja, o Dia Croata Sem Tabaco, em 22 de abril de 2016.

A Regeneracija Zabok Ltd., como parceira e doadora do projeto no Dia do Planeta Terra, no âmbito dos Dias da Prevenção 2016, também organizou uma exposição na sua cidade e, a 30 de maio, foi incluída no programa dos Dias da Prevenção intitulado "Ideias Saudáveis" na escola primária "Brda" em Split.

Foi realizada uma avaliação para analisar o êxito do projeto e a realização dos objectivos na prática. Além disso, os participantes no projeto tiveram a oportunidade de conhecer pessoas com deficiência, e para a maioria delas, devido ao seu isolamento social, essa oportunidade não existia anteriormente. O tempo passado juntos em oficinas e actividades criativas permitiu-lhes aproximarem-se e, assim, compreenderem-se melhor uns aos outros. Isto abre a porta à criação das suas próprias atitudes e opiniões sobre as pessoas com deficiência, o que é importante para evitar a adoção de quaisquer estereótipos socialmente enraizados sobre as pessoas com deficiência.

Os efeitos e objectivos das actividades do projeto foram avaliados através de um inquérito que envolveu 359 inquiridos. Foram 83 estudantes do ensino secundário e 276 estudantes do ensino primário. O inquérito continha 8 perguntas abertas e fechadas. Os resultados mostraram que mais de nove décimos dos inquiridos (26,7%) estão geral ou totalmente (65,2%) satisfeitos com o projeto. Apenas três inquiridos expressaram a sua insatisfação com o projeto (0,8%), enquanto 25 inquiridos (7%) estavam parcialmente satisfeitos com o projeto. Com base no que precede, é evidente que a ideia do projeto foi concretizada com êxito.

A participação no projeto sensibilizou os alunos das escolas primárias e secundárias para os problemas das pessoas com deficiência e ajudou a quebrar o estigma dos que são "diferentes". Os inquiridos concluíram que as pessoas com deficiência querem ser, e têm o direito de ser, membros iguais da sociedade. De um modo geral, o projeto conseguiu sensibilizar os seus participantes, crianças e adolescentes das escolas primárias e secundárias, para os problemas, necessidades e capacidades das pessoas com deficiência. Além disso, o projeto incentivou-os a pensar e a agir de uma forma inclusiva.

Avaliação externa do projeto; Dunja Pivac, PhD, Professora Assistente do Departamento de Cultura Artística e Belas Artes - Academia de Artes da Universidade de Split

As obras de arte apresentadas, bem como as exposições que as acompanham e as tapeçarias concluídas, contêm, para além de qualidades artísticas e estéticas, dimensões projectivas, permitindo aos seus autores, bem como aos observadores, diferentes níveis de identificação e introspeção. As fotografias confirmam o processo de actividades e a dinâmica dos colaboradores e participantes que se tornaram eles próprios parte das cores e das imagens, deixando assim uma marca indelével de novas experiências.

A riqueza da diversidade em todo o projeto no último ano (que inclui cinco apresentações públicas do projeto e oito visitas mútuas de utilizadores-alvo) é importante para educar e sensibilizar o público para este projeto de saúde pública com a ajuda dos participantes e colaboradores, mas também dos meios de comunicação social. Este facto é evidenciado pelas declarações dos autores dos quadros/modelos para as tapeçarias, que complementaram as suas expressões artísticas com palavras. Cada imagem representa uma "paisagem pessoal", disse uma aluna autora (Dora C.). Com as palavras, tentaram exprimir e explicar mais claramente a mensagem dos quadros para se ligarem e se aproximarem dos outros, ou seja, de nós.

Nisso foram bem sucedidos. Este facto é confirmado pelas tapeçarias expostas feitas por "esses outros", ligando-se a esses "primeiros" através dos seus livros ilustrados, cores e sinais. Em cada história ilustrada, cor, sinal, há uma mensagem, e em cada mensagem há uma emoção importante ou uma mensagem significativa que é enviada, recebida e tecida na tapeçaria, confirmada e respondida através da tapeçaria. É precisamente nesta interação bem sucedida entre todos os envolvidos neste projeto, especialmente os autores de imagens/modelos para as tapeçarias e os autores das tapeçarias, que se reflecte o principal valor destas exposições e do projeto.

Conseguiram aproximar-se através das cores e ligar-se através das imagens. Conseguiram também reunir-nos a todos, ligar-nos e tornar-nos mais próximos de nós próprios. Agradecemos-lhes por isso.

Split, 2015/2016

Bibliografia

Ajdukovic i sur. (2010). *Psihologija u* zastiti *mentalnog zdravlja.* Virovit- ica: Sveti Rok.

Um quadro de planeamento para a prática da saúde pública, (2010). Melbourne: Parceria Nacional de Saúde Pública, (1).

Dvir, D.; Raz, T.; Shenhar, A. J. (2013). Uma análise empírica da relação entre o planejamento do projeto e o sucesso do projeto. *International Journal ofProjectManagement,*21 (2): 89-95.

Kljucevic, Z. i sur. (2014). *Como' s o tempo lá?* Split: Nastavni za- vod zajavno zdravstvo SDZ, Sluzba za zastitu mentalnog zdravlja, prevenc- iju i izvanbolnicko lijecenje ovisnosti, dostupno na mreznoj stranici: http:// www.nzjz-split.hr/web/images/MENTALNO/SJENA.pdf (pristupljeno: 11.5.2015.)

Kljucevic, Z.; Grbic, M.; Maglica, T.; Zdero, V.; Garmaz, M.; Koceic, A. (2012). *Pretezno vedro - Prirucnik za mlade i one nesto starije.* Split: Nastavni zavod zajavno zdravstvo SDZ, Sluzba za zastitu mentalnog zdravlja, prevenciju i izvanbolnicko lijecenje ovisnosti., dostupno na mreznoj stranici: http://www.nzjzsplit.hr/web/images/MENTALNO/pretezno%20vedro%20 CD.pdf (pristupljeno: 15.5.2015.)

Okvirzajavnozdravstvenu akciju napodrucju mentalnogzdravlja, (2004). Zagreb: HZJZ.

Prirucnik kvalitete PK, ISO 9001:2008, Popis vanjskih dokumenata Sluzbe, Po 4.2.3.; 2-7., Po 7.5.; 7-3, 2015.

Project Management infokit, Jisc infoNet, dostupno na mreznoj stranici: http://www.jiscinfonet.ac.uk(pristupljeno: 1. 4. 2016.)

Project Management in Public Health in Europe, (2011), dostupno na mreznoj stranici: http://ec.europa.eu/chafea/documents/health/leaflet/project_management2.pdf (pristupljeno: 20. 4. 2016.)

St Leger, L. H. (2004). Qual é o lugar das escolas na promoção da saúde? Seremos demasiado optimistas? *Health Promotion International,* 19 (4): 405408., dostupno na mreznoj stranici: http://heapro.oxfordjoumals.org/content/19/4/405.full.pdf+html?sid=dd3c7a23-6cc6-4360-9508-e5ce93el073d (pristupljeno:15. 4. 2016.)

Wiliams, M. (2008). *The Principles of Project Management.* Melbourne: SitePoint.

Capítulo 12

Davor Mikas, Zana Pavlovic, Bemarda Roudi

12 Projectos de saúde pública no meio pré-escolar

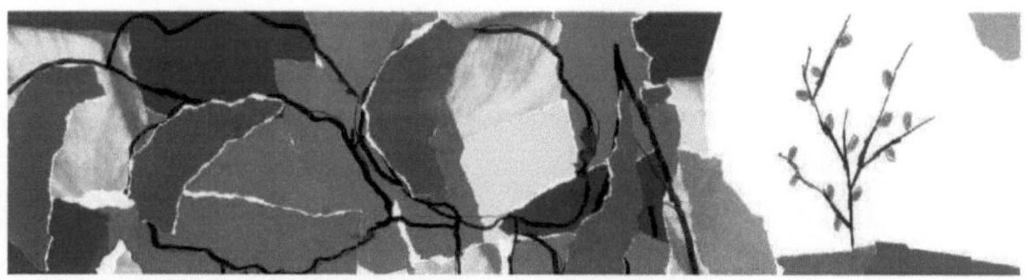

12.1. O início da prevenção dos comportamentos de risco para a saúde e das dependências no jardim de infância

A ciência da prevenção/desenvolvimento científico da investigação sobre prevenção/prevenção no mundo e no nosso país remonta ao início dos anos 90 (Basic, 2009; Coie et al., 1993), altura em que se registou um aumento significativo do número de programas de prevenção. A criação de programas de prevenção na República da Croácia começou em meados da década de 1990, devido à pressão dos problemas sociais, mais acentuados em tempo de guerra. Em tempos de acontecimentos traumáticos em grande escala e de ameaças à vida quotidiana, os programas de prevenção são uma componente vital dos cuidados de saúde organizados para crianças e adolescentes.

Muitos documentos que tratam do bem-estar das crianças e adolescentes e das suas famílias, e da prevenção de perturbações comportamentais em crianças e adolescentes, foram criados, escritos e impressos no final da década de 1990 e esta prática continuou até aos dias de hoje (Basic, 2009). Algumas pesquisas relacionadas com a prevenção começaram em meados dos anos 80, e nos anos 90 tornou-se necessário estabelecer programas de prevenção com resultados visíveis e mensuráveis, e cuja transferência de uma cultura para outra é possível. Começa assim "o tempo da prevenção", baseado em evidências científicas que muitos autores pensavam estar ainda por chegar.

As doenças relacionadas com a dependência são um dos principais problemas de saúde pública em muitos países do mundo, e não menos na República da Croácia. Em meados da década de 1990, a República da Croácia encontrava-se num período pós-guerra, enfraquecida em todas as áreas da vida e obrigada a lidar com dificuldades de mera sobrevivência, mas também com os acontecimentos que acompanham essas dificuldades. O abuso de substâncias psicoactivas tem consequências graves para o indivíduo, mas também para a sua família e para toda a comunidade. As doenças de dependência estão, na maioria das vezes, relacionadas com vários comportamentos de risco para a saúde (violência, delinquência, actividades criminosas, comportamento promíscuo). Na Croácia, mas também no condado de Split-Dalmatia, há um aumento de utilizadores, toxicodependentes e pessoas que experimentam substâncias psicoactivas (ESPAD, 1998, 2002, relatório do condado sobre o trabalho do Instituto de Doenças de Abuso de Substâncias, 2001, 2002).

12.2. Por que razão é importante começar a aplicar medidas de prevenção dos comportamentos de risco para a saúde e das dependências já no jardim de infância?

O jardim de infância é o primeiro passo no sistema educativo e, em grande medida, cumpre o papel dos pais, participando assim na prevenção de comportamentos socialmente inaceitáveis, incluindo o abuso de drogas. Durante a primeira infância, as influências educativas destinam-se a encorajar um crescimento e desenvolvimento completo, ótimo e saudável de todos os aspectos da personalidade da criança: físico, social, emocional e cognitivo, e tudo isto de acordo com as capacidades da criança. O jardim de infância, sendo uma instituição que influencia sistematicamente a criança através de actividades educativas, desempenha um papel importante na formação de atitudes em relação a todas as formas negativas de comportamento que, no futuro, podem pôr em perigo a saúde mental das crianças e dos adolescentes e que conduzem ao desenvolvimento de uma dependência.

O programa de prevenção foi concebido não só como um programa de prevenção, mas também como um programa que afirma valores de vida positivos. Para além da criação de actividades que incluam a criança, os pais e o educador, existem ainda outros factores significativos que delineiam a necessidade de prevenção em idade precoce. Esses factores são:

1. uma elevada percentagem de crianças em idade pré-escolar inscritas em programas de jardim de infância (70 %);

2. o tempo que as crianças passam diariamente no jardim de infância (de 5 a 10 horas), medido em anos (4 anos em média);

3. a possibilidade de influência precoce no desenvolvimento da personalidade da criança e na formação de hábitos socialmente aceitáveis;

4. o pessoal especializado do jardim de infância que se preocupa com todo o desenvolvimento e progresso da criança (educadores, colaboradores especializados).

A família e a comunidade local em geral devem envolver-se nas actividades de prevenção em conjunto com as instituições educativas, a fim de obter resultados óptimos e a longo prazo. O Jardim de Infância "Cvrcak" em Solin e os Jardins de Infância "Grigor Vitez" e "Marjan" em Split, guiados pela ideia de prevenção primária (universal), colaboraram com o Condado de Split-Dalmatia e o Departamento de Doenças de Dependência "Sveti Kajo" na criação destas actividades. A eles juntaram-se também o jardim de infância "Radost", em Split, e outros jardins-de-infância do condado: o jardim de infância "Trogir", o jardim de infância "Kastela" e o jardim de infância "Bili Cvitak", em Sinj. O objetivo desta cooperação era proteger e melhorar a saúde mental do indivíduo e da família e atenuar os sinais de desintegração pessoal e social (as consequências da toxicodependência e de outros comportamentos violentos e de risco para a saúde). Por prevenção, referimo-nos a um conjunto de actividades e intervenções que são implementadas antes do aparecimento do problema da toxicodependência.

Depois de 2003, as actividades de prevenção continuam sob o nome "A proteção da saúde mental começa na primeira infância" e há uma cooperação com os coordenadores e líderes dos programas de prevenção de cada instituição (todos nomeados pelos ministérios relevantes e pelo Gabinete de Educação do Condado ou pelas próprias instituições), juntamente com os diretores, educadores e especialistas associados. Este método incluiu novos colaboradores e mais especialistas no conteúdo e nas actividades do programa de prevenção, e foi o início de uma cooperação intersectorial e interdisciplinar na região relativamente à implementação da prevenção universal. De acordo com a lei croata sobre os cuidados de saúde e as alterações à lei sobre a prevenção da toxicodependência, os centros de prevenção da toxicodependência estão a tornar-se parte integrante dos departamentos de saúde pública dos condados, o que assinala uma abordagem de saúde pública à aplicação de medidas de prevenção.

12.3. Cartazes e projectos de prevenção

"Passos felizes, passos seguros" é o nome do projeto levado a cabo pelo jardim de infância "Marjan", em Split, e que foi concluído com a criação de um cartaz de prevenção para o Mês da Luta contra o Alcoolismo e outras Dependências. É preocupante o facto de a maior parte dos pais pensar que a toxicodependência só acontece aos adolescentes e de não verem as causas dos problemas numa idade precoce. Também o projeto "Onde estão os nossos pais no jardim de infância?" merece uma menção especial. Um número excecional de pais compareceu à manifestação, o que é inestimável para o processo de identificação nesta fase de desenvolvimento de cada criança (de acordo com isso, foi criado o slogan "Quando for grande, vou ser como o pai!"). Jardim de infância "Grigor Vitez" em

Split fez autênticos postais sobre o tema "O teu amor, a nossa alegria - um futuro mais feliz!" que foram enviados para vários locais estrategicamente importantes onde trabalham pessoas influentes, aquelas que deveriam poder ajudar as crianças. Nessa ocasião, foram feitos cartazes com a forma de um navio no mar com mensagens e desejos das crianças. Foi também elaborado o primeiro livro ilustrado sobre o tema da toxicodependência, intitulado "O bem e o mal estão muito próximos", com o objetivo de ajudar a criança a ativar as suas próprias forças no processo de desenvolvimento do respeito por si própria. O Jardim de Infância "Cvrcak", em Solin, criou e implementou o projeto "Viver juntos - trabalhar juntos", que se baseou em dois pilares da saúde de cada pessoa: "ser capaz de amar e ser capaz de trabalhar", porque sem isso, tanto o indivíduo como a sociedade não evoluem. Em 2008, foram concluídos workshops e actividades criativas sobre o tema "Vamos crescer saudáveis e felizes", que é simultaneamente o nome de um cartaz criado por um grupo educativo no mesmo jardim de infância. Ao utilizarmos os cartazes de prevenção como meio para atrair a atenção do público, salientámos a importância de agir o mais cedo possível. Para o efeito, reunimos instituições pré-escolares de todo o condado de Split-Dalmatia. Desta forma, através da cooperação das crianças do jardim de infância "Marjan", do jardim de infância "Grigor Vitez" e do jardim de infância "Trogir" em 2008, foi elaborado um cartaz intitulado "Questões familiares" como método de promoção do Mês da Luta contra o Alcoolismo e outras Dependências.

Em 2008 e 2009, foi produzido o primeiro DVD educativo para educadores de infância e pais. Foi criado no âmbito do projeto "O respeito por si próprio é a missão mais importante da infância" e intitula-se "Vê-me -1 vê-me a mim próprio". Foi publicado em 5000 cópias, distribuído e promovido em várias manifestações de saúde pública, de especialistas e do público em geral, não só no condado de Split-Dalmatia, mas também em toda a Croácia. Os dados recolhidos pela Associação de Peritos Associados de Escolas Primárias no condado de Split-Dalmatia sobre a amostra de 10835 crianças inscritas em instituições primárias em abril de 2007 mostraram que uma em cada cinco crianças precisa de ajuda especializada, e esta informação foi um ponto de partida para outras actividades (educação adicional e sensibilização de peritos, pais e público em geral). Estudos epidemiológicos a longo prazo do Instituto Croata de Saúde Pública e do Departamento de Prevenção da Dependência revelaram baixos níveis de autoestima entre os adolescentes (ESPAD, 2007). Após a distribuição do CD "O respeito por si próprio é a missão mais importante da infância - Os educadores podem ajudar as crianças", os resultados dos questionários de avaliação revelaram a necessidade de comunicação entre pais e filhos (http://www.nzjz-split.hr/web/images/MEN- TALNO/samopostovanje.pdf). A avaliação foi efectuada numa amostra de 210 educadores dos jardins-de-infância "Marjan" e "Grigor Vitez", em Split, e do jardim de infância "Cvrcak", em Solin. Foram também incluídos os professores das escolas primárias de Split e Kastela. O projeto "Uma flor para um mundo melhor" mostrou como uma criança em idade pré-escolar pode participar em actividades de saúde pública.

12.4. Jardim de Infância "Cvrcak" em Solin - Centro de Desenvolvimento Profissional e Implementação de Programas de Segurança, Proteção e Prevenção na Educação

As actividades de prevenção incluem o reforço dos factores de proteção e a atenuação ou eliminação dos factores de risco no desenvolvimento da criança (Wenar, 2003). O reconhecimento atempado dos factores de risco emocionais, comportamentais ou outros que podem surgir nas crianças em idade pré-escolar é o ponto de partida de algumas acções de prevenção precoce. É possível minimizar esses riscos através da indispensável formação universitária dos educadores do ensino pré-escolar, mas também mais tarde, durante a aprendizagem ao longo da vida. Os resultados da investigação de Vorkapic et al. (2012) em relação a futuros educadores, mostram uma elevada sensibilização e reconhecimento atempado de comportamentos de risco para a saúde em crianças em idade pré-escolar. Ao desenvolver a ideia da necessidade de formação adicional dos educadores do ensino pré-escolar, em 2010, o jardim de infância "Cvrcak", em Solin, foi nomeado Centro de Desenvolvimento Profissional e Implementação de Programas de Segurança, Proteção e Prevenção na Educação. As actividades do Centro de Desenvolvimento Profissional têm como objetivo o desenvolvimento profissional dos educadores de infância, elevando assim o nível das suas competências pessoais e profissionais.

12.5. Manuais educativos para pais e educadores

A prevenção primária (universal) engloba projectos e actividades diversas com crianças, pais e educadores. Esta cooperação resultou na publicação de um manual pedagógico para pais e educadores intitulado "Fazer tudo bem feito" (http://www.nzjzsplit.hr/web/images/ MENTAL- NO/uciniti _sve_kako_treba.pdf). O objetivo deste manual é sensibilizar os pais e educadores para a importância de estarem informados e acompanharem o desenvolvimento precoce das crianças durante a sua estadia em instituições pré-escolares, mas também em fases anteriores, na unidade familiar. A ligação inextricável entre a influência da família e a influência das instituições sobre a criança, e a cooperação inevitável destas duas influências, são os valores básicos que devem ser encorajados com o objetivo de um desenvolvimento ótimo da criança e do desenvolvimento do seu respeito próprio.

O manual contém informações sobre a norma e as caraterísticas especiais do desenvolvimento social e emocional da criança (desenvolvimento das emoções e das relações com os outros) desde o nascimento até aos seis anos de idade, e dá conselhos aos pais. O manual foi impresso em 5000 exemplares e foi apresentado aos participantes da 29.ª Escola de Pediatria em Split, durante a apresentação de nova literatura em medicina pediátrica em 2011. O manual também foi apresentado em instituições de ensino pré-escolar na região do condado durante vários eventos, incluindo seminários, conferências, congressos e outras manifestações de especialistas ou públicas cobertas pelos meios de comunicação social. Estas actividades têm como objetivo apoiar e implementar as medidas de prevenção universal que melhoram a saúde da criança e da sua família. Como continuação do projeto "O respeito por si próprio é a missão mais importante da infância", foi criado em 2012/2013 um manual para educadores e pais com o título "Desde o primeiro dia...(http://kabinet-martis.hr/wp-content/uploads/2015/10/ Prirucnik_od_prvog_dana.pdf).

A experiência prática mostra que os pais pedem cada vez mais a ajuda de especialistas relativamente às dificuldades que sentem quando tentam estabelecer limites para os seus filhos. O ponto de partida para este tipo de manual educativo e para a continuação deste projeto é a necessidade de os educadores adquirirem conhecimentos e competências adicionais, para que possam cooperar com os pais de uma forma mais produtiva (questionário "Inquérito sobre o nível de competência na disciplina de crianças em idade pré-escolar", 2011). Os adolescentes consideram que os pais não são bem sucedidos na definição de limites e regras no seio da família e que o comportamento fora de casa está ainda menos sob o controlo dos pais (ESPAD, 2011). O objetivo das actividades do projeto era sensibilizar o público e educar tanto os pais como os educadores sobre a importância de estabelecer limites numa idade precoce.

O manual foi impresso em 3000 exemplares e, de acordo com as práticas modernas e a promoção da saúde nas instituições de saúde pública, foi traduzido para inglês e produzido em 1000 cópias em CD. O manual foi apresentado no Dia Mundial da Saúde (7 de abril de 2013), juntamente com uma exposição de trabalhos artísticos de crianças.

O projeto "Ligar através das cores, aproximar através das imagens" foi iniciado em 2014 e os participantes são os jardins-de-infância "Cvrcak" em Solin e "Calimero" em Split. O objetivo do projeto é sensibilizar para a necessidade de proteção e melhoria da saúde mental das crianças com dificuldades mentais e incentivar e facilitar a inclusão de crianças e adolescentes com dificuldades mentais nas interações entre pares.

Desde o início da cooperação entre os estabelecimentos de ensino pré-escolar e o Serviço de Saúde Mental, de Prevenção e de Tratamento Ambulatório da Toxicodependência, temos a convicção comum de que é necessário abordar o problema muito mais cedo do que ele aparece. A prevenção é mais eficaz se toda a comunidade reconhecer e apoiar a implementação de acções de prevenção dirigidas à criança e à sua família. Se quisermos preservar a saúde mental das gerações futuras, devemos agir agora, influenciando o seu ambiente social e as suas famílias já no jardim de infância.

O esboço do projeto:

Viver bem - há trabalho para a alma e para as mãos; competência social no jardim de infância

Lar de crianças "Papaline", jardim de infância "Cvrcak" em Solin

O crescimento de uma criança é tão desejável para ela como para todos aqueles que estão direta ou indiretamente envolvidos na sua educação. A criança crescerá, modificar-se-á, adaptar-se-á e construirá o seu comportamento, as suas relações sociais, a sua expressão afectiva e as suas experiências de forma proporcional à influência das relações sociais que ela tem e cria.

As crianças diferem umas das outras desde a mais tenra idade. Algumas diferenças são o resultado de traços de personalidade, enquanto outras podem ser modificadas pela estimulação social. As crianças também diferem na competência social, ou seja, nas suas possibilidades, aptidões e capacidades para criar e manter relações sociais satisfatórias.

Algumas crianças criam e mantêm relações sociais com facilidade, enquanto outras são menos capazes nesse aspeto (devido a uma experiência insuficiente, timidez, ansiedade, agressividade, imprudência, um ambiente social não estimulante, e por outras razões).

12.6. O que fazer e como fazer no jardim de infância?

O jardim de infância é o primeiro local onde a criança aprende a viver com os seus pares e com pessoas que não são membros da sua família. A criança aprende a ser tolerante, cooperante, a respeitar os outros e as suas necessidades e a defender-se.

A experiência pessoal e as situações em que a criança se encontra influenciam muito a qualidade das suas escolhas comportamentais. A criança manifesta diferentes comportamentos que avaliou como úteis em situações concretas. Alguns deles são aceitáveis e óptimos tanto para ela como para os outros, enquanto outros não o são.

O objetivo: desenvolver aptidões e competências sociais e de vida importantes através de interações com os pares e num contexto social restrito e alargado.

Estas competências permitem à criança lidar mais facilmente com as tarefas e os desafios do crescimento e funcionam como um mecanismo de prevenção de comportamentos indesejáveis.

A criança é um objeto social com necessidades específicas, direitos e um contexto cultural. Cada criança é um ser ativo e criativo cuja personalidade tem um potencial de criatividade e de auto-expressão, mas as crianças também diferem em termos de estilos, velocidade e dinâmica de aprendizagem. Por conseguinte, as crianças são diferentes e as suas necessidades e capacidades também são diferentes. Um jardim de infância de qualidade reconhece e respeita essas diferenças.

Tarefas:

capacitar a criança para lidar com situações do quotidiano através da experiência adquirida nas interações sociais com os seus pares

2. apoiar o potencial da criança para aprender e praticar formas socialmente aceitáveis de satisfazer as suas necessidades individuais através do jogo;

3. consolidar uma imagem positiva, mas realista, de si próprio, dando oportunidades e possibilidades de auto-realização;

4. permitir que a criança experimente e respeite as diferenças entre ela e os outros;

5. consolidar as capacidades emocionais, sociais e cognitivas da criança através da criação e manutenção de interações entre pares;

6. apoiar estratégias eficazes para a resolução de problemas, dando assim à criança um sentimento de realização e competência, bem como um sentimento de inclusão social;

7. utilizar situações de desacordo como oportunidades de aprendizagem.

Como levar a criança a ser capaz de ter uma perceção de qualidade, condição prévia para a competência social? Como ajudá-la a atingir o nível em que será capaz de compreender os outros, de respeitar os outros,

cooperar com os outros, ajudar-se a si próprio e aos outros, e respeitar-se a si próprio e aos outros apesar das suas diferenças? Como distinguir o que é benéfico para mim, o que é benéfico para os outros e o que não é benéfico nem para mim nem para os outros?

Uma das respostas a esta pergunta é que a criança deve conhecer-se a si própria e aos outros para poder amar-se a si própria e aos outros. Podemos amar alguém ou alguma coisa que não nos é familiar, desconhecida? Não, porque no desconhecido vemos os nossos medos, as nossas inseguranças. Aí vemos a resistência e a competitividade, enquanto no conhecido há confiança, segurança, pertença e apoio.

Embora consciente de que a competência social, apesar de muitas das caraterísticas que têm em comum, difere muito do conceito de aptidões sociais, apercebi-me de que, para uma criança em idade pré-escolar desenvolver relações com os seus pares, uma relação positiva consigo própria, com os seus próprios sentimentos e necessidades é de uma importância vital, e que isso pode ser uma pedra angular para a criação de relações aceitáveis e desejáveis com os outros.

A competência social está a ser encorajada por uma abordagem (educador - modelo de identificação) que apoia o reconhecimento, a compreensão, o encorajamento, a confiança, a proximidade, o elogio, a aceitação e o apoio, sem descurar a importância de estabelecer limites e fronteiras claras. A inevitabilidade de uma modelação corretiva adicional (inesperada) de comportamentos indesejáveis para consigo próprio e para com os outros, verificada pela experiência, conduz a um nível mais elevado de confiança e competência nas relações da criança, o que contribui para um desenvolvimento infantil saudável e para a construção de relações de qualidade consigo própria e com os outros (pares e adultos) no seu ambiente.

Reparo muitas vezes que os adultos que têm uma relação dinâmica com a criança se questionam se a criança os acha agradáveis se ou quando a controlam ou corrigem. No entanto, a vida ensina-nos que sem correção (de tipo afirmativo) a criança não aprende o autocontrolo. A autoconfiança, a autoestima, a autodisciplina, o desenvolvimento social, emocional e moral, o progresso e a adoção de valores são impossíveis sem a liderança do "controlo" e das correcções. A falta de apoio social e emocional de qualidade, de correção, de discernimento e de avaliação está diretamente relacionada com o desenvolvimento de comportamentos indesejáveis e de risco, quer a criança se torne vítima quer participe ativamente em comportamentos inaceitáveis (muitas vezes violentos). É importante tomar consciência de que não há necessidade de evitar "conflitos" e desacordos, e que essas situações devem ser vistas como oportunidades de aprendizagem.

As palavras-chave aqui são **relações** e **atração de grupos.**

A competência social e as aptidões sociais não podem ser melhoradas através da satisfação das necessidades (a ênfase é colocada nas "necessidades" e não nos desejos), ao mesmo tempo que se impede os outros de satisfazerem as suas necessidades. É evidente que a competência social é uma capacidade que só pode ser parcialmente aprendida e que, em parte, é o resultado da maturidade social e emocional aliada à experiência da vida quotidiana. Daí resulta a vontade de partilhar, cooperar, ajudar, apoiar e ser compassivo e, mais importante ainda, ser capaz de levar uma vida de qualidade, realização e felicidade em conjunto.

A criança é um ser ativo e um ser lúdico. Para além de desenvolver um sentido de si própria, do seu "eu" físico, social, emocional e cognitivo, a criança é também ativa enquanto tem um sentido de pertença à comunidade e ao mundo.

A experiência da criança de fazer parte de um grupo é uma experiência social e emocional dominante. Através das interações de grupo, a criança troca experiências, opiniões, conhecimentos, competências, exprime as suas próprias emoções e aprende (cria e co-criar). Para além de desenvolver um sentido de si próprio, um sentido do seu "eu" físico, social, emocional e cognitivo, a experiência da criança de fazer parte de um grupo dá-lhe um sentido de comunidade e do mundo em que vive.

Acções e actividades:

1. Deve usar as situações como incentivo para conversas com a criança, sobre os seus sentimentos, o que ela sente em relação à situação específica, ao acontecimento ou à relação com outra criança (introduzir gradualmente perguntas como: Como achas que ele se sente? Como é que achas que eu me sinto?).

2. Deve utilizar perguntas encorajadoras. Por exemplo: O que o deixou orgulhoso de si hoje? O que é que gostas em ti? O que é que gostas mais no teu amigo? Do que é que não gostas? O que é que gostas de fazer com o teu amigo? O que é que o/a deixa zangado/a/feliz/triste? O que é que o/a deixa zangado/a/feliz/triste? O que é que te faz rir? O que é que o faz rir? O que é que tu desejas/não desejas? O que é que ele/ela deseja?

3. Em situações concretas, é importante verbalizar estados, estados de espírito, sentimentos, ou seja, como nos sentimos em relação a algo (amizade, carinho, amor, raiva, fúria, ser mimado, ser mal-humorado, a relação entre vitória e derrota, curiosidade, mistério, alegria, tristeza). O que posso fazer para o melhorar? O que é que será então melhor?

4. Deve utilizar mensagens afirmativas, comportamentos afirmativos (procurar soluções, não rotular alguém por causa das suas acções e do seu comportamento, aceitar os pensamentos e ideias da criança e apoiar a sua realização).

5. Deve proporcionar condições para a organização e realização de vários jogos e actividades (todo e qualquer tipo de jogo, em todas as áreas de desenvolvimento da criança, pode ser e é função do desenvolvimento de competências sociais) que contribuam para uma avaliação do estado e da dinâmica social e emocional da criança e do grupo.

6. Deve acompanhar as mudanças neste processo dinâmico e registar as suas impressões sobre a criança e o grupo e, de acordo com isso, mudar, adaptar e planear novas acções.

Entre um grande número de jogos (para uma criança, os jogos são uma forma primária de aprender sobre si própria, sobre os outros e sobre o seu ambiente; a parte mais importante do crescimento e da formação da sua personalidade) que contribuem para a qualidade das relações sociais entre as crianças, enumero aqui:

1. jogos sociais e <feeling>
2. jogos que permitem uma melhor coesão do grupo
3. jogos de exploração
4. jogos de construção
5. jogos de tabuleiro
6. jogos de role-playing
7. drama
6. jogos musicais e teatrais
7. jogos tradicionais
8. jogos de relaxamento e jogos meditativos

O que é a amizade?

- *A amizade é quando se constroem coisas em conjunto e quando se brinca com toda a gente.* Marko, 5,6 anos

- *É quando nos amamos, nos abraçamos, nos beijamos na cara e dizemos "perdoa-me".* Lucija, 5,9 anos

- *Amizade· s quando nos divertimos com os nossos amigos.* Anja, 5,6 anos

- *É· quando a mãe de alguém· tem de ir a algum lado, e eles ficam convosco em casa e vocês dão-lhes algo para beber e brincam com eles.* Viktoria, 5,7 anos

- *A amizade é quando damos um presente a alguém e ele diz "obrigado" e nós dizemos "de nada".* Mikula, 5,5 anos

- *A amizade é quando brincamos juntos, cantamos e aplaudimos juntos, e quando· não discutimos.* Luka, 6,2 anos

- *Amizade é quando ajudas alguém que se magoou.* Roko, 5,9 anos

- *Amizade é quando recebes amigos no teu aniversário.* Karla, 6 anos

- *A amizade é quando partilhamos os nossos brinquedos com o nosso amigo e quando inventamos histórias e as contamos juntos a toda a gente.* Lovre, 5,5 anos

- *É quando dançamos, representamos e cantamos juntos.* Klara, 5 anos

- *(...) e quando estamos a desenhar, a consertar máquinas, a fazer juntos uma estação espacial e quando levantamos uma tenda juntos.* Emanuel, 5,4 anos

- *Quando se brinca alegremente com alguém e depois se constroem coisas em conjunto.* Marin, 6,3 anos

- *Amizade é quando tudo o que construímos se desmorona, e depois alguém nos ajuda a apanhar os pedaços.* Mila, 5 anos

Num ambiente auspicioso, a criança experimenta a beleza da comunidade, encontra facilmente o que é certo para si e vive momentos felizes. Um indivíduo satisfeito cria uma comunidade satisfeita. Intuitivamente, e mais tarde, através do pensamento racional, a criança reage positivamente e aprecia algo que é, por si só, positivo, apoiante e encorajador.

O que é que acaba com uma amizade?

- *A amizade acaba quando alguém te dá uma flor, mas tu não a queres.* Karmen, 6 anos

- *Quando discutem, dão pontapés e gritam, e depois ele conta à mãe.* Marko, 5,6 anos

- *A amizade acaba quando brincamos ao ar livre e quando nos magoamos numa planta com espinhos e os outros se riem de nós.* Stipe, 5 anos

- *Quando empurramos alguém ou escondemos o seu sapato ou algo semelhante, mas não lhe perguntamos se ele gosta disso.* Kresimir, 5,3 anos

- *A amizade acaba quando alguém pega no teu brinquedo e não '/ diz por favor.* Laura, 5,5 anos

- *Quando estás a festejar o teu aniversário, mas o teu amigo não vem, apesar de até o down ter vindo.* Ante, 5,8 anos

- *A amizade acaba quando Gabriela dá ordens e diz 7' não serei tua amiga se não me deres' essa pulseira.* Débora, 6 anos

- *(...) e quando alguém vem e tenta mudar o jogo que tu começaste.* Zlatko, 6,5 anos

Todos os dias, as crianças enviam mensagens de amizade e cooperação, porque no jardim de infância vivem num ambiente onde a cooperação é essencial. A capacitação para a cooperação entre as crianças está a ser implementada através do incentivo e da criação de jogos de todos os tipos. Para uma criança, brincar é a forma mais natural, mais vital, mais eficaz e mais aceitável de se libertar.

O educador:

1. estabelece uma atitude calorosa e carinhosa para com cada criança e mostra que a respeita;

2. realiza reacções individualizadas e exprime as suas expectativas, tendo em conta as possibilidades da criança, as suas capacidades e o seu processo de desenvolvimento;

3. através de interações quotidianas frequentes, apoia os pontos fortes da criança e desenvolve neles a confiança da criança em si própria e nos outros;

4. consegue uma interação que corresponde às capacidades e necessidades emocionais, sociais, físicas e cognitivas de cada criança, tendo em conta os pontos fortes da criança;

5. respeita a possibilidade de alteração das capacidades psicofísicas da criança para progredir

6. favorecer as interações entre as crianças, a fim de melhorar o seu desenvolvimento social, de obter uma compreensão mútua, uma ajuda e um apoio, bem como um sentimento de pertença e de união;

7. sugere acções e actividades com a ajuda das quais a criança aprende a distinguir e a reconhecer os seus próprios sentimentos e os sentimentos dos outros e a falar sobre eles com bom humor e de forma descontraída.

8. apoia o desenvolvimento das capacidades de comunicação e de expressão oral, incentiva a participação da criança em todos os aspectos da vida do grupo através de uma variedade de métodos e estratégias adaptados ao seu desenvolvimento;

9. avalia o nível de envolvimento da criança no grupo e, em função disso, adapta e planeia os passos seguintes.

Benefícios para a criança:

Um ambiente social de qualidade no jardim de infância é benéfico para o desenvolvimento da criança e proporciona condições prévias para a aprendizagem ao longo da vida, estabelecendo objectivos elevados mas realistas para cada criança, e aumentando-os depois de acordo com as capacidades e competências da criança, e proporcionando oportunidades de sucesso.

1. Uma atitude positiva em relação à sua própria personalidade e identidade, que "alimenta" um sentimento de segurança, de auto-confiança, de auto-confiança e de crença na sua própria eficácia, com uma disponibilidade para a iniciativa e a assunção de riscos, compreendendo as consequências das suas escolhas.

2. Cria estrategicamente oportunidades para formar, expressar, mas também para mudar opiniões, para tomar decisões responsáveis, ser agradável e estar disposto a cooperar.

3. O desenvolvimento de competências que permitam à criança compreender-se a si própria e aos outros, aceitar e respeitar os que são diferentes, ser compassiva e assertiva.

4. A criança é um participante ativo num processo que inclui a cooperação, no qual interage com pares de diferentes opiniões, ideias, estados de espírito, emoções e, em conformidade com isso, torna-se mais flexível e mais resistente, ou seja, desenvolve a capacidade de conseguir interações adequadas com os outros, incluindo atrair a atenção, partilhar, fazer compromissos e lidar com emoções

negativas.

5. O desenvolvimento da inteligência emocional e de modelos de comportamento pró-sociais, com autorregulação do comportamento e procura de soluções óptimas em situações problemáticas; as crianças aprendem a equilibrar as suas próprias necessidades e as necessidades dos outros.

6. Experimentam a satisfação e a alegria de viver e trabalhar em comunidade, em situações concretas - utilizando as vantagens da socialização, aprendem uns com os outros.

7. Da forma mais adequada, a criança passa a compreender a importância das regras e dos limites, separa o desejável do indesejável e reforça assim a autorregulação e a motivação intrínseca. Um passo mais adiante leva ao desenvolvimento da metacognição, ou seja, da reflexão sobre um processo que conduziu ou não aos resultados desejados.

Juntamente com os pais

Os pais (família) são o primeiro ambiente social da criança e a promoção de uma interação eficaz entre a família e o jardim de infância incentiva a compreensão da responsabilidade partilhada no desenvolvimento da criança. Os pais e os outros membros da família definem o contexto cultural e o sistema de valores em que se baseia a socialização da criança. Uma boa comunicação e cooperação, um envolvimento ativo dos pais e elevados níveis de confiança social contribuem certamente para uma melhor compreensão dos papéis, relações e responsabilidades no triângulo pais - criança - jardim de infância.

Uma comunicação eficaz é a chave para uma ação coordenada e para a tomada de decisões que sejam do interesse da criança, mas este tipo de comunicação não é possível sem confiança nos outros. Um educador profissional (perito) utiliza oportunidades formais e informais de comunicação com os pais, permite uma troca de informações de alta qualidade e bem argumentada e incentiva e apoia uma relação interactiva. Tem em consideração os interesses, as necessidades e as dúvidas dos pais e da criança e dá uma resposta rápida e informada.

Com isso, faz com que os pais saibam que são competentes e que respeita as suas capacidades e o seu contexto cultural, pelo que cria habilmente planos de desenvolvimento de alta qualidade, em primeiro lugar para a criança, mas também para eles (para os pais e familiares diretos). As informações e ideias fornecidas por um especialista ajudam os pais a consolidar as suas competências e a avaliar a eficácia das diferentes estratégias. Além disso, os especialistas ajudam-nos a tomar consciência da importância do seu papel parental enquanto modelo de identificação. A satisfação e a confiança dos pais, mas também uma imagem realista da criança, aumentam com a criação de oportunidades com as quais sentem que estão a contribuir e a ajudar no desenvolvimento da criança.

Por fim, para uma interação de qualidade entre um educador e um pai, sublinho:

1. diferentes modelos de cooperação que contribuem para uma comunicação de qualidade que visa o bem-estar das crianças;

1. uma reação atempada e uma abordagem construtiva para resolver problemas relacionados com o desenvolvimento da criança

2. incentivo e apoio ao envolvimento dos pais na criação de programas de qualidade para as crianças e à participação ativa dos pais na execução dos programas e na garantia do direito dos pais de avaliarem criticamente os resultados

3. a consolidação das competências e da eficácia dos pais através da aquisição dos conhecimentos e das aptidões necessárias à educação dos filhos

A este respeito, ofereço aos pais uma variedade de oportunidades e formas de cooperação. São elas:

1. troca diária de informações e conversas individuais

2. realização de inquéritos sobre aspectos específicos da educação e do desenvolvimento das crianças e sobre os resultados dos programas (questionários iniciais, de objetivo e de avaliação);

3. reuniões de pais informativas, educativas e comunicativas (grupos mais pequenos ou reuniões de todo o grupo);

4. reuniões de pais e seminários que tratem de problemas específicos da parentalidade e do auto-aperfeiçoamento;

5. comunicação visual e escrita;

6. Comunicação via Internet;

7. Diferentes tipos de comunicação escrita (folhetos educativos, cartas aos pais, questionários);

8. diferentes tipos de comunicação visual (exposições fotográficas, exposições de trabalhos artísticos das crianças, livros ilustrados para crianças e projecções de vídeo sobre a vida no jardim de infância);

9. envolvimento direto dos pais na preparação do processo educativo, participação ativa na realização de diversas actividades com as crianças (permanência dos pais no grupo de crianças, participação em projectos infantis, visitas, excursões, permanência da criança no local de trabalho dos pais, apresentação da profissão dos pais ou de outros aspectos interessantes da sua personalidade), mas também acções de recolha, produção e outras formas de atividade benéficas para a educação e para o jardim de infância, etc

10. grupos de teatro e de música de pais (assembleia de pais) - peças de teatro e actuações de pais para crianças e outras actividades de palco com crianças;

11. Salas de jogos, workshops, celebrações, reuniões e comemorações (feriados, aniversários, eventos desportivos e recreativos, eventos artísticos e criativos, eventos relacionados com o trabalho););

12. obter informações sobre onde, como, quando e como procurar e obter ajuda e apoio profissional relativamente à criação e educação dos seus filhos que ultrapassem as competências dos educadores

Em vez de uma conclusão

O desenvolvimento social e afetivo é essencial para uma vida de qualidade. Enquanto a criança constrói, co-constrói e reconstrói a sua identidade ("eu sou o que sou") e a identidade do outro ("tu és o que és"), a interação social desempenha um papel importante no seu desenvolvimento cognitivo. O seu desenvolvimento social e emocional influencia a sua capacidade de se envolver em todos os aspectos das interações que promovem a aprendizagem ao longo da vida e o crescimento pessoal.

A competência social refere-se à forma como a criança age em relação a si própria, aos seus sentimentos e necessidades, e em relação aos sentimentos e necessidades dos outros - ou seja, refere-se também à forma como utiliza as competências sociais adquiridas quando se relaciona com os outros.

Uma criança socialmente competente pode ser reconhecida pelo seu comportamento pró-social (partilhando, ajudando, cooperando, negociando) e pelas suas aptidões pró-sociais (resolução não violenta de conflitos, tolerância, assertividade), que lhe permitem compreender o seu ambiente e lidar eficazmente com as situações do quotidiano e atingir com sucesso os seus objectivos pessoais sem colocar os outros em perigo. Uma criança com estas caraterísticas é emocionalmente mais sensível nas suas relações com os seus pares e com os adultos e apresenta modelos de comportamento mais positivos do que as crianças menos competentes...

A linha onde Ifin termina e onde tu começas não é feita pelas fronteiras do corpo, mas pelas fronteiras da alma. Kezele

Bibliografia

Basic, J. (2009). *Teorije prevencije: prevencijaporemecaja u ponasanju i rizicnihponasanja djece i mladih.* Zagreb: Skolska knjiga.

Brdar, I. (1993). Stoje socijalna kompetencija? Rijeka: Godisnjak Zavo- da za psihologiju.

ESPAD (Europsko istrazivanje opusenju, alkoholu i drogama medu ucenicima), (1998, 2002, 2007, 2011). Zagreb: HZJZ.

Grbic, M.; Cajo, N.; Pavlovic, Z. (2013). *Odprvog dana... - Prirucnik za roditelje i odgojitelje.* Split: Nastavni zavod za javno zdravstvo SDZ, Sluzba za zastitu mentalnog zdravlja, prevenciju i izvanbolnicko lijecenje ovisnosti, dostupno na mreznoj stranici: http://kabinet-martis.hr/wp-content/uploads/2015/10/Prirucnik_od_prvog_dana.pdf(pristupljeno: 19. 3. 2016.)

Grbic, M.; Cajo,N.; Pavlovic, Z. (2009). *Ucinitisve kako treba-Prirucnik za roditelje.* Split: Nastavni zavod zajavno zdravstvo SDZ, Sluzba za zastitu mentalnog zdravlja, prevenciju i izvanbolnicko lijecenje ovisnosti, dostupno na mreznoj stranici: http://www.nzjz-split.hr/web/images/MENTALNO/uciniti_sve_kako_treba.pdf (pristupljeno: 14. 4. 2016.)

Grbic, M.; Cajo, N.; Pavlovic, Z.; Kljucevic, Z. *Razvoj samopostovanja je najvazniji zadatak djetinjstva - Odgojitelji mogu pomoci djeci.* Split: Nastavni zavod zajavno zdravstvo SDZ, Sluzba za zastitu mentalnog zdravlja, prevenciju i izvanbolnicko lijecenje ovisnosti, dostupno na mreznoj stranici: http://www.nzjz-split.hr/web/images/MENTALNO/samopostovanje.pdf (pristupljeno: 15.5.2016.)

Ljubetic, M. (2009). *Vrticpo mjeri djeteta: kakoprocjenjivati kvalitetu u ustanovi ranog i predskolskog odgoja i obrazovanja: prirucnik za odgojitelje i roditelje.* Zagreb: Skolske novine.

Nacionalni kurikulum za rani i predskolski odgoj i obrazovanje (Narodne novine, 5/2015).

Slunjski, E. (2008). *Djecji vrtic - zajednica koja uci.* Zagreb: Spektar Media.

Tankersley, D.; Brajkovic, S.; Handzar, S.; Rimkiene, R. i sur. (2012). *Teorija upraksi i Koraci ka kvalitetnojpraksi.* Zagreb: Korak po korak.

Wenar, C. (2003). *Razvojna psihopatologija i psihijatrija.* Jastrebarsko: Naklada Slap.

Capítulo 13

Vedrana Zdero

13. Projectos de saúde pública no meio escolar

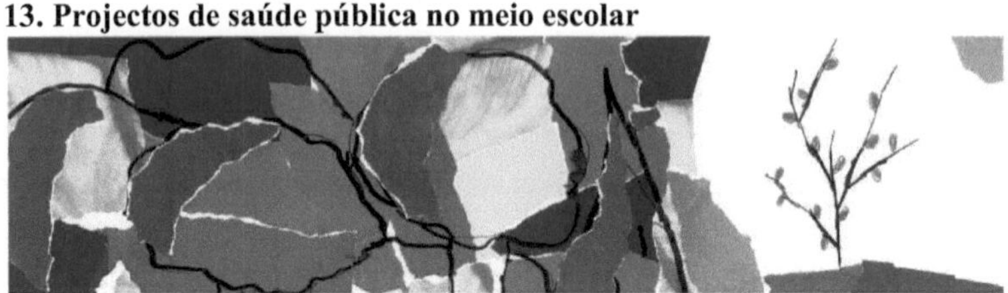

A infância e a adolescência são períodos cruciais da vida durante os quais se estabelecem as bases da saúde mental e se previne a ocorrência de perturbações e doenças mentais. Neste processo, a escola tem um papel único e indispensável. A literatura científica mundial sugere que pelo menos uma em cada cinco (ou seja, 20%) das crianças e jovens sofre de algum tipo de problemas comportamentais e 10% delas têm sérias dificuldades de funcionamento social (Boydell Brauner e Bowers Stephens, 2006, segundo Bouillet, 2015). As escolas podem prestar apoio a estas crianças, mas também promover a saúde mental e desenvolver a resiliência das crianças e dos jovens para lidar com factores de stress negativos. Os projectos de saúde pública têm um papel importante neste contexto. Durante os últimos vinte anos, registou-se um aumento significativo do número de investigações e programas no domínio da saúde mental em todo o mundo. Nos trabalhos científicos são mencionados muitos programas implementados nas escolas sob diferentes nomes, alguns dos quais são: "saúde mental", "aprendizagem social e emocional", "inteligência emocional", "resiliência", "competências para a vida", "educação do carácter" e similares. (Weare, 2010, de acordo com Weare e Nind, 2011). Munjas Samarin e Taksic (2009) propuseram o termo Aprendizagem Social e Emocional (ASE), que é definido como o processo de aquisição de conhecimentos, atitudes e competências relacionadas com o reconhecimento e gestão das emoções, lidar com o mundo social, estabelecer e manter relações com os outros e tomar decisões eficazes (Payton et al., 2008 de acordo com Munjas Samarin, Taksic, 2009). Em suma, é um processo de desenvolvimento da competência social e emocional básica das crianças.

Especialistas de várias profissões estão a unir conhecimentos no domínio da inteligência, da psicologia do desenvolvimento, da neurociência e da educação para conceber uma estratégia de prevenção através de programas que ajudem as crianças a desenvolver competências sociais e emocionais (Munjas Samarin e Taksic, 2009). O seu objetivo é tornar as crianças mais resistentes a vários problemas psicopatológicos, como a depressão, a delinquência, a violência, a toxicodependência, etc. Existem literalmente milhares de intervenções escolares no domínio da saúde mental em todo o mundo, mas apenas algumas delas são avaliadas. Os países líderes no desenvolvimento e avaliação destas intervenções são considerados os Estados Unidos. 20 grandes intervenções mostram um sucesso consistente em exames sistemáticos rigorosos (Zins et al., 2004, Caselli, 2010 de acordo com Weare e Nind, 2011). Os programas australianos também são avaliados de forma robusta e positiva (Ada et al., 2007, Shucksmith et al., 2007 de acordo com Weare e Nind, 2011).

Esta secção apresenta um resumo da avaliação de alguns destes programas e de algumas experiências croatas.

O impacto das experiências da infância no estado de saúde subsequente ao longo da vida está bem documentado (Felitti, 1998; Galobardes, 2006; Kessler, 2010; Poulton, 2002; Wadsworth, 1997; Wright, 2001 de acordo com Langford, Bonell, Jones, Pouliou, Murphy, Waters, Komro, Gibbs, Magnus, Campbell, 2014). As evidências sustentam que as atitudes, crenças e comportamentos adoptados durante os primeiros anos, por exemplo, os relacionados com o tabagismo, a atividade física e as preferências alimentares, são fortemente delineados na idade adulta (Kelder, 1994; Singh, 2008; Whitaker, 1997 de acordo com Langford et al., 2014), pelo que se considera que a promoção de hábitos saudáveis nestes primeiros anos de formação é crucial. O reconhecimento deste facto levou ao surgimento de interesse no papel da escola como um ambiente no qual se pode promover um comportamento saudável entre crianças e jovens. As crianças passam grande parte do seu tempo na escola, pelo que a escola tem potencial para ter uma forte influência na saúde das crianças. Além disso, existe uma forte correlação entre o estado de saúde das crianças e a sua capacidade de aprendizagem (Powney, 2000; Singh, 2008 de acordo com Langford etal.,2014).

De acordo com Sakoman (2009), a escola é o segundo sistema organizado mais importante do país, depois da família, que pode corrigir pelo menos alguns dos erros cometidos pela família. É o único sistema educativo social que pode reunir quase todas as crianças, os seus pais e muitos especialistas de outras instituições num só lugar, a nível da comunidade local. O sistema escolar tem de ter autonomia na criação de programas educativos preventivos. É a escola que procura ajuda profissional de instituições estrangeiras e decide se a aceita e de que forma. É ela que decide se aceita tudo o que lhe é oferecido por outros sistemas. A prevenção, integrada no currículo das escolas, se for baseada no conhecimento científico e se for levada a cabo utilizando principalmente recursos especializados do sistema escolar, mas também utilizando a cooperação com todos os recursos da comunidade local, dá um grande contributo para a proteção das crianças (Botwin,

2001; Mathias, 1997; Catalano, 2003; Steiker, 2008 de acordo com Sakoman, 2009). Muitas escolas no mundo, incluindo as do nosso país, não integraram os seus programas nesta base (Ringwait, 2002; Zickler, 2002 de acordo com Sakoman, 2009).

Com o apoio total da família e da comunidade, as escolas são consideradas os melhores locais para o desenvolvimento de um programa abrangente para a proteção da saúde mental das crianças, uma vez que quase todas as crianças frequentam a escola ao longo da sua vida e as escolas são muitas vezes as instituições sociais e educativas mais poderosas dentro das quais alguma forma de intervenção pode ser implementada. Para as crianças de comunidades menos estimulantes, a intervenção pode representar um ponto de viragem, especialmente se a comunidade carece de outras formas de apoio (Gross, 2008 de acordo com Weare e Nind, 2011).

As escolas têm um impacto profundo nas crianças, nas famílias e nas comunidades, e a capacidade e a motivação dos jovens para irem à escola, aprenderem e aplicarem o que aprenderam são influenciadas pela sua saúde mental. A escola pode atuar como uma rede de segurança para as crianças e, para além da família, é a chave para o desenvolvimento da autoestima e de um sentido de competência (Hendren, Birrell Weisen e Orley, 1994).

O papel do professor há muito que ultrapassou o papel da pessoa que (apenas) ensina os alunos em frente ao quadro. O professor assume o papel de um segundo adulto importante na vida dos seus alunos, ou seja, uma pessoa que pode ter um impacto significativo nas suas vidas. As segundas pessoas importantes são as que aparecem no início da vida da criança e com as quais esta estabelece um contacto estreito, como os pais, os irmãos mais velhos e os membros da família alargada. À medida que a criança cresce, o seu campo de atividade alarga-se para incluir pessoas fora da família, geralmente os seus pares e professores. Na escola, os alunos querem conhecer as opiniões e atitudes dos seus professores.

Neste sentido, o feedback que um aluno recebe do seu professor pode ter um impacto significativo na sua autoestima e autoconfiança e no seu sentido de valor próprio. A relação positiva entre um aluno e um professor gera atitudes positivas em relação à educação em geral e cria um ambiente positivo na sala de aula que contribui para um melhor desempenho académico.

Não há dúvida de que a educação desempenha um papel importante na saúde e nos resultados económicos da vida. A educação e a saúde estão intimamente relacionadas. Os estudos indicam que os jovens saudáveis têm mais probabilidades de aprender mais eficazmente; que a promoção da saúde pode ajudar as escolas a atingir objectivos sociais e a melhorar os resultados educativos. Além disso, os jovens que têm uma relação positiva com a sua escola e com o pessoal escolar têm mais probabilidades de obter melhores resultados de aprendizagem e menos probabilidades de se comportarem de forma altamente arriscada.

Os programas de saúde escolar têm feito parte da educação durante a maior parte do século XX, enquanto a "Escola Promotora de Saúde" surgiu nos anos 90 como um novo enquadramento para ajudar as escolas a lidar com questões de saúde (Leger, 1999). Até então, as actividades preventivas tinham sido orientadas para a educação para a saúde através do currículo escolar formal ou para o desenvolvimento de competências específicas, como a comunicação (Lynagh, 1997, de acordo com Langford et al., 2014). Alguns destes programas podem ter efeitos a curto prazo, mas há muito poucas provas de que possam contribuir para uma mudança significativa de comportamento a longo prazo (Brown, 2009; Faggiano, 2005; Foxcroft, 2011; Waters, 2011 de acordo com Langford et al., 2014). Devido ao âmbito limitado desta abordagem, foi desenvolvida uma nova abordagem, mais abrangente, designada por "Escola Promotora de Saúde".

Esta abordagem é fortemente promovida pela Organização Mundial de Saúde e é utilizada em muitos países do mundo. A saúde e a educação estão fortemente ligadas, ou seja, as crianças saudáveis têm um melhor desempenho na escola, o que está associado a uma melhor saúde mais tarde na vida (Langford et al., 2014). A relação entre saúde e educação é a base de uma abordagem que foi desenvolvida pela Organização Mundial de Saúde para promover a saúde nas escolas de uma forma que implica o envolvimento de todo o ambiente escolar: Um enquadramento para as escolas que promovem a saúde.

A saúde é promovida em todo o ambiente escolar e não apenas no âmbito do currículo de educação para a saúde. Este quadro visa promover a adoção de estilos de vida essenciais para uma boa saúde, proporcionar um ambiente que apoie e encoraje estilos de vida saudáveis e formar os estudantes e o pessoal escolar para influenciarem a comunidade de modo a torná-la mais saudável. É necessária uma ação aos três níveis para que esta tenha um impacto efetivo na saúde (nível individual, ambiente escolar e comunidade em geral). A nível individual, a educação para a saúde, no âmbito do currículo formal, continua a ser uma parte importante desta abordagem. Uma vez que se reconhece que, para uma vida saudável, é importante tomar as decisões corretas numa determinada fase (Young, 1989, de acordo com Langford et al., 2014), os alunos precisam de informações precisas sobre questões de saúde para poderem tomar boas decisões; por conseguinte, a educação para a saúde pode aumentar os conhecimentos dos alunos e ajudá-los a construir atitudes positivas e comportamentos saudáveis. É importante desenvolver as competências para que o aluno possa comportar-se de acordo com essa informação, pelo que os programas que abordam as competências de comunicação, as técnicas de rejeição, o reforço da autoconfiança e da autoeficácia também têm o seu papel. A expansão do conhecimento, a construção de atitudes e o desenvolvimento de competências podem, em conjunto, melhorar a saúde psicossocial e ajudar a estabelecer novas normas sociais positivas entre a população estudantil em relação aos comportamentos de saúde. No entanto, para ser credível, o que as crianças aprendem no currículo formal deve ser confirmado e apoiado no ambiente escolar mais alargado (família, comunidade).

Langford et al. (2014) afirmam que a abordagem "Escola Promotora de Saúde" é utilizada em muitas escolas do mundo, mas não se sabe se essa abordagem é verdadeiramente eficaz. Este grupo de autores pesquisou 20 bases de dados nas áreas da saúde, educação e social, bem como registos de investigação e sítios Web relevantes com um cluster de ensaios controlados aleatórios de intervenções em escolas que visam melhorar a saúde de crianças com idades compreendidas entre os 4 e os 18 anos, que incluíram a educação para a saúde no currículo, que alteraram o ambiente físico ou social da escola (ou ambos) e que incluíram as famílias dos alunos ou a comunidade local (ou ambos). Encontraram 67 estudos que satisfazem os critérios estabelecidos e que se centram numa vasta gama de temas de saúde, incluindo a atividade física, a nutrição, o abuso de substâncias, o bullying, a saúde mental, a saúde sexual, a utilização de capacetes quando andam de bicicleta, a saúde oral, entre outros. Os efeitos positivos foram encontrados apenas entre algumas intervenções que seguiram este enquadramento, sendo alguns deles a redução do índice de massa corporal, o aumento dos níveis de atividade física, o aumento da quantidade de frutas e legumes na dieta, a redução do tabagismo e a redução do número de denúncias contra o bullying (Langford et al., 2014). Os efeitos das intervenções eram geralmente pequenos, mas tinham o potencial de criar benefícios para a saúde pública a nível da população. Poucos estudos envolveram qualquer resultado académico, frequência de aulas ou outros resultados associados à escola, pelo que Langford et al. (2014) consideraram que não podiam concluir claramente sobre a eficácia destas intervenções na melhoria do desempenho académico. Concluíram também que eram necessários mais estudos bem concebidos para determinar a eficácia do Quadro para outros temas de saúde. A maioria dos estudos incluídos nesta revisão foi efectuada nos países desenvolvidos da América do Norte, Europa Ocidental e Austrália. A realização de análises sistemáticas destas intervenções complexas constitui um desafio (Jackson, 2005 Shepperd, 2009 de acordo com Langford et al., 2014). A maior parte da investigação neste trabalho baseou-se apenas nos auto-relatos dos alunos na avaliação dos efeitos sobre as medidas de resultado; por conseguinte, os autores recomendaram a implementação de medidas objectivas validadas e de avaliadores "cegos". O abandono da amostra também tem sido um problema significativo, especialmente em estudos com duração de dois ou mais anos.

Por último, é importante reconhecer que a escola continua a ser apenas um dos principais domínios de influência na saúde das crianças. A família e a comunidade mais alargada em que vivem têm um impacto incomensurável na sua saúde, pelo que é necessário incluí-los. Para tal, as escolas devem ter em conta os pontos de vista e as opiniões da família e da comunidade e incentivar o seu apoio e participação nas actividades de promoção da saúde. As mensagens de saúde provenientes da escola devem ser adoptadas e reforçadas no seio da família e da comunidade em geral, se quisermos obter um impacto significativo no comportamento das crianças. Num estudo realizado por Christian et al. (2015), os diretores sugerem métodos mais informais para colaborar com os pais, nos quais estes possam ter a sensação de sucesso (o que os motivaria ainda mais), por exemplo, através de festividades escolares, transporte das crianças para a escola, etc. Em todo o caso, não existe consenso quanto à melhor forma de envolver os pais (O'Connor et al., 2011; Van Lippevelde et al., 2012 de acordo com Christian, 2015).

O enquadramento das escolas promotoras da saúde consiste em seis áreas ou componentes (OMS, 1996, segundo Leger, 1999): política de saúde escolar, ambiente físico da escola, ambiente social da escola, relações com a comunidade, competências pessoais em matéria de saúde e serviços de saúde. A tónica é colocada na passagem de programas baseados na escola para programas comunitários e para toda a escola, na passagem da instrução formal para o ensino baseado em competências, da ênfase na informação sobre a saúde para a clarificação de atitudes e valores em matéria de saúde, da educação para a saúde para a promoção da saúde com o seu enfoque em toda a comunidade, da abordagem orientada para a escola para a abordagem interdisciplinar e de equipa inter-agências e do ensino de competências isoladas para uma ênfase em competências genéricas em matéria de saúde (análise dos meios de comunicação social, assertividade, capacidade de lidar com as situações, resolução de problemas).

A literatura dedica pouca atenção à política de saúde escolar e é difícil identificar provas que apoiem a eficácia da adoção de políticas de saúde baseadas na escola. A literatura indica que os esforços que visam melhorar a saúde dos alunos e os contextos em que aprendem também parecem enriquecer e melhorar os resultados educativos. Por outras palavras, as crianças aprendem melhor se forem saudáveis (Arya e Devi, 1991; Lavin et al., 1992; Igoe, 1993; Banco Mundial, 1993; Levinger, 1994; OMS, 1995b, NHMRC, 1997 de acordo com Leger, 1999). Foi demonstrado que a aprendizagem é mais rápida, mais completa e mais apreciada pelas crianças se estas forem saudáveis; assim, as "Escolas Promotoras de Saúde" parecem oferecer uma abordagem que aumenta a capacidade de aprendizagem dos alunos. O conceito de ambiente físico abrange desde edifícios confortáveis e ventilados a espaços de recreio, proteção dos parques infantis, reciclagem de resíduos, etc. Acredita-se que, se o ambiente físico for adequado para as crianças, reduzirá o risco de lesões e doenças, ao passo que ambientes físicos inadequados contribuirão para uma saúde precária. Existem provas conclusivas que confirmam este facto, que está documentado na literatura sobre saúde há muitos anos. O ambiente social é por vezes designado por "ambiente psico-social" (OMS, 1995a; Young e Williams, 1989, segundo Leger, 1999) e "ethos escolar" (NHMRC, 1997, segundo Leger, 1999), e inclui procedimentos disciplinares, estratégias de redução da violência física e verbal, celebrações escolares e mecanismos de apoio aos alunos com deficiências físicas ou de aprendizagem. A investigação também indica que as experiências que as crianças têm na escola são factores que determinam os seus comportamentos de saúde durante a adolescência e depois dela (Pink, 1989; Hawkins e Catalano, 1990; Nutbeam et al., 1993, segundo Leger, 1999). As "escolas promotoras de saúde" centram-se nas competências dos alunos, tais como a tomada de decisões, a resolução de problemas, a comunicação, o pensamento crítico, bem como nos conhecimentos adequados à idade, com o enfoque deslocado de uma abordagem instrucional para refletir os conhecimentos actuais sobre a forma como as crianças aprendem. É dada grande ênfase à interação, aos métodos de aprendizagem participativa e às actividades fora da sala de aula e da comunidade.

A análise de onze estudos-chave sobre "escolas primárias promotoras de saúde" efectuada por Leger (1999) mostra que os ganhos em saúde decorrentes desta abordagem são mínimos. Apenas os programas bem concebidos que ligam o currículo a outras actividades de promoção da saúde na escola e que incluem o desenvolvimento profissional significativo dos professores, e que se baseiam num determinado modelo teórico, têm ganhos em termos de saúde para os alunos. A utilidade dos materiais curriculares relativos à saúde depende da medida em que envolvem os alunos e incentivam o seu pensamento e ação independentes. Verificou-se uma diminuição significativa e rápida de vários ganhos após a conclusão do programa curricular. A componente mais utilizada das "Escolas Promotoras de Saúde" foi a das competências pessoais em matéria de saúde. Verificou-se que o principal obstáculo a um programa "Escolas Promotoras de Saúde" "bem sucedido" era a falta de formação prévia dos professores. O principal modelo teórico subjacente à maioria dos estudos foi a teoria da aprendizagem social (Bandura, 1977). Esta análise mostrou que os programas "mais promissores" são aqueles em que o currículo está integrado em iniciativas mais alargadas da escola e da comunidade. A maior parte deles baseava-se principalmente nos resultados em matéria de saúde, mas não nos indicadores educativos (Leger, 1999).

As medidas dos programas de saúde escolar estão presentes em áreas tão diversas como os conhecimentos, as atitudes, os ganhos educativos e as práticas de saúde. A literatura é particularmente confusa no que respeita às práticas de saúde e aos ganhos educativos. A maioria das intervenções nas escolas relativas à saúde das crianças mais novas, na melhor das hipóteses, provavelmente não será capaz de produzir resultados de saúde até mais tarde na vida (por exemplo, o cancro da pele que apareceu devido a uma proteção solar inadequada), pelo que os programas de saúde escolar têm dificuldade em demonstrar claramente os ganhos de saúde no final do programa, particularmente para programas dirigidos a crianças mais novas, com algumas excepções nos programas de saúde dentária (Leger, 1999). É por isso que o desenvolvimento da saúde mental nas escolas primárias está ainda no início, e o problema é como definir e medir factores como o stress e como lidar com ele.

Nas últimas duas décadas, registou-se um aumento significativo da investigação e das intervenções no domínio da saúde mental (Weare e Nind, 2011). Munjas Samarin e Taksic (2009) afirmam que os resultados actuais da investigação, segundo os quais é possível obter um impacto positivo na competência emocional das crianças em idade escolar, já não são questionáveis. Estes autores (2009) fornecem uma visão geral dos programas de incentivo à competência socio-emocional das crianças, utilizando um resumo sistemático dos estudos sobre a sua eficácia efectuados por Greenberg et al. (2003). Estes programas são classificados em cinco grupos: programas de promoção da saúde mental, programas de prevenção do consumo de substâncias psicoactivas, programas de prevenção do comportamento antissocial, do absentismo e do consumo de drogas, programas de promoção do sucesso académico e da aprendizagem e programas de desenvolvimento positivo dos jovens.

Os programas de promoção da saúde mental classificam-se em quatro categorias: programas de desenvolvimento de competências socio-emocionais gerais, programas de prevenção da violência, programas de alteração do clima escolar e programas multicomponentes que incidem em vários domínios.

Os programas de prevenção do consumo de substâncias psicoactivas dividem-se em dois grupos: programas não interactivos e programas interactivos. Os primeiros centram-se apenas no conhecimento ou apenas no afeto ou apenas na decisão (valores / atitudes) ou no conhecimento + afeto. Outros, no entanto, incluem impactos sociais, competências de vida e modelos completos de mudança de sistema, conseguindo assim um maior efeito.

Os programas de prevenção do comportamento antissocial incluíam intervenções centradas no indivíduo (aconselhamento, tutoria, instruções sobre competências sociais) e intervenções dirigidas ao ambiente (estabelecimento de normas de conduta, gestão da disciplina). Todas as intervenções tiveram efeitos mais fortes em populações de risco.

O conceito de desenvolvimento positivo dos jovens é definido por um conjunto de caraterísticas, como o estabelecimento de relações estreitas, o incentivo à resistência aos efeitos negativos, a promoção da competência social, emocional, cognitiva e moral, o incentivo à autodeterminação e a uma identidade clara, o incentivo à auto-eficiência e a promoção de normas pró-sociais (padrões de comportamento saudáveis).

Hendren et al. (1994) referem as caraterísticas dos programas escolares eficazes de proteção da saúde mental. Estes programas têm em conta a relação entre a escola e a comunidade, bem como os valores e a identidade culturais únicos, determinam as condições sócio-políticas que estão associadas à introdução e manutenção de um programa abrangente na escola, incluem a família e os membros da comunidade como parceiros activos no planeamento, implementação e avaliação, utilizam as competências dos profissionais no domínio da saúde mental na escola e na comunidade, intervêm a vários níveis, têm mecanismos de coordenação, estão centrados na formação de professores e pais, avaliam a sua eficácia e utilizam esta informação para se modificarem. Um programa global de saúde mental deve fazer parte de um programa global de saúde na escola.

O objetivo dos programas escolares é proporcionar às crianças experiências que reforcem a sua capacidade de lidar com os factores de stress do meio ambiente e com os desafios que terão de enfrentar na idade adulta (Rutter, 1982; segundo Hendren et al., 1994). Os programas escolares podem ser direcionados para o ambiente ou para a criança, mas as duas abordagens têm necessariamente de ser coordenadas. O ambiente escolar refere-se ao clima de "vida e aprendizagem" na escola, pelo que as abordagens centradas no ambiente escolar têm por objetivo melhorar o clima educativo e apoiar as crianças na ligação ao programa de saúde escolar, no qual encontrarão os modelos saudáveis. A disposição positiva como parte da saúde mental inclui a estrutura do dia escolar, a estruturação das actividades no recreio, o ambiente físico da escola e a organização das salas de aula. Além disso, estes programas procuram melhorar as competências dos professores para lidar com áreas específicas de perturbações emocionais e comportamentais com que se deparam e informá-los sobre os serviços extracurriculares que podem ajudar as crianças.

As actividades destinadas às crianças incluem aconselhamento individual e intervenções específicas centradas nos problemas, mas também programas gerais ao nível da sala de aula, que visam melhorar as capacidades de lidar com o stress, o apoio social e a autoestima.

As evidências (Young et al., 2013) mostram que os programas bem sucedidos no domínio da saúde mental das crianças são geralmente bem concebidos e fundamentados em teoria e prática comprovadas, ligam a escola, a família e a comunidade, lidam com o ambiente escolar e, graças à ligação entre alunos, professores, famílias e comunidades, alcançam consistência nos objectivos (mudança comportamental), incentivam relações de respeito e apoio entre alunos, professores e pais, aplicam uma abordagem interactiva à aprendizagem e ao ensino, ajudam cada aluno a ligar-se, ajudam no desenvolvimento de realizações académicas, competências sociais e emocionais, mas também na redução da ansiedade, depressão e problemas de disciplina na sala de aula.

A Rede Europeia de Escolas Promotoras de Saúde (ENHPS) representa a "resposta de toda a escola". Por conseguinte, o currículo é apenas um dos tijolos que participam na construção de uma escola "saudável"; isto é, o ambiente escolar, o ethos escolar, as relações dentro da escola e as suas ligações com a comunidade, incluindo os pais, são todos igualmente importantes; assim, a saúde mental e emocional não pode ser ensinada apenas através das aulas, porque depende da qualidade das relações dentro da escola como um todo, ou seja, da qualidade das relações entre os alunos e os trabalhadores da escola, e entre a escola e a comunidade em que se insere. O ambiente físico desempenha um papel importante, ou seja, os jovens sentem-se respeitados e estimados se trabalharem num ambiente confortável, seguro, limpo e atrativo. Afinal de contas, o bullying ocorre frequentemente em escolas onde existem "pontos cegos" sem a supervisão de adultos (do pessoal escolar).

O projeto DataPrev da União Europeia, financiado pela União Europeia, realizou uma revisão do trabalho sobre saúde mental em quatro áreas: parentalidade, escola, local de trabalho e idosos (Weare e Nind, 2011). O projeto DataPrev procura clarificar as evidências e criar uma base de dados constituída pelos princípios-chave, abordagens e intervenções baseadas em evidências e que são relevantes na Europa. Além disso, o referido projeto deverá criar uma política e recomendações para a prática, de modo a que aqueles que tomam decisões possam escolher as abordagens e intervenções a implementar. De acordo com as definições actuais, neste documento os autores conceptualizaram a saúde mental de forma abrangente e incluíram mais de 80 termos de investigação, tais como benefícios positivos, qualidade de vida, comunicação, resiliência, internalização e externalização dos problemas, depressão, raiva, etc.

Uma pesquisa sistemática na literatura relativa à educação resultou na descoberta de 52 revisões sistemáticas e meta-análises dos programas no domínio da saúde mental nas escolas. Estas intervenções tiveram um vasto leque de efeitos positivos nas crianças, nas famílias e nas comunidades, bem como nos resultados na área da saúde mental, emocional, no desempenho académico e nos resultados sociais. O impacto na maioria das intervenções foi geralmente baixo a moderado no sentido estatístico, mas grande em termos de impacto na vida real. As caraterísticas das intervenções eficazes foram as competências de ensino, a ênfase nos aspectos positivos da saúde mental, um equilíbrio entre abordagens universais e indicadas/dirigidas, um início precoce com as crianças mais novas e a continuação com as mais velhas, a implementação durante um longo período e a incorporação das actividades no âmbito da abordagem multimodal centrada em toda a escola (incluindo alterações no currículo para incorporar competências de ensino e ligações com a aprendizagem académica, melhorando o espírito da escola, formando professores, ligação com os pais, educação parental, envolvimento da comunidade e coordenação com serviços externos). As intervenções (especialmente as do tipo "resposta de toda a escola") só eram eficazes se fossem realizadas de forma completa e exacta (Weare e Nind, 2011).

As escolas são locais complexos e um passo em frente na promoção da saúde na escola requer modelos teóricos mais sofisticados que se baseiem na saúde, mas também no enquadramento educativo. O sector da saúde concebeu uma "Escola Promotora de Saúde", claramente concebida para facilitar os ganhos em saúde. De acordo com Leger (1999), o sector da saúde ignorou em grande medida a vasta literatura sobre educação, ensino e aprendizagem. Alguns estudos que se debruçaram sobre a cooperação com a comunidade no âmbito da promoção da saúde mostraram que tais relações exigem um empenhamento notável e uma quantidade significativa de tempo para que os vários participantes se entendam mutuamente e que os principais participantes do sector da educação (professores e pessoal escolar) e do sector da saúde (clínicos, consultores e prestadores de serviços) têm uma fraca compreensão do que o outro sector pode oferecer ao seu sector (Minkler, 1991; Goltz, 1992; O'Neill 1992; Kalnins et al., 1994, segundo Leger, 1999).

As escolas são frequentemente utilizadas como um ambiente fundamental para as intervenções no domínio da saúde pública. No entanto, a transferência dos resultados da investigação sobre a eficácia das intervenções para o ambiente escolar pode ser, e geralmente é, um desafio; por conseguinte, é imperativo compreender melhor os principais desafios e facilitadores da perspetiva das escolas na implementação de tais intervenções (Christian, Todd, Davies, Rance, Stratton, Rapport, Brophy, 2015). As escolas são estruturas sociais complexas, pelo que isso deve ser reconhecido como um fator importante no planeamento do programa e que inclui também as crenças, atitudes e competências dos professores. Estudos indicam que, ao nível de toda a escola, existem factores poderosos que podem dificultar ou facilitar a mudança (Samdal e Rowling, 2012 de acordo com Young, St Leger e Buijs, 2013). Na literatura que trata da promoção da saúde e da educação, esta complexidade está a tornar-se cada vez mais evidente (Young et al., 2013). A investigação sugere que os professores devem sentir-se como portadores de quaisquer mudanças importantes na sua forma de trabalhar dentro do sistema. Fullan (2002, de acordo com Young et al., 2013) utiliza o termo "propósito moral", que é definido como fazer a diferença na vida dos alunos, e considera-o um fator motivacional fundamental na implementação de reformas complexas na escola. Para além disso, a autoestima dos professores, a sua saúde e bem-estar têm um papel importante.

Os programas na área da saúde mental, ou seja, da aprendizagem social e emocional, têm as suas limitações metodológicas. Munjas Samarin e Taksic (2009) afirmam que muitos programas não têm um modelo claramente elaborado e um quadro teórico em que se baseiam. Na prática, actividades e abordagens bastante diferentes são frequentemente ocultadas por detrás do mesmo nome. Mesmo quando os programas são avaliados, é difícil comparar os resultados porque têm objectivos e populações-alvo diferentes, ambientes socioculturais diferentes, um nível diferente de qualidade na implementação e no acompanhamento da realização e várias medidas de efeito (Matthews et al., 2002 de acordo com Munjas, Samarin e Taksic, 2009). Também é referido um problema de enfoque em diferentes aspectos da inteligência emocional em diferentes grupos etários, bem como as conclusões sobre a eficiência do programa apenas com base nas auto-avaliações dos participantes sobre o bem-estar subjetivo. Além disso, sem grupos comparáveis adequados nos estudos sobre a eficácia dos programas, não é possível um raciocínio inequívoco, ao qual poderiam ser atribuídas eventuais alterações no funcionamento do grupo envolvido no programa.

Num estudo realizado por Christian et al. (2015), foi demonstrado que os diretores das escolas primárias reconhecem a importância da saúde das crianças, mas a implementação de programas de saúde pública é dificultada pelo facto de o Estado dar prioridade à obtenção de resultados académicos, pela falta de apoio financeiro e pela sobrecarga de várias iniciativas. Além disso, existe o risco de aumento de processos judiciais (por exemplo, quando se promove o transporte ativo para a escola) e de um baixo envolvimento dos pais. Os participantes também comentaram que, muitas vezes, se sentem sobrecarregados e dominados por novas ideias e iniciativas que são de curto prazo ou insustentáveis. Estas provêm do governo, das autoridades locais, da saúde pública, das universidades e de outras organizações que, muitas vezes, trabalham separadamente ou desconhecem as actividades e os planos dos outros. Por vezes, as escolas têm muito pouca escolha quando o Estado estabelece programas obrigatórios, mesmo quando estimam que um programa não funcionará no ambiente escolar. Os diretores das escolas referiram a dificuldade de manter o mesmo nível de entusiasmo no coletivo durante a execução do programa a longo prazo. Devido à natureza dinâmica da escola primária, a flexibilidade da abordagem é necessária para poder incorporar os programas nos planos curriculares que, normalmente, são elaborados apenas uma vez durante o ano letivo. Muitos programas requerem também pessoal escolar altamente motivado que investe mesmo o seu próprio tempo livre no êxito desses programas. Estes autores concluem que aqueles que não tentam compreender o funcionamento diário da escola ao planearem o programa não têm probabilidade de criar programas sustentáveis.

13.1. Experiências croatas

De acordo com o programa de educação para a saúde nas escolas primárias e secundárias elaborado pelo Ministério da Ciência, da Educação e do Desporto, o currículo de educação para a saúde tem sido implementado nas escolas primárias e secundárias croatas desde 2012. O seu objetivo é promover a saúde, estilos de vida saudáveis e adotar um modo de vida saudável através do trabalho interdisciplinar e da implementação de conteúdos educativos no âmbito das disciplinas obrigatórias e electivas, programas de prevenção escolar, projectos e instalações preparados para a sua implementação na turma do professor. A educação para a saúde ou, mais precisamente, a educação para a saúde é a disciplina médico-pedagógica que se preocupa em melhorar a cultura sanitária da sociedade (MSES, ETTA, 2013). Permite à medicina associar os seus resultados às realizações sociais e culturais e, através de processos educativos e formativos, permitir às pessoas transformar os conhecimentos em atitudes de saúde. Assim, a educação para a saúde nas nossas escolas é considerada como a base da prevenção, da melhoria da saúde, da prevenção da doença e da garantia da qualidade de vida.

O currículo de educação para a saúde inclui quatro módulos: Vida saudável, Prevenção do bullying, Prevenção de dependências, Igualdade de género e comportamento sexual responsável. É realizado através das aulas do professor da turma, sendo a maior parte integrada nos conteúdos escolares regulares. No módulo Viver de forma saudável, as crianças aprendem sobre nutrição adequada, higiene pessoal, atividade física e saúde mental. Nos módulos Prevenção das dependências e Prevenção do bullying é dada especial atenção a alguns dos fenómenos mais recentes, como a violência com recurso às tecnologias de informação e comunicação, o jogo e o jogo dos adolescentes. Seguem-se as questões que estão cada vez mais presentes e têm consequências trágicas no trânsito, relacionadas com o excesso de velocidade, a condução sob o efeito do álcool, das drogas, etc. A igualdade entre os sexos e os géneros e o comportamento sexual responsável é um módulo que visa fornecer aos alunos informações de base científica e conhecimentos sobre diferentes considerações e perspectivas de valores diversos. O objetivo do módulo é permitir que os alunos adquiram as competências necessárias para tomar decisões responsáveis que são importantes para a preservação da sua saúde física e mental e ajudá-los a construir uma atitude positiva em relação a si próprios e aos outros através da compreensão da diversidade e do pensamento crítico.

O programa de educação para a saúde baseia-se numa compreensão holística da saúde que inclui a proteção da saúde e da qualidade de vida, as relações humanas entre os sexos e a sexualidade humana, a prevenção das dependências, a cultura da comunicação social e a prevenção do bullying. O programa baseia-se num modelo multidimensional que implica a ligação entre os aspectos físicos, mentais, espirituais, emocionais e sociais da saúde, a realização e a estabilidade em cada uma destas dimensões e a contribuição para a integridade do desenvolvimento e a melhoria da qualidade de vida de cada pessoa. A formação para o juízo crítico das situações da vida e das próprias acções, para a tomada de decisões responsáveis e o desenvolvimento da tolerância estão na base de todos os módulos.

O Centro Nacional de Avaliação Externa da Educação realizou a avaliação da implementação da educação para a saúde nos anos lectivos 2012/2013 e 2013/2014. O relatório (Muraja et al., 2014) apresentou as conclusões adoptadas com base na inquirição de alunos, pais/encarregados de educação e professores, utilizando uma série de abordagens e métodos diferentes. Reconheceu-se que o conteúdo da educação para a saúde se sobrepunha a muitas outras actividades escolares curriculares e extracurriculares. Não se registou uma melhoria significativa nos conhecimentos medidos, ou seja, não se verificou um efeito educativo do programa experimental de educação para a saúde, exceto no 3º e 5º anos do ensino básico. Os autores do relatório tentaram explicar esse resultado pela idade de desenvolvimento dos alunos dessas turmas, mas também pelo trabalho educativo intensivo dos professores das turmas. Nas escolas secundárias, onde o programa não teve qualquer efeito educativo, os autores apontaram a motivação questionável das escolas para implementar a educação para a saúde como uma das possíveis razões. Além disso, enquanto a aquisição de conhecimentos de conteúdo por parte dos alunos do ensino básico é bastante elevada, nas escolas secundárias há espaço para a melhoria dos alunos e para a aquisição de novos conhecimentos nesta área. O programa de educação para a saúde para as escolas primárias e secundárias foi confirmado como relevante e como o documento de base que necessita de desenvolver materiais adicionais para o ensino da educação para a saúde.

Os professores estão divididos no que diz respeito às atitudes em relação à educação para a saúde, sendo que uma parte deles manifesta preocupação quanto à futura implementação do método proposto devido a uma série de factores, tais como factores organizacionais, profissionais e pessoais. Todos os professores concordam que os temas da educação para a saúde são extremamente importantes para os alunos e manifestam a sua disponibilidade para um maior desenvolvimento profissional neste domínio. Os professores exprimiram a sua atitude positiva em relação aos métodos recomendados para o ensino da educação para a saúde, mas também a falta de tempo para a sua aplicação, bem como a falta de confiança na utilização de métodos e conteúdos com os quais estão menos familiarizados.

Foi expressa a necessidade de formação profissional adicional sobre o conteúdo da educação para a saúde para todos os professores e profissionais associados. A implementação da educação para a saúde em 12 aulas, no máximo, é um calendário insuficiente para a implementação dos conteúdos propostos. Os professores das turmas manifestaram insatisfação com a realização da educação para a saúde durante as aulas de casa, porque retira uma parte significativa do tempo destinado às actividades regulares realizadas com os alunos. Consideram que uma maior liberdade na escolha dos temas de educação para a saúde, de acordo com a situação da sua turma, facilitaria este tipo de ensino. Os alunos, tal como os professores, reconheceram a importância dos temas de educação para a saúde e elogiaram em particular os métodos de ensino e de aprendizagem, bem como o nível de comunicação mútua alcançado. Os pais/encarregados de educação também consideram os temas e conteúdos da educação para a saúde extremamente importantes, mas têm atitudes diferentes relativamente às formas da sua implementação nas escolas. Existe um desfasamento entre as partes do conteúdo proposto (o módulo Sexo/igualdade de género e comportamento sexual responsável) e as atitudes de valor dos participantes na implementação da educação para a saúde. Alguns professores estão a pedir a possibilidade de escolherem a sua participação na implementação do programa ou, pelo menos, a inclusão de professores adicionais para estas aulas de educação para a saúde. Além disso, alguns pais/encarregados de educação estão a pedir a possibilidade de escolha relativamente à participação dos seus filhos na educação para a saúde ou, pelo menos, a possibilidade de não participarem nestas aulas de educação para a saúde (Muraja et al., 2014).

Muito antes do programa de educação sanitária, as escolas croatas começaram a introduzir os programas de prevenção escolar (no final da década de 90 do século XX). Os programas de prevenção escolar (SPP) são concebidos de forma a que, como funcionam ao longo de todo o processo educativo, no início da adolescência o aluno seja capaz de uma reação de auto-proteção adequada em situações em que tenha de decidir sozinho se "consome ou não consome drogas". O seu objetivo básico, no interesse da proteção da saúde, é reduzir o interesse das crianças e dos jovens em experimentar drogas, porque quanto mais experimentarem drogas, maior será o número daqueles que continuarão com esse comportamento por outras razões e predisposição psicobiológica. O objetivo do SPP é tornar o maior número possível de crianças "resistentes às drogas" durante o processo educativo, utilizando uma metodologia especialmente desenvolvida (Sakoman, 2009). Uma implementação de qualidade e contínua do SPP pode contribuir significativamente (em mais de 30%) para reduzir o consumo de drogas e adiar a possível experimentação de drogas por alguns anos (Sakoman, 2009).O SPPA (Programa Escolar Preventivo da Toxicodependência) é concebido como parte integrante do processo educativo que é, na sua maioria, diretamente realizado pelo pessoal profissional nas escolas. Para garantir uma aplicação coerente e contínua dos programas de prevenção, em cada escola é nomeado um responsável pelos programas de prevenção escolar, bem como um comité escolar composto por alunos, pais, educadores, médico escolar e peritos locais de renome em matéria de prevenção das dependências e outras actividades preventivas. Os programas de prevenção escolar fazem parte de todos os planos e programas anuais dos estabelecimentos de ensino (Bezinovic, 2009).

O SPP tem dez pontos em agenda e cada escola é obrigada, de acordo com as suas caraterísticas específicas, capacidades e idade dos alunos, a desenvolver o seu programa e a implementá-lo em coordenação com o Ministério da Ciência, Educação e Desporto (Sakoman, 2009). Os pontos da agenda do SPP são:

1. Formar os actuais e futuros professores para que se tornem criadores de "escola de qualidade", "escola saudável", "escola sem insucesso", melhorando o seu trabalho educativo e de outras formas;

2. Afirmação de uma carreira parental de sucesso;

3. Organizar e ocupar os tempos livres dos alunos com qualidade e sem riscos;

4. Educação específica dos alunos sobre todas as questões relevantes relacionadas com o consumo de tabaco, de álcool e de drogas, os riscos associados aos jogos de azar e aos jogos de computador. Esta educação específica tem por objetivo influenciar a formação de atitudes desejáveis;

5. "Aprendizagem de competências sociais", que envolve a formação dos jovens para encontrarem boas respostas e alternativas para muitos motivos, situações e razões típicas para começarem a consumir drogas (ensinar aos jovens as competências de auto-afirmação aceitável, comunicação, divertimento saudável, ensinar os jovens a resolver problemas e situações de crise, fomentar a autoestima, resistir às influências negativas dos pares, das tendências da moda e dos meios de comunicação social);

6. Procedimentos discretos de proteção pessoal para crianças de alto risco (que devem ser revelados em cada turma através da observação e utilização de indicadores psicossociais);

7. Técnica que utiliza a turma como comunidade terapêutica (ajuda aos indivíduos que estão em risco de exclusão, cujo comportamento põe em perigo os outros);

8. Deteção precoce dos consumidores em cooperação com as famílias e peritos externos (diagnóstico, intervenção e ajuda no tratamento de estudantes toxicodependentes);

9. Cooperação entre a escola e a polícia local (para efeitos de prevenção sistémica da disponibilidade (revenda) de drogas na própria escola e nas suas imediações);

10. A formação dos funcionários permanentes das escolas para que possam aplicar, melhorar e avaliar continuamente o SPP da melhor forma possível.

Para que a prevenção tenha efeitos positivos, deve basear-se em dados empíricos, numa compreensão profunda das circunstâncias específicas da escola, das necessidades dos alunos e do ambiente de onde provêm. Por conseguinte, é necessário realizar investigações, análises e avaliações dos procedimentos existentes e das práticas escolares com o objetivo de os melhorar e alterar (abordagem "baseada em provas") (Bezinovic, 2009).

Na análise dos programas de prevenção nas escolas de Rijeka, foram utilizados os seguintes critérios de avaliação do PPE: envolvimento de toda a escola, análise do comportamento dos alunos (comparação com outras escolas) e foco do programa de prevenção (áreas prioritárias). Kazija (2009) conclui que é investido um esforço considerável em programas preventivos nas escolas da cidade de Rijeka, mas aponta vários problemas, como a falta de estrutura (multiplicidade de instalações não relacionadas), a formalização (registo das actividades sem relação com as necessidades das escolas, ou seja, falta de avaliação), a (não) compreensão da parceria e da responsabilidade dos participantes individuais no sistema educativo; e escolas sobrecarregadas e elevadas expectativas e exigências da comunidade, do fundador, dos pais, etc. Salienta a importância de reforçar os professores, os associados e os diretores, especialmente em termos de formação contínua e de trabalho de reforço das capacidades pessoais.

A melhoria da qualidade dos programas de prevenção escolar faz parte de uma estratégia nacional que visa a saúde, o bem-estar dos cidadãos e a prevenção do consumo de substâncias que causam dependência. Nesta estratégia, a escola ocupa um lugar especial porque uma das suas funções básicas é proporcionar um crescimento e desenvolvimento ótimo e saudável das crianças e dos jovens. A prevenção nas escolas tem duas funções, ou seja, reduzir os problemas psicológicos e de saúde e melhorar a competência emocional, social e académica, bem como a saúde dos alunos.

Os estudos no domínio da prevenção sublinham a importância da atmosfera geral na escola, tornando os alunos mais ligados à escola e alcançando um sentimento de pertença à comunidade escolar (McNeely et al., 2002; Osterman, 2000 de acordo com Kazija, 2009). Os programas de prevenção escolar têm de se centrar na promoção da saúde, no reforço das competências e na utilização de estratégias para reduzir os factores de risco e reforçar os mecanismos de proteção através de uma programação coordenada, ou seja, um planeamento cuidadoso das abordagens, actividades e procedimentos (Bezinovic, 2009). Espera-se muito das escolas e estas estão sob constante pressão das autoridades educativas e do público. As escolas são quase forçadas a aceitar e incorporar diferentes iniciativas fragmentadas para resolver vários problemas, impostas sem uma compreensão adequada do objetivo, das prioridades e das necessidades das escolas (Bezinovic, 2009). Estas tentativas podem trazer mais prejuízos do que benefícios. Muitas vezes, não estão relacionadas com a função principal da escola, nem estão interligadas. Sem avaliação, os seus efeitos permanecem desconhecidos e a melhoria não é possível (Bezinovic, 2009).

Um dos programas de prevenção mais conhecidos no nosso país, especialmente no que diz respeito ao bullying, é certamente o programa concebido pelo gabinete da UNICEF para a Croácia: "Para um ambiente seguro e propício nas escolas". Este programa foi implementado em escolas primárias e secundárias e contém sete elementos (Pregrad, 2011): sensibilização para a existência do problema (bullying), definição dos elementos de uma rede de segurança (actividades ao nível do departamento, ao nível da escola e com os pais), estabelecimento de uma rede de segurança eficaz, cooperação com outras fontes de influência na comunidade local, procura de ajuda por parte dos alunos, resposta da escola e sua ação seguindo o protocolo de procedimento; e um elemento que representa a escola como um local mais seguro. O tema do abuso de crianças nas escolas foi selecionado com base numa série de documentos estratégicos e em inquéritos à opinião pública croata numa amostra de mil agregados familiares. Os cidadãos consideraram que a proteção das crianças contra os maus tratos e a negligência é o tema mais importante para o benefício das crianças na Croácia. Muitos Estados implementaram vários programas preventivos para reduzir a incidência de maus tratos entre as crianças e estes programas têm uma série de elementos idênticos, como a formação do pessoal escolar sobre os maus tratos, o envolvimento da comunidade em geral, a inclusão de conteúdos relevantes no currículo, o reforço dos serviços de emergência e de monitorização, o incentivo aos alunos para procurarem ajuda quando são vítimas de maus tratos e um plano de ação previamente estabelecido em caso de maus tratos. Um estudo comparativo de experiências de diferentes países (Rigby, 2002 de acordo com Pregrad, 2011) demonstrou que os comportamentos violentos e abusivos das crianças podem ser reduzidos através de uma intervenção bem planeada (em média, 15%), sendo que a diminuição é maior se o programa for levado a cabo de forma sincera e decisiva em toda a escola durante muitos anos ("resposta de toda a escola"). Este estudo demonstrou igualmente que os programas têm mais efeito sobre as crianças vítimas de abuso e sobre os espectadores do que sobre o comportamento das crianças vítimas de abuso. Além disso, os programas foram mais eficazes nas escolas primárias. Os programas que se baseiam no tratamento não acusatório e orientado para a resolução de problemas tiveram um efeito um pouco melhor do que os que se baseiam na punição, embora Rigby (2002, de acordo com Pregrad, 2011) defenda uma combinação de ambas as abordagens. O que se revelou particularmente eficaz foi: a sensibilização para o problema, as intervenções a vários níveis, a aprendizagem de competências para a vida, a capacitação e o envolvimento ativo das crianças (apoio dos pares, mediação e conselhos de estudantes), o aumento dos conhecimentos profissionais para ajudar as crianças que sofrem violência, bem como as que a impõem, e o envolvimento dos pais. O manual deste programa contém uma lista de passos e procedimentos elaborados com os materiais de trabalho e é melhorado pelas experiências que os seus autores adquiriram durante a implementação do programa. Cada escola participante recebeu um mentor cujas funções consistiam em apresentar o programa na escola, realizar workshops para professores e ser um conselheiro e ajudante dos funcionários da escola em todas as etapas do programa. A maior parte do programa decorre ao longo de um ano, sob a forma de reuniões do conselho de professores, aulas para professores da turma, reuniões de pais, reuniões do pessoal da escola, preparação dos alunos para o apoio entre pares, etc. O programa foi concebido como um programa geral, "o esqueleto" de um programa específico de uma escola, de modo a que a escola possa ajustar certas partes desse programa ao seu plano de ação escolar anual, aos seus recursos, às caraterísticas da comunidade local e a outros aspectos semelhantes. Uma caraterística importante do programa é o facto de os alunos serem os seus participantes muito activos de várias formas - desde a reflexão sobre os valores, as regras e as consequências no seu próprio departamento até ao apoio dos pares e outras acções nas actividades de lazer (Pregrad, 2011). A cooperação com a comunidade local também é significativa.

Após a implementação do programa na primeira geração de escolas, foi efectuada uma avaliação independente pelo Instituto de Investigação Social de Zagreb. De um modo geral, todo o programa escolar atingiu os seus objectivos

(Pregrad, 2011). Já após um ano de implementação do programa, foram registadas mudanças mensuráveis nas escolas. Os alunos aperceberam-se da violência com mais frequência, tiveram menos medo; e viram que os adultos reagem - significativamente mais - à ocorrência de violência. A violência diminuiu em todas as categorias, exceto na ignorância e na exclusão dos grupos de pares. Nas escolas que continuaram a implementar o programa, o sentimento de competência dos professores para lidar com o problema do bullying tornou-se mais forte e persistiu, enquanto o número de professores que se sentem impotentes e confusos diminuiu. Os professores consideraram a participação dos alunos como a parte mais útil do programa. Além disso, embora, de acordo com os resultados da avaliação, 78% dos pais tivessem conhecimento da aplicação do programa, apenas 6% deles participaram ativamente (fora das reuniões de pais). Houve um progresso significativo na cooperação com os pais, pelo que, após o terceiro ano de implementação, a percentagem aumentou de 6% para 22% de pais ativamente envolvidos. Os autores acreditam que a melhoria possível do Programa reside no envolvimento maior, mais sistemático e mais ativo dos pais, que ainda não participam suficientemente na vida e no trabalho da escola (Pregrad, 2011).

PATHS (Promoting Alternative Thinking Strategies) - O programa RASTEM refere-se à promoção de estratégias alternativas de pensamento e foi desenvolvido por Mark Greenberg e Carol Kusche no início dos anos 80 do século XX. Foi concebido para ser utilizado em escolas desde o pré-escolar até ao 5.º ano (Novak et al., 2010). Os autores do programa provam a sua eficácia com base em estudos aleatórios durante a sua replicação e implementação em todo o mundo (Greenberg et al., 1995; Kam et al., 2004; Riggs et al., 2006 de acordo com Smith etal.,2010).

O programa foi conduzido na Croácia como parte de vários projectos iniciados pelos cientistas do Centro de Investigação em Prevenção da Faculdade de Ciências da Educação e Reabilitação da Universidade de Zagreb (de acordo com http://www.cpi-erf.com/projekti/paths-rastem-program).

As actividades programáticas deste currículo de prevenção universal baseado no desenvolvimento, que promove a competência social e emocional e ajuda na prevenção de problemas comportamentais e emocionais, são realizadas pelos professores como parte das aulas regulares. A intenção dos autores é proporcionar, através do programa, a generalização das actividades e estratégias do ambiente escolar para os outros contextos ambientais em que as crianças se movem.

O objetivo geral do Programa é reduzir a agressão e os problemas de comportamento, e os seus quatro sub-objectivos são aumentar o autocontrolo, desenvolver a regulação emocional, o conhecimento das etapas de resolução de problemas com maior capacidade para a sua implementação e a promoção de valores positivos e de relações saudáveis. O currículo PATHS é constituído por um manual com instruções, lições, fotografias, autocolantes, cartazes e cartões de sentimentos e está dividido em três grandes unidades: vontade e autocontrolo, emoções e relações e resolução de problemas interpessoais. As lições relacionadas com a autoestima e a melhoria da comunicação entre pares também estão incluídas. De um modo geral, o programa oferece 131 lições que podem ser implementadas ao longo de um período de cinco anos.

O programa utiliza os métodos da terapia cognitivo-comportamental, do treino de competências e da aprendizagem social e emocional (Vucenovic, 2015). A maior ênfase é colocada no aumento do autocontrolo para evitar a escalada de comportamentos violentos e impulsivos. A tarefa do professor é mostrar à criança como é necessário, quando se está, por exemplo, zangado e frustrado, parar por um momento, acalmar-se e pensar nas suas acções futuras antes que seja tarde demais. Estas intervenções resultam no aumento dos resultados académicos dos alunos, mas também têm um impacto significativo no clima da sala de aula, o que facilita a aprendizagem e a torna mais divertida. As crianças que participaram nestas intervenções reconhecem e compreendem as emoções melhor do que os seus pares, compreendem os problemas que enfrentam, lidam com a frustração com mais sucesso e, mais importante, apresentam níveis mais baixos de agressão (Vucenovic, 2015).

A implementação deste currículo na Croácia foi efectuada em várias fases. Antes de ser posto em prática nas escolas da Ístria, o programa foi traduzido e modificado de acordo com o nosso ambiente cultural. Foi prestado apoio administrativo e técnico e, em seguida, foi efectuada a educação e a formação dos professores. Durante a implementação do programa de dois anos, foi também levado a cabo o processo de monitorização da implementação. A avaliação do efeito do programa PATHS no Condado de Ístria foi realizada de acordo com a experiência mundial recente e as instruções do autor, e consistiu na aplicação das medidas do questionário relacionadas com a competência social dos alunos, o reconhecimento das emoções, uma entrevista com um aluno e um questionário que avalia a generalização das lições PATHS para as outras actividades escolares e quotidianas. A avaliação deste currículo nas escolas da Ístria incluiu duas componentes principais: a avaliação da implementação e dos resultados (Smith etal., 2010). A análise dos dados qualitativos obtidos durante o acompanhamento da implementação, bem como os inquéritos mensais aos coordenadores e os testemunhos de professores, alunos e pais, mostraram que o meio envolvente estava satisfeito com o processo de implementação do Programa, e revelaram experiências positivas relativamente ao Programa, ou seja, uma elevada qualidade de implementação. No entanto, como foi a primeira implementação piloto deste Programa no nosso país, não foi possível cumprir um requisito muito importante deste Programa, que é a necessidade de generalização a outras áreas da vida escolar. Além disso, durante a implementação do Programa, verificou-se que a criatividade e a dedicação excepcionais dos professores eram constantemente necessárias e que este fator parecia, por vezes, mais importante para os resultados do Programa do que as próprias actividades que foram aplicadas. A implementação do Programa exige um empenhamento adicional dos professores e é necessário que os professores que o aplicam já

ter conhecimentos sobre o ensino na sala de aula, o desenvolvimento das crianças, a cooperação com os pais e outros aspectos do trabalho na sala de aula.

A avaliação incluiu quatro turmas de controlo e quatro turmas experimentais. Novak et al. (2010) apenas apresentaram os resultados da estimativa da competência social dos alunos e do reconhecimento das emoções em três momentos.

A competência social dos alunos de ambos os grupos (controlo e experimental) aumentou, o que os autores atribuíram ao amadurecimento e desenvolvimento dos alunos e também acreditaram que os professores avaliaram os alunos das turmas do PATHS de forma um pouco mais rigorosa do que os outros, devido ao sentimento de delicadeza que foi causado pela inclusão no Programa. No questionário de avaliação das emoções não foram encontradas diferenças estatisticamente significativas no reconhecimento da tristeza e do medo (comparativamente alto) entre os alunos dos dois grupos. A análise mostrou que os alunos do grupo experimental, mais frequentemente do que os alunos do grupo de controlo, foram capazes de reconhecer quando alguém estava zangado.

O programa PATHS-RASTEM foi então implementado em 15 escolas primárias na cidade de Zagreb, na cidade de Rijeka e noutras escolas do condado de Istria, num total de 30 escolas que estudaram os efeitos do programa. Além disso, o programa PATHS foi implementado em seis jardins-de-infância na Croácia

(http://www.cpi-erf.com/projekti/paths-rastem-program).

O Fórum para a Liberdade na Educação implementou o projeto "Intervenções educativas precoces baseadas em indicadores de desempenho" em colaboração com as seis escolas primárias. Através do desenvolvimento e da implementação dos seis planos escolares de apoio aos alunos com problemas de comportamento, que têm as caraterísticas de uma intervenção educativa precoce, o pessoal escolar adquiriu experiência centrada no apoio ao grupo selecionado de alunos que manifestaram dificuldades de comportamento durante as aulas gerais, e a avaliação desse processo e dos indicadores do seu sucesso forneceu conhecimentos fundamentais sobre a oportunidade e a viabilidade de tais investimentos (Bouillet, 2015). Os alunos tiveram a oportunidade de aprender a responder mais eficazmente às suas próprias necessidades, enquanto os pais tiveram a oportunidade de aprender a contribuir mais eficazmente para o desenvolvimento e a educação dos seus filhos (Bouillet, 2015). Globalmente, na avaliação dos efeitos da intervenção educativa precoce, verificou-se que antes e depois da intervenção (durante o ano letivo) a maioria das mudanças positivas foram observadas pelos professores da turma no comportamento pró-social dos alunos. As mudanças no comportamento irrequieto e indisciplinado dos alunos estão em segundo lugar, enquanto a melhoria das relações entre pares está em terceiro lugar. Os problemas de comportamento mais graves durante uma intervenção precoce não foram assinalados como tendo sofrido alterações substanciais, o que não foi particularmente o caso das dificuldades emocionais dos alunos. Cada escola que participou no projeto foi única na sua experiência de elaboração e implementação do plano escolar de apoio a alunos com problemas de comportamento, mas também foram observados alguns elementos comuns no desenvolvimento e implementação deste plano. Daí resultaram também as diretrizes para a elaboração e implementação do plano escolar de apoio aos alunos com problemas de comportamento, que tem as caraterísticas de uma intervenção educativa precoce (Bouillet, 2015). Estas são as diretrizes:

1. Integrar o programa escolar na vida e no trabalho quotidianos da escola, encorajando os alunos com problemas de comportamento a participar;
2. Realizar as actividades com todos os alunos, pais e professores;
3. Avaliar os factores de risco e de proteção para o desenvolvimento de problemas de comportamento e, em função deles, propor actividades;
4. Promover os valores da focalização nos alunos com problemas de comportamento ao nível da escola e desenvolver a compreensão do apoio planeado;
5. Plano escolar baseado na qualidade das relações na escola em geral;
6. Planear formas de trabalho em grupo e individuais com os alunos, os pais e os professores;
7. Reforçar as competências do contratante das actividades relacionadas com a execução do plano escolar;
8. Orientar o plano escolar para o apoio académico aos alunos com problemas de comportamento, actividades psicossociais (desenvolvimento de competências sociais e emocionais), actividades extracurriculares e actividades a nível escolar;
9. Integrar a escola na vida da comunidade local e abrir a escola à comunidade local.

Na literatura contemporânea, a intervenção precoce é geralmente definida como um conjunto de medidas e atividades que visam a deteção precoce de crianças em risco e/ou com deficiências já desenvolvidas para garantir um apoio profissional abrangente e atempado para elas e para as suas famílias (Bouillet, 2015). É um conjunto de serviços multidisciplinares prestados em coordenação uns com os outros - quando uma criança tem um risco ou dificuldade de desenvolvimento - para melhorar o desenvolvimento da criança e fortalecer a sua família (Ljubesic, 2013, de acordo com Bouillet, 2015). A Organização Mundial de Saúde associa a intervenção precoce aos programas para crianças em risco de perturbações do desenvolvimento, com o objetivo de incentivar o desenvolvimento pessoal das crianças, reforçar a sua resiliência, melhorar as competências relevantes dos membros da família e promover a inclusão social das famílias e das crianças (Phillips, 2012, segundo Bouillet, 2015). O Centro Europeu da Droga e da Toxicodependência (2009, segundo Bouillet, 2015) situa a intervenção precoce no continuum da prevenção das perturbações do comportamento ao nível da prevenção selectiva, que é precedida pela universal, que por sua vez está associada ao nível de prevenção indicado. Trata-se, portanto, de uma intervenção centrada em alunos selecionados que estão incluídos nos currículos e nas actividades escolares universais e de intervenção precoce, enquanto os alunos com problemas comportamentais intensivos requerem intervenções e tratamentos que geralmente ultrapassam as capacidades das escolas e as actividades dos diferentes serviços da comunidade local.

13.2. Experiências no condado de Split-Dalmatia

Desde 2011, o Departamento de Saúde Mental do Instituto de Saúde Pública do Condado de Split-Dalmatia tem vindo a realizar um projeto destinado a melhorar e a proteger a saúde mental das crianças e dos jovens, com um nome simbólico: "Mostly sunny". O objetivo do projeto é incentivar o desenvolvimento emocional dos jovens (reconhecimento e expressão das emoções de uma forma socialmente aceitável). Ano após ano, verifica-se um aumento do número de instituições e organizações (especialmente escolas) que são parceiras deste projeto, enquanto as actividades vão mudando e adaptando-se aos recursos humanos de cada instituição e aos interesses dos jovens que participam no projeto. Os jovens também participam ativamente no processo de conceção e avaliação dos materiais resultantes do projeto, através dos grupos de discussão e da sua apresentação pública, ou seja, em quase todas as fases do projeto.

Gostaria agora de fazer uma breve análise do projeto, como um dos seus participantes de longa data e co-gestores na escola primária Stobrec (desde 2011), portanto, da perspetiva subjectiva de um membro do pessoal escolar. Constatei que as suas vantagens são a presença de multimédia e a ênfase na criatividade, o que o torna interessante para os alunos. Ao mudar as actividades em cada ano letivo, evita-se o cansaço dos alunos e cria-se a possibilidade de adaptação aos interesses de uma determinada geração. Além disso, devido à oportunidade de mudar os professores associados de acordo com as actividades planeadas e as preferências dos professores, evita-se que os professores sintam tédio e sobrecarga. Devido às suas várias actividades, o projeto também dá a oportunidade de incluir tanto alunos com deficiência como alunos sobredotados. Em geral, a flexibilidade e a criatividade deste projeto permitem a sua adaptação aos recursos humanos de cada escola, enquanto a cooperação com outros participantes facilita a implementação do projeto num sentido prático e financeiro.

Bibliografia

Bouillet, D. (ur.) (2015). *Razvoj modela rane odgojno-obrazovne inter- vencije u osnovnoj skoli: od ideje do evaluacije.* Zagreb: Forum za slobodu odgoja.

Centar za prevencijska istrazivanja, PATHS-RASTEM program, dostup- no na mreznoj stranici: http://www.cpi-erf.com/projekti/paths-rastem-pro- gram (pristupljeno: 24. 7. 2015.)

Christian, D.; Todd, C.; Davies, H.; Rance, J.; Stratton, G.; Rapport, F.; Brophy, S. (2015). Programa de escolas activas lideradas pela comunidade (CLASP) explorando a implementação de intervenções de saúde nas escolas primárias: perspetiva dos diretores. *BMC Public Health, 15:238,* dostupno na mreznoj stranici: http://www.biomedcentral.com/1471-2458/15/238 (pristupljeno: 24.7.2015.)

Hendren, R.; Birrell Weisen, R.; Orley, J. (1994). *Mental Health Programmes in Schools (Programas de Saúde Mental nas Escolas).* Genebra: Division of Mental Health World Health Organization, dostupno na mreznoj stranici: http://apps.who.int/iris/bit-stream/10665/62308/l/WHO_MNH_PSF_93.3_Rev.l.pdf (pristupljeno: 24. 7.2015.)

Kazija, M. (2009). Analiza postojecih skolskih preventivnih programa. U: Bezinovic, P. *Vrednovanje skolskih preventivnih programa osnovnih sko- la Grada Rijeke, 2009. Samoanaliza i planiranje skolskih preventivnih programa* . Rijeka: Grad Rijeka, dostupno na mreznoj stranici: file:///C:/Doc-uments%20and%20Settings/Administrator/My%20Documents/Downloads/ Vrednovanje%20skolskih%20preventivnih%20programa.pdf (pristupljeno: 25.7.2015.)

Langford, R.; Bonell, C. P.; Jones, H. E.; Pouliou, T.; Murphy, S. M.; Waters, E.; Komro, K. A.; Gibbs, L. F.; Magnus, D.; Campbell, R. (2014).

O quadro da Escola Promotora de Saúde da OMS para melhorar a saúde e o bem-estar dos alunos e o seu desempenho académico (Revisão). A Colaboração Cochrane. JohnWiley & Sons, Ltd., dostupno na mreznoj stranici: http://onlinelibrary.wiley.com/doi/10.1002/14651858.CD008958. pub2/pdf (pristupljeno: 25. 7. 2015.)

Mihaljevic, S. (ur.) (2013). *Prirucnik za ucitelje i strucne suradnike u razrednoj nastavi. Zdravstveni odgoj.* Zagreb: Ministarstvo znanosti, obrazovanja i sporta i Agencija za odgoj i obrazovanje.

Munjas Samarin, R.; Taksic, V. (2009). Programi za poticanje emocion- alne i socijalne kompetentnosti kod djece i adolescenata. *Suvremena psi- hologija*, 12 (2): 355 -371.

Muraja, J.; Sabie, J.; Elezovic, I.; Androcec, I.; Gaspar, M.; Petrie, A. (2014). *Izvjestaj o vanjskom vrednovanju provedbe zdravstvenog odgoja skolske godine 2012./2013. i 2013./2014.* Zagreb: Nacionalni centar za van- jsko vrednovanje obrazovanja, dostupno na mreznoj stranici: http://dokumenti.ncvvo.hr/Dokumenti_centra/ZOO/Izvjestaj_zoo2.pdf (pristupljeno: 29. 3.2016.)

Novak, M.; Vorkapic-Jugovac, G.; Siljan Bembic, H. (2010). PATHS - Skolski preventivni program socijalno emocionalnog ucenja. U: Basic, J.; Grozic-Zivolic, S. (ur.) *Zajednice koje brinu. Model preveneije poremecaja u ponasanju djece i mladih: razvoj, implementacija i evaluaeijapreveneije* w *zajednici.* Pula: Istarska zupanija.

Pregrad, J. (2011). *Prirucnik: Program preveneije vrsnjackog nasilja. Za sigurno i poticajno okruzenje u skolama.* II. dopunjeno izdanje. Zagreb: Ured UNICEF-a za Hrvatsku.

Sakoman, S. (2009). Skolski programi preveneije ovisnosti. Zagreb: Agencija za odgoj i obrazovanje.

St Leger, L. H. (1999). As oportunidades e a eficácia da escola primária de promoção da saúde na melhoria da saúde infantil - uma análise das reivindicações e das provas. *Investigação em Educação para a Saúde: Teoria e Prática,* 14 (1): 5169, dostupno na mreznoj stranici: http://heapro.oxfordjoumals.org/ (pristupljeno: 25. 7. 2015.)

Vucenovic, D. (2015). Emocionalna inteligencija i emocionalna pis- menost. U: Brusic, R.; Ciboci, L.; Kanizaj, I.; Labas, D.; Malisa, J.; Mark- ovic, N.; Osmancevic, L.; Rovis Brandic, A.; Vucenovic, D. *Komunikacija odgaja - odgoj komunicira. Emocionalna i medijska pismenost.* Zagreb: Pragma.

Weare, K.; Nind, M. (2011). Promoção da saúde mental e prevenção de problemas nas escolas: o que dizem as provas? *Health Promotion International ,*

26 (1): i29-i69, dostupno na mreznoj stranici: http://heapro.oxford- joumals.org/ (pristupljeno: 25. 7. 2015.)

Young, I.; St Leger, L.; Buijs, G. (2013). *Promoção da saúde escolar: provas para uma ação eficaz. Documento de referência SHE Factsheet 2.* Utrecht: Schools for Health in Europe network, dostupno na mreznoj stranici: http:// www.schools-for-health.eu/uploads/files/SHE%20Factsheet_2_Back - ground%20paper_School%20health%20promotion_Evidence.pdf (pristupljeno: 24. 3. 2016.)

Capítulo 14

Durdica Kaurloto Martinic

14. A colaboração entre as instituições de saúde e de educação como uma condição prévia para o planeamento e a elementarização das actividades no domínio da proteção da saúde mental

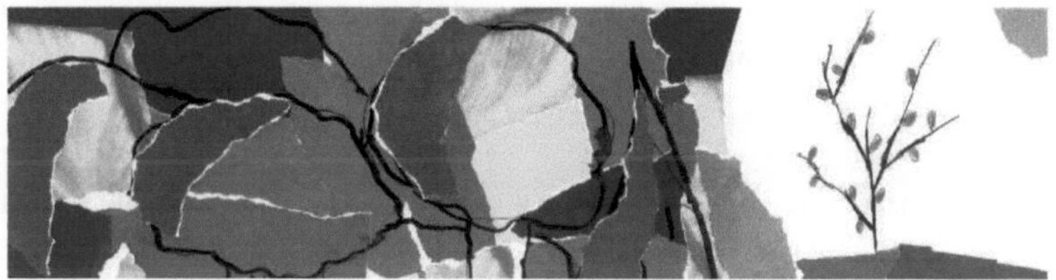

14.1. Projectos de saúde pública no meio escolar

A Organização Mundial de Saúde descreve a saúde mental como um estado de bem-estar em que uma pessoa se apercebe das suas capacidades, pode enfrentar as tensões normais da vida, pode trabalhar de forma produtiva e é capaz de contribuir para a sua comunidade. De acordo com esta perspetiva positiva, a saúde mental é a base do bem-estar humano e do funcionamento efetivo do indivíduo e da comunidade.

Se compararmos os objectivos e os princípios da educação estabelecidos pela Lei sobre a Educação no Ensino Primário e Secundário (Jornal Oficial, 27/08) com a definição de saúde como um completo bem-estar físico, mental e social, podemos concluir que todo o processo educativo visa alcançar a saúde dos indivíduos e da sociedade como um todo.

Tendo em conta o princípio segundo o qual a educação se baseia numa parceria de todos os factores educativos, incluindo a família, e o facto de os alunos passarem dez a doze anos da sua vida na escola, é evidente que a escola é o local adequado para realizar actividades de proteção e melhoria da saúde mental.

Durante a infância e a adolescência, as crianças passam várias dezenas de milhares de horas na escola. O professor é um modelo positivo lógico e uma pessoa importante para a melhoria e proteção da saúde mental. O comportamento dos professores e dos assistentes especializados, e as suas noções do que constitui uma boa saúde mental, afectam diretamente o conceito de saúde mental que os alunos adoptarão. Os professores também estão envolvidos de outras formas no desenvolvimento da saúde mental das crianças. Por exemplo, podem trabalhar para melhorar a autoestima da criança, para que o aluno adopte competências de comunicação aceitáveis, para que o aluno seja capaz de lidar com o stress e com factores ambientais adversos.

Os programas destinados a reduzir a violência, aumentar a empatia e melhorar a comunicação podem ser aplicados com êxito nas escolas primárias e secundárias. A identificação precoce de perturbações comportamentais e mentais é o fator-chave para a sua prevenção e tratamento eficazes.

As estratégias preventivas para a depressão e a ansiedade na infância e na adolescência reduzem efetivamente o risco de novos casos de depressão, bem como de outros problemas de saúde mental. Os programas orientados para a resolução de problemas e para a adoção de competências sociais podem melhorar significativamente a cognição, a inteligência emocional e as competências para lidar com situações de alto risco. Os programas e as actividades que podem ajudar a prevenir e a ultrapassar os problemas de saúde mental devem ser dirigidos aos estudantes, aos professores e aos pais.

Os programas de apoio aos pais são eficazes, por exemplo, para reduzir a insegurança, a ansiedade e o stress, bem como para melhorar a autoestima e a comunicação no seio da família.

Projectos bem concebidos podem reduzir o bullying entre pares, a alienação, bem como diminuir o número de casos de resolução agressiva de conflitos.

A cooperação nos projectos permite obter informações sobre a extensão do problema de saúde mental, aprender a lidar com os problemas, a possibilidade de um diálogo aberto e a prevenção da discriminação e da estigmatização.

As crianças e os jovens não têm as atitudes rígidas e irreconciliáveis dos adultos, pelo que são o grupo-chave para a mudança de percepções e para a melhoria a longo prazo do estatuto destas questões. A tarefa dos profissionais da saúde e da educação é orientá-los e ajudá-los.

14.2. A abordagem interdisciplinar e pluridisciplinar na proteção da saúde mental dos estudantes

No domínio da saúde mental, é indubitavelmente necessária uma abordagem interdisciplinar, dada a complexidade da génese e das possibilidades de prevenção e tratamento. Isto refere-se não só à interação da profissão de saúde com outras profissões, mas também ao envolvimento de outros sectores que podem influenciar os factores que afectam a saúde. A melhoria da saúde mental exige políticas e programas nos sectores público e privado, incluindo a educação, o emprego, o sistema jurídico, o ambiente, a assistência social, bem como actividades específicas no domínio dos cuidados de saúde, destinadas à prevenção e ao tratamento. Particularmente importantes são os decisores a nível nacional e local, cujas actividades podem afetar indiretamente a saúde mental.

Cada departamento, com o seu domínio, ajuda a aumentar as competências mentais e adaptativas das crianças e adolescentes. Esta abordagem multidisciplinar inclui a cooperação de diferentes especialistas no seio da equipa (médicos, psicólogos, assistentes sociais, professores de educação especial e de reabilitação). É indiscutivelmente importante que os profissionais de saúde que trabalham na área da saúde mental reconheçam e compreendam a necessidade de cooperação com outros profissionais de saúde, bem como a necessidade de cooperação com especialistas e associados de outros sectores, principalmente da educação.

A abordagem multidisciplinar é impossível sem a confiança mútua e o respeito pelas competências dos outros a nível pessoal, sem o desejo mútuo de cooperação, a compreensão dos benefícios da cooperação mútua e da existência de um sistema contínuo de troca de informações através de um acordo sobre as intervenções, com a explicação das ambiguidades e a vontade de trabalhar em equipa. Assim, o sistema de proteção das crianças e dos adolescentes torna-se coerente, pois a sua consistência e força colectiva são consolidadas pelo apoio.

Um fator importante para uma superação bem sucedida dos problemas de saúde mental é a forma como os segmentos da sociedade estão organizados e o grau de interação entre eles. Uma estrutura de rede eficaz na implementação prática de programas de intervenção significa seguir os princípios implícitos no sistema de estudo multidisciplinar e que são um imperativo se a sociedade quiser obter vantagens para as crianças e adolescentes.

14.3. Projectos de saúde pública como parte do currículo escolar

Sensibilizar para a importância da prevenção universal no meio escolar

A cooperação entre as instituições médicas e educativas é uma condição prévia para o planeamento e a execução de actividades no domínio da proteção da saúde mental. O ambiente escolar é um terreno fértil para a realização de projectos de saúde pública com o objetivo de melhorar todos os aspectos da saúde dos estudantes, incluindo a saúde mental.

A implementação de projectos de saúde pública nas escolas permite a realização de uma série de actividades e programas de alta qualidade que elas, por si só, não podem realizar.

Um desafio educativo para os professores e especialistas associados nas escolas é proporcionar um crescimento saudável e feliz a cada aluno e permitir que o aluno lide com diferentes situações e transforme situações stressantes em desafios.

O seu objetivo é mútuo: preparar e capacitar os alunos para agirem de forma responsável em relação à sua vida e à vida dos outros e, em qualquer altura, dar-lhes instruções e orientações para escolherem os valores corretos na vida e encontrarem uma forma de realizar projectos de vida construtivos.

Com os seus conhecimentos e experiência, os associados especialistas contribuem ativamente para a implementação de programas de prevenção escolar (planeados anualmente como parte do currículo escolar). Estes programas são realizados através de várias formas e métodos (workshops, elaboração de cartazes, palestras, jogos de representação de papéis, debates). Esta é uma área ideal para a expansão da cooperação com a comunidade local, por exemplo, com associações, centros e centros de aconselhamento, incluindo os seus tópicos e especialistas como implementadores de actividades na escola, mas também educando associados especialistas e professores para a implementação de programas específicos

14.4. Capacitar os estudantes para participarem ativamente no planeamento e na execução de actividades no domínio da proteção da saúde mental e social

Apoio a crianças em instituições de ensino

Juntamente com as numerosas interações sociais no primeiro dia de aulas, os novos alunos, professores e pais aguardam o trabalho exigente e moroso da adoção de um currículo escolar abrangente e do desenvolvimento de competências essenciais para a aprendizagem ao longo da vida. É de esperar que todos os intervenientes neste processo se deparem com obstáculos e uma variedade de situações de stress. A tarefa de todos os adultos, especialmente dos especialistas de diferentes profissões (professores, docentes, psicólogos, pedagogos, professores de educação especial) é tirar partido destes obstáculos como oportunidades e desafios para o crescimento e desenvolvimento global de cada aluno. Para obter os melhores resultados possíveis na proteção e melhoria da saúde mental dos alunos e das escolas, é necessária uma abordagem de equipa. Isto significa que cada membro da equipa (aluno, pais e professor) desenvolveu um nível saudável de autoestima, respeita os outros membros e assume a responsabilidade pelo que faz.

A tarefa dos professores e dos assistentes especializados nas escolas consiste em detetar atempadamente as crianças que necessitam de apoio especializado especial na aprendizagem e na preservação da sua saúde mental, bem como em detetar atempadamente as dificuldades em lidar com o ambiente escolar e com os colegas. A escola é, sem dúvida, um elemento importante da comunidade, a começar pelo seu papel educativo que abrange todas as crianças. A escola é um fator importante na proteção da saúde mental das crianças e dos adolescentes, uma vez que uma educação bem sucedida é a base da satisfação, pois o sucesso escolar é o primeiro passo para as oportunidades da vida futura.

A escola tem a capacidade de detetar crianças em risco com base em factores psicológicos e sociais. A escola está em condições de observar as crianças em situações formais e informais, em situações de stress, em situações de pares e, assim, adquirir pelo menos uma visão parcial do ambiente familiar da criança. Após a identificação do problema, o serviço especializado da escola acompanha as crianças e os pais através de um aconselhamento e, se necessário (ou seja, se o problema ultrapassar as possibilidades de intervenção na escola), utiliza os recursos da comunidade local, desde os serviços de saúde e de saúde mental até às organizações não governamentais.

Na escola, com uma abordagem intersectorial, há numerosos exemplos de capacitação dos alunos para realizarem actividades de proteção da saúde mental e social:

1. a organização de acções conjuntas dos alunos, do pessoal escolar e da comunidade;

2. criar um grupo de projeto com alunos e com temas que incluam, para eles, a vida importante

de uma forma que promova o pensamento alternativo com o objetivo de produzir ideias para a resolução de problemas;

3. organização de workshops de acordo com as necessidades das crianças - aprendizagem de competências sociais e de vida, aprendizagem cooperativa, expressão adequada de sentimentos, apreciação intercultural e aceitação da diversidade, promoção de normas pró-sociais, promoção de estilos de vida saudáveis e de comportamentos responsáveis;

4. oferecer tópicos relevantes para a sala de aula de acordo com as dificuldades prevalecentes na sala de aula

Para a realização destas actividades dos alunos, o ambiente escolar em que as actividades são implementadas também é importante. Para os alunos, a escola deve ser um ambiente seguro e atrativo que lhes permita uma aprendizagem, um crescimento e um desenvolvimento sem entraves. A escola como um todo promove a saúde. A criação de um clima escolar positivo contribui para o desenvolvimento de um comportamento responsável e para a saúde do indivíduo.

14.5. Reforma completa do currículo - abordagem contemporânea e metodologia de implementação de actividades de saúde pública nos tópicos interdisciplinares "Saúde" e "Desenvolvimento pessoal e social"

A abordagem moderna da saúde mental das crianças e dos adolescentes e a metodologia das actividades dos projectos de saúde pública no ambiente escolar foram reconhecidas na reforma curricular completa. O principal objetivo da reforma curricular completa é o desenvolvimento de uma pessoa que realize plenamente as suas potencialidades.

De acordo com a definição do Quadro Curricular Nacional (2011) e da Estratégia de Educação, Ciência e Tecnologia (2014), a fim de alcançar a visão do Quadro Curricular Nacional, o foco da educação na República da Croácia no desenvolvimento de competências é claramente enfatizado. A competência é definida como um conjunto interligado de conhecimentos, aptidões e opiniões. O Quadro Curricular Nacional determina as competências genéricas, os temas interdisciplinares, os assuntos e os módulos que podem e devem ser desenvolvidos nas crianças e nos adolescentes a todos os níveis, em todos os tipos de ensino e em todas as partes do currículo.

Estas competências, juntamente com conhecimentos, aptidões e atitudes específicos de determinados níveis e tipos de ensino, partes do currículo, temas e disciplinas interdisciplinares, formam um todo único e abrangente. O Quadro Curricular Nacional define as competências genéricas como uma combinação de conhecimentos, aptidões e atitudes que constituem uma condição prévia para uma aprendizagem, um trabalho e uma vida bem sucedidos no século XXI, e que são também a base para o desenvolvimento de comunidades sustentáveis e de uma economia croata competitiva. Com base em comparações e análises de diferentes quadros de competências, as competências genéricas são divididas em três grandes categorias que devem ser reflectidas e incentivadas em todas as partes do currículo nacional. São elas: "Formas de pensamento", "Formas de trabalho e utilização de ferramentas" e "Desenvolvimento pessoal e social".

A reforma completa do currículo é a primeira medida implementada da Estratégia para a Educação, Ciência e Tecnologia (a Estratégia) adoptada pelo Parlamento croata em outubro de 2014.

No sistema educativo da República da Croácia, é criado e proporcionado um ambiente duradouro às crianças e aos adolescentes, bem como apoio ao desenvolvimento de pessoas que realizam plenamente as suas potencialidades, pessoas que estão preparadas para continuar a sua educação, preparadas para o trabalho e para a aprendizagem ao longo da vida, pessoas cujas atitudes para com os outros se baseiam no respeito pelo bem-estar dos outros, pessoas que participam ativa e responsavelmente na comunidade.

Todos os documentos curriculares nacionais são concebidos com a ideia de que as crianças e os adolescentes são participantes centrais no processo educativo. Os documentos curriculares indicam claramente as expectativas e os resultados educativos que se colocam às crianças e aos adolescentes. Os documentos curriculares nacionais têm uma estrutura clara e pré-determinada. Atualmente, estão a ser elaborados documentos abertos que podem ser alterados de acordo com as necessidades das crianças e dos adolescentes, dos profissionais da educação e das instituições, e que estão sob a influência de novos conhecimentos científicos e tecnológicos e dos conhecimentos da prática educativa.

O currículo nacional baseia-se em (e promove) valores sociais e culturais fundamentais. Com base no Quadro Curricular Nacional (2011), os valores aos quais o Quadro Curricular Nacional dá especial atenção são: conhecimento, solidariedade, identidade e responsabilidade. Para além destes quatro valores, são ainda realçados a integridade, o respeito, a saúde e o espírito empreendedor.

A saúde como valor implica uma compreensão da saúde como base para o bem-estar pessoal e como ponto de partida de uma comunidade e sociedade saudáveis. Os cuidados de saúde, em sentido estrito, implicam a identificação, a compreensão e a adoção de hábitos saudáveis, de um estilo de vida saudável e de um comportamento responsável.

A possibilidade de cooperação entre instituições médicas e educativas e o planeamento e execução conjuntos de actividades relacionadas com a melhoria da saúde mental dos estudantes está prevista nos currículos de tópicos interdisciplinares.

O currículo nacional de temas interdisciplinares determina a finalidade, os objectivos, a estrutura, as expectativas educativas, a aprendizagem, o ensino e a avaliação de determinados temas curriculares. O cumprimento dos objectivos e das expectativas expressos nos currículos nacionais de temas interdisciplinares é obrigatório em todos os níveis e em todos os tipos de ensino.

Os objectivos e expectativas são concretizados de diferentes maneiras e formas de trabalho educativo, sendo alguns deles diretamente incorporados na disciplina do currículo nacional e outros concretizados pela conceção e execução do currículo da instituição de ensino.

Os currículos nacionais de temas interdisciplinares são o currículo do tema disciplinar "Desenvolvimento pessoal e social", o currículo do tema interdisciplinar "Saúde", o currículo do tema interdisciplinar "Desenvolvimento sustentável", o currículo do tema interdisciplinar "Aprender a aprender", o currículo do tema interdisciplinar "Empreendedorismo", o currículo do tema interdisciplinar "Utilização das tecnologias da informação e da comunicação" e o currículo do tema interdisciplinar "Educação cívica".

Os tópicos curriculares "Saúde" e "Desenvolvimento Pessoal e Social" são de especial importância para a implementação de projectos de saúde pública e o desenvolvimento de aptidões e competências para melhorar a saúde mental.

Definiram objectivos, expectativas e recomendações para a obtenção das competências desejadas nos alunos.

Para uma melhor compreensão das possibilidades de cooperação entre os sectores da saúde e da educação, apresentamos resumos destes tópicos interdisciplinares.

14.6. Currículo do tema interdisciplinar "Saúde"

O objetivo da aprendizagem e do ensino do tema interdisciplinar "Saúde" é a aquisição de conhecimentos e competências que permitam aos alunos cuidar da sua saúde. A ênfase é colocada numa abordagem geral da saúde, tendo em conta a definição dada pela Organização Mundial de Saúde, que define a saúde como um bem-estar físico, mental e social.

Com a introdução do tema interdisciplinar "Saúde", pretendemos alcançar um impacto sistemático, contínuo e positivo na saúde das crianças e dos adolescentes. O objetivo é um crescimento e desenvolvimento bem sucedido e sem obstáculos das crianças e adolescentes, para que se tornem adultos saudáveis, felizes, bem sucedidos, confiantes e responsáveis.

O tema interdisciplinar "Saúde" é composto por três domínios, que são "Saúde física", "Saúde mental e social" e "Ajuda e autoajuda".

O domínio "Saúde física" visa a promoção e a aquisição de conhecimentos e competências de base sobre o crescimento e o desenvolvimento do corpo humano e sobre os factores que contribuem para a preservação da saúde física. Encoraja a aquisição de conhecimentos e competências em matéria de alimentação adequada e de atividade física, de acordo com as capacidades, os interesses e o estado clínico da criança ou do adolescente. Sublinha a importância da higiene pessoal e da higiene ambiental. Uma componente deste domínio é também a preservação da saúde reprodutiva, com ênfase na sensibilização para a importância da responsabilidade pessoal na prevenção das doenças sexualmente transmissíveis e das gravidezes indesejadas.

O domínio "Saúde Mental e Social" inclui o estudante - indivíduo como parte da comunidade, o indivíduo que realiza o seu potencial, lida com o stress, tem direito ao trabalho e à educação e é capaz de criar e contribuir para a comunidade.

O objetivo do domínio "Ajuda e autoajuda" é o desenvolvimento da literacia em saúde dos estudantes, de modo a permitir-lhes cuidar da sua saúde, mas também da saúde dos outros. A literacia em saúde envolve a aquisição de conhecimentos básicos sobre as doenças, perturbações e lesões mais comuns, sobre o papel e o trabalho dos serviços de saúde e a adoção de competências de autoajuda e de primeiros socorros.

Vantagens

Ao cumprirem as expectativas do tema interdisciplinar "Saúde", os alunos ficam habilitados a

1. aceitar a importância da saúde como condição prévia e indicador do desenvolvimento sustentável da sociedade no seu conjunto;

2. promover e desenvolver uma atitude de responsabilidade em relação à saúde pessoal e desenvolver uma atitude responsável e compassiva em relação à saúde das outras pessoas;

3. reconhecer e escolher hábitos de vida e comportamentos saudáveis, para evitar hábitos e comportamentos prejudiciais à saúde e à segurança, para prevenir e atenuar os efeitos de uma saúde precária;

4. adquirir conhecimentos e competências sobre como ajudar-se a si próprio e aos outros, e quando e como procurar ajuda profissional;

5. desenvolver a literacia em matéria de saúde, ou seja, saber como obter informações e ser capaz de selecionar informações fiáveis, que podem depois ser utilizadas para melhorar a saúde e tomar decisões saudáveis;

6. adquirir conhecimentos e competências de base para uma atitude positiva e um comportamento responsável que contribua para a preservação e a melhoria da saúde e da segurança física, mental, emocional e social e para a melhoria da qualidade de vida.

O currículo permite aos professores e aos especialistas associados a liberdade de planear, organizar e implementar actividades de acordo com as expectativas definidas por disciplinas específicas e pelo currículo escolar.

Ao estudar e ensinar o tema interdisciplinar "Saúde", criamos e educamos alunos conscientes e literatos em matéria de saúde e, a longo prazo, adultos que saberão proteger a sua saúde.

14.7. Currículo do tema interdisciplinar "Desenvolvimento pessoal e social"

O "Desenvolvimento Pessoal e Social" é um tema interdisciplinar que promove o desenvolvimento integral de crianças e adolescentes com o objetivo de construir pessoas saudáveis, confiantes, criativas, produtivas, felizes e responsáveis, capazes de cooperar e contribuir para a comunidade. Esta é uma condição prévia para a realização de todas as expectativas educativas e de desenvolvimento profissional. Proporciona condições para o desenvolvimento de um indivíduo a nível pessoal e social, que será capaz de gerir os seus recursos e de desenvolver relações sociais saudáveis.

O apoio ao desenvolvimento saudável das crianças e adolescentes inclui os temas que serão leccionados, bem como as relações no processo educativo, na comunicação e nos métodos de trabalho. O ensino e a aprendizagem são dirigidos aos alunos, com actividades adequadas à fase de desenvolvimento, que criam condições para a realização das potencialidades individuais e incluem a participação ativa de todos os intervenientes no processo educativo.

As expectativas educativas são concretizadas através de todos os currículos das disciplinas e dos currículos de outros temas interdisciplinares em todos os ciclos de ensino. Os responsáveis pela concretização das expectativas e dos objectivos são, para além de modelos de comportamento desejável, o pessoal educativo em colaboração com a família e a comunidade.

Através deste tema interdisciplinar, os alunos desenvolverão :

1. autoimagem, autoestima e auto-confiança, reconhecimento, aceitação e gestão das emoções e dos comportamentos;
2. empatia e capacidade de respeitar e aceitar as diferenças ;
3. competências sociais e de comunicação, cooperação e trabalho em equipa ;
4. comportamento responsável em relação a si próprios e aos outros na comunidade, tomada de decisões e planeamento da sua educação futura, aprendizagem ao longo da vida e desenvolvimento profissional na sociedade moderna e no mercado de trabalho;
5. estratégias de resolução de problemas e métodos bem sucedidos de lidar com o stress

O tema interdisciplinar está organizado em três domínios: "Eu", "Eu e os outros" e "Eu e a sociedade".

O domínio "Eu" refere-se ao conhecimento e à aceitação de si próprio, ao desenvolvimento da iniciativa, da perseverança, do autocontrolo e da responsabilidade, a fim de atingir os potenciais pessoais e de encontrar um caminho e uma satisfação na vida.

O objetivo do domínio "Eu e os outros" é desenvolver competências sociais e emocionais que contribuam para um melhor ajustamento emocional e uma melhor saúde mental. Os alunos socialmente competentes têm relações mais positivas com os colegas e os adultos e um melhor desempenho escolar.

O domínio "Eu e a sociedade" refere-se ao desenvolvimento da consciência de pertença e do nosso papel na sociedade, ou seja, refere-se à compreensão da relação entre o indivíduo e a sociedade. Os alunos são encorajados a dar um contributo ativo e construtivo ao grupo, à escola e à comunidade, e a aceitar as normas e regras sociais. Os alunos alargam as suas experiências ajudando, mostrando compaixão e relacionando-se com aqueles que precisam de ajuda.

As expectativas educativas no domínio do "eu", desenvolvidas ao longo de todos os ciclos, incluem o desenvolvimento da autoimagem, a gestão das emoções e do comportamento e o desenvolvimento das potencialidades do indivíduo. O desenvolvimento da autoimagem inclui o reconhecimento dos próprios pontos fortes, limitações e áreas que precisam de ser melhoradas. A gestão das emoções e do comportamento refere-se ao reconhecimento dos nossos próprios estados emocionais e das suas expressões de acordo com a situação, sem nos pormos em perigo a nós próprios e aos outros, compreendendo a ligação entre pensamentos, emoções e comportamento, e lidando com sucesso com as exigências da vida.

O desenvolvimento do potencial pessoal significa estabelecer objectivos realistas e assumir a responsabilidade pelo seu próprio comportamento.

No primeiro e segundo ciclos, é elaborado o desenvolvimento de hábitos de trabalho e, no terceiro ciclo, a gestão da trajetória académica e profissional.

Ao concretizar as expectativas deste tema interdisciplinar, contribui-se para garantir condições e apoios para o desenvolvimento integral de todos os alunos. As expectativas educativas no domínio "Eu e os outros", desenvolvidas ao longo de todos os ciclos, referem-se à aprendizagem cooperativa e ao trabalho em equipa. Nos três primeiros ciclos, as expectativas centram-se na compreensão e resposta às necessidades e sentimentos dos outros, no desenvolvimento de competências de comunicação, na relação respeitosa com os outros e no desenvolvimento de estratégias necessárias à resolução de conflitos. As expectativas no quarto e quinto ciclos são o desenvolvimento da perceção das consequências das suas atitudes / acções / escolhas e das atitudes / acções / escolhas dos outros, e a assunção da responsabilidade pelo seu próprio comportamento.

No domínio "Eu e a sociedade", as expectativas educativas são graduadas de acordo com as fases de desenvolvimento. Incluem a distinção entre situações sociais seguras e arriscadas e o desenvolvimento de estratégias de auto-proteção; a aceitação e compreensão das normas e regras sociais e o desenvolvimento da responsabilidade social; a participação ativa e a contribuição para a sociedade através da cooperação, da solidariedade e da responsabilidade social. Incentiva o desenvolvimento da identidade cultural e nacional, um sentimento de pertença à sua comunidade e cultura, respeitando os outros.

O conteúdo e as expectativas do tópico interdisciplinar "Desenvolvimento Pessoal e Social" dão continuidade ao trabalho anterior com exemplos de práticas baseadas em evidências das nossas instituições de ensino. Com este documento, os objectivos e as expectativas, juntamente com as estratégias de ensino e aprendizagem e a avaliação, são, pela primeira vez, elaborados de forma sistemática e abrangente, utilizando domínios e ciclos.

A fim de promover o desenvolvimento pessoal, o autoconhecimento e o desenvolvimento das competências de vida dos alunos necessárias para atingir o seu pleno potencial, no contexto dos temas interdisciplinares "Saúde" e "Desenvolvimento Pessoal e Social", será realizada a educação das crianças, dos adolescentes e do pessoal escolar sobre a saúde mental, sobre os factores determinantes de uma saúde mental positiva e sobre o reconhecimento precoce dos problemas. O objetivo é assegurar, através das actividades supramencionadas, a melhoria das competências das crianças no domínio do reconhecimento das dificuldades pessoais e das dificuldades dos seus pares e incentivar as crianças e os adolescentes a procurar ajuda profissional, bem como educá-los e informá-los sobre como e onde podem obter ajuda na escola e na comunidade em que vivem. Estas actividades incluirão a promoção de uma avaliação adequada da saúde mental nas escolas e o combate ao estigma, e serão implementadas em cooperação com as instituições envolvidas na promoção e melhoria da saúde mental na comunidade, através de palestras, workshops e actividades. Os funcionários das escolas serão sensibilizados para o reconhecimento precoce das dificuldades, para a prestação de primeiros socorros e apoio e para o encaminhamento dos alunos para ajuda profissional

Bibliografia

Beane, A. L. (2008). *Ucionica bezzlostavljanja.* Zagreb: Mosta d.o.o.

Nacionalni okvirni kurikulum, (2010). Zagreb: Ministarstvo znanosti, obrazovanja i sporta RH.

Prijedlog kurikuluma medupredmetne terne „Osobni i socijalni razvoj", (2016). Zagreb: Ministarstvo znanosti, obrazovanja i sporta RH.

Prijedlog kurikuluma medupredmetne terne „Zdravlje", (2016). Zagreb: Ministarstvo znanosti, obrazovanja i sporta RH.

Prijedlog Okvirnog nacionalnog kurikuluma, (2016). Zagreb: Ministarstvo znanosti, obrazovanja i sporta RH.

Radenovic, A. (2007). *Prirucnikza razrednike.* Zagreb: Alineja.

Salovey, P.; Sluyter, D. J. (1997). *Emocionalni razvoj i emocionalna inteligencija-pedagoske implikacije.* Zagreb: Educa.

Zakon o odgoju i obrazovanju u osnovnoj i srednjoj skoli (Narodne novine, 87/08, 86/09, 92/10, 105/10-ispr., 90/11, 5/12-Uredba, 16/12).

Weltmann Begun, R. (2007). *Socijalne vjestine za tinejdzere.* Zagreb: Na- klada Kosinj d.o.o.

Capítulo 15

Toni Maglica

15. Projectos de saúde pública em instituições de assistência social

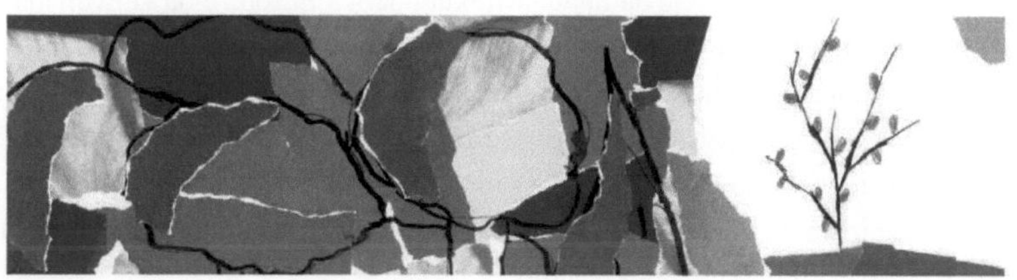

Em Split e no condado de Split-Dalmatia, as instituições de assistência social, na maior parte das vezes em colaboração com o Instituto de Saúde Pública do condado de Split-Dalmatia, conduzem continuamente diferentes projectos de saúde pública para melhorar a saúde mental das pessoas que lhes são confiadas.

Um desses projectos bem sucedidos é o **"Mostly sunny"**, realizado em colaboração pelo Instituto de Saúde Pública do Condado de Split-Dalmácia com a Escola Primária Stjepan Ivicevic em Makarska, a Escola de Design, Gráfica e Construção Sustentável em Split, o lar de crianças "Maestral" e muitas outras instituições do condado que se juntaram ao projeto a partir de 2010.

Neste capítulo, vamos analisar a importância deste projeto de saúde pública na perspetiva do lar de acolhimento de crianças como instituição de assistência social. O lar de crianças é fundado com a missão de cuidar de crianças e adolescentes sem pais ou sem cuidados parentais adequados. Retirar a criança do ambiente familiar e colocá-la num ambiente institucional representa um grave risco para a saúde mental e o desenvolvimento dessa criança. Existem numerosos estudos sobre as consequências psicossociais de uma estadia numa instituição, realizados tanto na República da Croácia como no resto do mundo. O que é que faz com que as crianças acolhidas em instituições sejam crianças de risco? Para além dos conhecimentos sobre os efeitos negativos de uma estadia prolongada numa instituição, esquece-se muitas vezes que, regra geral, as crianças em instituições foram, mesmo antes de chegarem à instituição, expostas a experiências stressantes e traumáticas. Condições insuficientes para um crescimento e desenvolvimento infantil integral, causadas por interações sociais pobres na família, doenças mentais dos pais, violência na família, abuso de crianças e promiscuidade dos pais, são algumas das razões pelas quais as crianças foram institucionalizadas.

Para além destas circunstâncias, todo o processo de retirada da criança do seio familiar é traumatizante para a criança. A Comissão Europeia encomendou um estudo intitulado "Inquiry into the number and characteristics of at-risk children younger than three in institutions" (Inquérito sobre o número e as caraterísticas das crianças em risco com menos de três anos em instituições), realizado por um esforço conjunto do Gabinete de Saúde Mundial para a Europa e da Universidade de Birmingham (Browne et al., 2005). A recomendação básica que resultou do inquérito sublinha que nenhuma criança com menos de três anos deve estar numa instituição sem os seus pais/cuidadores primários e que as crianças com menos de três anos que têm estado em instituições sem os pais correm o risco de sofrer danos mentais, que incluem perturbação da personalidade dependente, desenvolvimento detido e atrofia cerebral (Radocaj, 2008).

A perturbação da personalidade dependente pode manifestar-se através do desenvolvimento de uma dependência insegura que afecta o funcionamento intelectual, emocional e social da criança (Cleaver, 2004. segundo Sladovic Franz et al., 2007). As crianças que viveram em instituições podem crescer e não desenvolver uma única forma de dependência, o que pode resultar numa série de perturbações do desenvolvimento, desde problemas nas relações sociais até à falta de interesse por elas, desde dificuldades cognitivas até ao controlo dos impulsos e dificuldades de agressão (Howe, 1995. segundo Ajdukovic et al., 2007). Além disso, é necessária mais investigação sobre o bullying infantil em lares de crianças, porque as crianças que vivem em lares de crianças estão, na maioria dos casos, em risco psicossocial de se tornarem vítimas de bullying entre pares (Ajdukovic et al., 2008). A investigação demonstrou que as crianças que correm o risco de serem vítimas de bullying têm competências sociais pouco desenvolvidas, um número reduzido de amigos da sua idade, uma fraca autoimagem e são crianças que vivem num lar incompleto e que não recebem atenção e apoio suficientes dos adultos (Sladovic Franz, 2003). Todas estas caraterísticas estão estreitamente relacionadas com a violência entre pares. Os problemas mais frequentes no acolhimento de crianças em instituições são os seguintes dificuldades em assegurar cuidados contínuos devido às frequentes mudanças de pessoal, efeitos potencialmente negativos de uma vida em grupo, possibilidade de criar um sistema social de grupo e regras de conduta que podem estar em oposição aos objectivos da instituição em vez de os apoiar, a contradição entre a necessidade de regras e a necessidade de individualização, e um conflito entre as necessidades de uma criança individual e as necessidades do grupo, uma disparidade entre a educação e o estatuto do pessoal e dos educadores e o seu significado terapêutico para a criança e uma atitude ambivalente do público em relação à instituição e às crianças que nela vivem (Sladovic Franz, 2003).

A saúde mental é uma componente integral e vital da saúde. A definição de saúde inclui um completo bem-estar físico, mental e social, e não apenas a ausência de doença. A saúde mental, assim definida, é mais do que a mera ausência de perturbações mentais. A saúde mental é principalmente definida como um estado de bem-estar em que o indivíduo realiza as suas próprias potencialidades, lida com as tensões normais da vida, trabalha de forma produtiva e é capaz de dar algo em troca à comunidade. Neste sentido positivo, a saúde mental é a pedra angular do bem-estar de um indivíduo e de uma comunidade que funciona eficazmente.

A promoção da saúde mental inclui acções que ajudam as pessoas a aceitar e a manter estilos de vida saudáveis e a criar um sistema de apoio ou um ambiente saudável (Herrman, Saxena e Moodie, 2004). De acordo com a Estratégia de Lisboa (http://europa.eu.int/c omm/lisab on_strat egy/index_en.html), todos os países europeus devem desenvolver e implementar um plano de ação abrangente de promoção da saúde e de prevenção das perturbações mentais e comportamentais. A Estratégia de Lisboa prevê que isto seja feito através de dez áreas de ação, uma das quais é a promoção da saúde mental nas escolas e noutras instituições. Esta área fala da necessidade de promoção da saúde mental nas escolas, aumentando o número de acções de promoção da saúde mental nas escolas, aumentando o número de medidas relativas à prevenção de perturbações mentais em crianças em risco e adolescentes nas escolas, aumentando o nível de educação e o número de programas de promoção da saúde mental para crianças fora da escola e crianças e adolescentes marginalizados.

Tendo tudo isto em consideração, o Instituto de Saúde Pública decidiu estabelecer uma parceria com o lar de crianças "Maestral" para realizar um projeto que melhorasse a saúde mental dos adolescentes do lar de crianças, e fazê-lo através da melhoria da literacia emocional. O objetivo deste projeto foi encorajar o desenvolvimento emocional, ser capaz de reconhecer as emoções de si próprio e dos outros, expressar emoções de uma forma diferente, mas socialmente aceitável, em vez de permanecer agitado. Os resultados esperados do projeto são uma influência positiva no sucesso académico, a atenuação de problemas pessoais e emocionais e a atenuação da dependência ou de outros comportamentos de risco para a saúde no desenvolvimento posterior da adolescência.

O tema da saúde mental foi abordado de uma forma interessante e, para os adolescentes, adequada e próxima, ou seja, utilizando diferentes meios de comunicação: filme, fotografia, escrita, oficina de debate, pintura e representação, páginas Web, design e gráficos. O projeto continha actividades apropriadas para alunos de escolas primárias e secundárias, para a população em geral, mas também para crianças e adolescentes em risco, aqueles que se encontram num ambiente específico, como as instituições que garantem uma alternativa aos cuidados parentais.

Os adolescentes do lar de crianças, juntamente com os seus educadores, passaram por um ciclo de workshops sobre emoções, ou seja, estudaram como distinguir emoções em si próprios e nos outros, como lidar com elas e, especialmente, como lidar com emoções desagradáveis. Também foram educados sobre a importância da saúde mental. O trabalho foi interativo e apelou à participação, para que os adolescentes abordassem os temas de uma forma criativa. Após o workshop, os adolescentes criaram sozinhos um pequeno vídeo promocional sobre saúde mental. O vídeo, que intitularam "Mostly sunny", serviu durante as fases posteriores do projeto como base e ponto de entrada para o tema da saúde mental e da literacia emocional. As crianças e os adolescentes concluíram que a saúde mental é como o céu, e que na vida deve ser, aconteça o que acontecer, "maioritariamente solarengo".

Outro projeto de saúde pública de bem-estar bem sucedido foi **"O mundo tem de saber, isto tem de acabar", levado a** cabo por uma parceria entre o Instituto de Saúde Pública do Condado de Split-Dalmatia e o lar de crianças "Maestral". Este projeto visava a melhoria da prevenção de comportamentos aditivos e de outros comportamentos de risco para a saúde dos adolescentes do lar de acolhimento de crianças. A abordagem aos adolescentes foi criativa e interactiva. Através de uma série de workshops de debate em que os adolescentes participaram no lar de acolhimento, o tema da dependência e de outros comportamentos de alto risco foi discutido e as crianças tiveram a oportunidade de falar sobre as coisas que as incomodam particularmente no mundo dos adultos. Os adolescentes falaram sobre "manipulação, mentiras, egoísmo, primitivismo, escárnio, insensibilidade, crueldade, injustiça, mesquinhez, más intenções e negligência para com as crianças por causa dos seus próprios prazeres", mas depois, de uma forma criativa, através da pintura, expressaram os valores que os movem e os afectam como factores de proteção. Na lista e nas pinturas que os adolescentes fizeram, podia encontrar-se "esperança, amor, educação, felicidade, amizade, natureza e relações".

No âmbito da mesma parceria, estas duas instituições chamam todos os anos a atenção para o Dia Mundial da Prevenção do Suicídio, num esforço de sensibilização para a nossa inter-relação (projeto **"Um mundo ligado").** O suicídio é, muitas vezes, um tema sobre o qual nem os adultos nem os adolescentes falam, pois é difícil para eles falarem sobre esse incómodo assunto tabu que tem tantos mitos.

Um desses mitos está sempre presente - o mito de que, se falarmos de suicídio, podemos levar as pessoas que estão em risco a cometer suicídio. Desse mito surge um problema ainda maior - o facto de os adolescentes estarem a ser deixados sozinhos e solitários em situações difíceis e com emoções difíceis que, na maior parte das vezes, não sabem como lidar. Além disso, não estamos a dar ouvidos aos seus pedidos de ajuda. Durante este projeto, os adolescentes falaram sobre este e outros assuntos semelhantes e sobre o mundo e, através de fotografias e cartazes, enviaram fortes mensagens de esperança e de encorajamento. "Se estendermos um braço àqueles que perderam a ligação com outras pessoas e lhes oferecermos amizade e apoio, isso pode ser um ato que salva vidas!" e "Ei... não estás sozinho", são algumas dessas mensagens.

Bibliografia

Ajdukovic, M.; Kregar Oreskovic, K.; Laklija, M. (2007). Teorija privrzenosti i suvremeni socijalni rad. *Ljetopis socijalnog rada,* 14 (1): 5991.

Ajdukovic, M.; Rajhvajn Bulat, L.; Sladovic Franz, B. (2008). Agresivno i prosocijalno ponasanje djece u djecjim domovima. *Ljetopis socijalnog rada,* 15(2): 185-213.

Browne, K.; Agathonos, H.; Anaus, M.; Mulheir, G.; Hercog, M.; Klimackova, A.; Leth, I.; Ostergren, M.; Stan, V.; Zeytinoglu, S. (2005). *Mapping the number and characteristics of children under three in institutions across Europe at risk ofharm.* Birmingham: Universidade de Birmingham.

Herrman, H.; Saxena, S.; Moodie, R. (2004). *Promoting Mental Health (Promoção da Saúde Mental).* Genebra: Organização Mundial de Saúde.

Radocaj, T. (2008). Polazista u planiranju i provodenju UNICEF-ovog programa „Svako dijete treba obitelj". U: Ajdukovic, M.; Radocaj, T. (ur.) *Pravo djeteta nazivot u obitelji* (17-27). Zagreb: Ured UNICEF-a za Hrvat- sku.

Sladovic Franz, B.; Kregar Oreskovic, K.; Vejmelka, L. (2007). Iskustvo zivota u djecjem domu: kvalitativna analiza izjava mladih. *Ljetopis socijal- nograda,* 14 (3): 553-578.

Sladovic Franz, B. (2003). *Psihosocijalni razvoj djece u djecjim domovima* . Zagreb: Pravni fakultet Sveucilista u Zagrebu i Drzavni zavod za zastitu obitelji, materinstva i mladezi.

Capítulo 16

Zeljko Kljucevic

16. Papel dos meios de comunicação social nos projectos de saúde pública

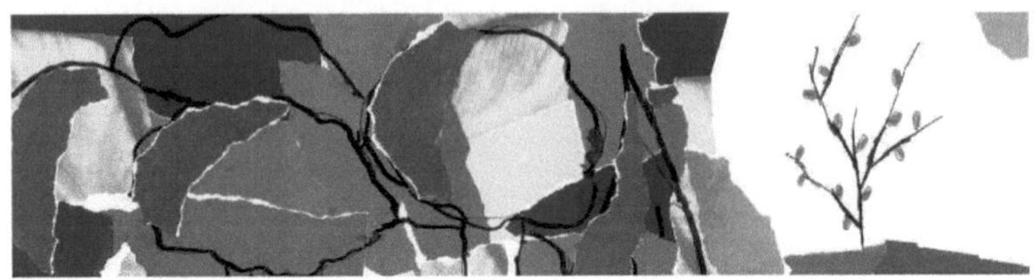

Trate os meios de comunicação social como trataria qualquer outro cão de guarda; mantenha-se calmo, deixe-os cheirar a sua mão, mas nunca, nunca lhes vire as costas. Chris Rayan, treinador de media

Os meios de comunicação social são um fenómeno complexo que se refere aos sistemas públicos de informação utilizados para divulgar notícias e conteúdos audiovisuais com o objetivo de informar, educar e entreter todas as classes sociais. De acordo com a Lei da Comunicação Social de 2004, os meios de comunicação social incluem: jornais e outros meios de comunicação impressos, programas de rádio e televisão, programas de agências noticiosas, publicações electrónicas, teletexto e outras formas de publicação diária ou periódica criadas com a ajuda de um editor e através de uma transferência de escrita, voz, som ou imagem. Os meios de comunicação social não são livros, manuais escolares, boletins informativos, catálogos ou outras fontes de informação que se destinem especificamente a fins educativos, científicos ou culturais, à publicidade, à comunicação empresarial, aos assuntos internos das empresas, aos institutos e instituições, às associações, aos partidos políticos, às organizações religiosas e outras organizações, aos documentos escolares, ao Jornal Oficial da República da Croácia, aos boletins informativos oficiais das autoridades locais e regionais e a outros anúncios oficiais, cartazes, folhetos, brochuras, faixas e páginas de vídeo sem transmissão em direto e outras informações gratuitas, salvo disposição em contrário da lei.

Por meios de comunicação, enquanto meios de comunicação, referimo-nos a qualquer meio através do qual a comunicação é realizada e em que os pressupostos, os motivos, o conteúdo, os efeitos e as consequências são mais ou menos determinados pelos próprios meios de comunicação.

Os meios de comunicação impressos são jornais e outras publicações periódicas publicadas pelo menos uma vez por semestre e com uma tiragem superior a 500 exemplares. Uma obra impressa que seja publicada ocasionalmente com uma tiragem inferior a 500 exemplares é considerada um suporte de impressão se se destinar a circulação. Os meios de comunicação electrónicos são todos os tipos de comunicação social concebidos para serem criados e gravados por dispositivos electrónicos, ao contrário dos meios de comunicação impressos, que atualmente também são gerados por meios electrónicos (no computador, por exemplo), mas o produto final é impresso em papel (jornais, livros) e não necessita de qualquer dispositivo eletrónico para ser utilizado. Os meios de comunicação electrónicos incluem a rádio, a televisão e os portais Web (jornais digitais, ou seja, notícias disponíveis na Internet). A história dos meios de comunicação electrónicos inclui também a telegrafia, bem como os fóruns e as redes sociais, embora o seu verdadeiro objetivo não seja apenas informar, mas também comunicar.

Estamos a implementar projectos de saúde pública no interesse do público em geral, e é essencial que esse público em geral, juntamente com os especialistas, seja apresentado, informado e sensibilizado para determinadas questões, ou seja, deve estar familiarizado com o que está a ser feito em determinados projectos e com que finalidade e objetivo. A forma mais eficaz de partilhar e apresentar é, naturalmente, através dos meios de comunicação social. A questão é saber o que atrai a atenção dos media. A atenção dos meios de comunicação centra-se em escândalos, conflitos, perigos e experiências desagradáveis da comunidade, em peculiaridades, individualidades, opiniões interessantes, factos e dados estatísticos de ocorrências selecionadas, mas também nas notícias diárias.

Quando olhamos para as coisas que atraem a atenção dos meios de comunicação social, ficamos com a impressão de que vários projectos de saúde pública, e especialmente os do domínio da proteção e promoção da saúde mental das crianças e dos adolescentes, os que lidam com a promoção da saúde, estilos de vida saudáveis, atitudes e valores positivos não são algo que possa interessar aos meios de comunicação social. No entanto, as experiências das actividades do projeto durante os últimos anos mostraram que as actividades e os resultados interessantes do projeto, na sua maioria, recebem atenção e apoio dos meios de comunicação social, especialmente se houver apresentações em que as crianças e os adolescentes participem ativamente. É essencial encorajar os meios de comunicação social a seguir este caminho, oferecendo-lhes temas, ou seja, não se deve esperar que eles entrem em contacto connosco. Os meios de comunicação social devem ser informados com exatidão desde o início e devem dispor de materiais de qualidade, visualmente agradáveis e redigidos numa linguagem simples e compreensível, construindo assim relações pessoais. Cada informação que se pretende enviar, multiplicar ou partilhar com os vários canais deve ser cuidadosamente preparada, e não se deve esperar que lhe perguntem se há algo de novo. Por conseguinte, é essencial que um observador passivo adopte uma abordagem proactiva em relação à promoção da saúde e, igualmente, às actividades do projeto. Quando se torna "reconhecível" para os meios de comunicação social, actuando de forma contínua, estes incluirão as actividades acima mencionadas no seu conteúdo, quer se trate de uma impressão de jornal ou de outros meios de comunicação social.

Estar informado sobre a saúde e a doença, sensibilizar o público e influenciar a formação de estilos de vida saudáveis não são tarefas exclusivas dos profissionais de saúde e da comunidade em geral. Os meios de comunicação social têm um papel importante na transmissão de mensagens sobre saúde e na criação de um sistema de valores numa comunidade que considera alguns comportamentos aceitáveis e outros estigmatizados. No domínio da promoção da saúde, e especialmente da saúde mental, com o objetivo de prevenção, os chamados "meios de comunicação social" (televisão, rádio, jornais, revistas, Internet) têm um papel significativo através de notícias, vídeos, anúncios, conversas, textos. Desta forma, o conteúdo das actividades ou dos resultados do projeto é apresentado como um todo independente (programas especiais, revistas especializadas) ou é integrado em edições diárias, programas de miscelânea ou no programa regular. Os chamados "pequenos meios de comunicação" (cartazes, folhetos, faixas, memorandos) são mais frequentemente utilizados nas comunidades locais como apoio às actividades ou resultados do projeto que estão em curso ou em preparação.

Em conclusão, a influência dos meios de comunicação social na criação e formação da opinião pública é inquestionável. Por conseguinte, não existe qualquer dilema sobre se os meios de comunicação social devem ou não ser utilizados na apresentação de projectos de saúde pública e na proteção e melhoria da saúde mental da população em geral.

Bibliografia

Medijski trening, Manjgura d.o.o; dostupno na mreznoj stranici: http:// manjgura.hr/tag/medijski-trening/ (pristupljeno: 8. 7. 2016.)

Pavlekovic, G. (2007). *Dvijezadace medija: zdravlje izdravstvo*. Zagreb: Skola narodnog zdravlja „Andrija Stampar".

Perusko, Z. (2011). *Uvod u medije*. Zagreb: Naklada Jesenski i Turk, Hr- vatsko sociolosko drustvo.

Sullivan Hoxie, M. *Djelotvoran ured za tisak - pogled iznutra,* dostup- no na mreznoj stranici: http://www.huoj.hr/index.php?opt=news&act=m-list&id=1686&lang=hr(pristupljeno: 12. 7. 2016.)

Zakon o elektronickim medijima (Narodne novine, 153/09, 84/11), dostupno na mreznoj stranici: http://narodne-novine.nn.hr/ (pristupljeno: 9. 7. 2016.)

Zakon o medijima (Narodne novine, 59/04, 84/11), dostupno na mreznoj stranici: http://narodne-novine.nn.hr/ (pristupljeno: 9. 7. 2016.)

Capítulo 17

Vjekoslav Krzelj

17. Prevenção em pediatria - Crianças nos hospitais

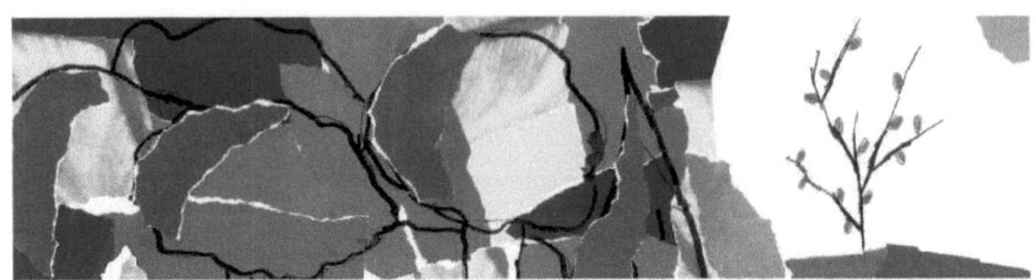

As crianças que necessitam de hospitalização são tratadas em enfermarias e clínicas pediátricas especializadas. Os precursores dos actuais serviços e hospitais pediátricos foram os orfanatos. O objetivo dos orfanatos era acolher e cuidar de crianças abandonadas. A primeira menção ao orfanato remonta a 785, quando o arcebispo Datheus de Milão, preocupado com o número de crianças abandonadas expostas à rua, abriu um asilo perto da sua igreja (Perovic, 1999, 2005; Brisky, 2009). O orfanato de Montpellier foi fundado em 1062, e o de Paris em 1070. (Perovic, 1999, 2005). O Papa Inocêncio III foi encorajado a fundar o orfanato em 1198, em Roma, no hospital Ospedale di Santo Spirito, depois de, enquanto passeava nas margens do Tibre, ter testemunhado pescadores a recolherem nas suas redes, em vez de peixe, um grande número de crianças violentamente afogadas. (Perovic, 1999). Teve a ideia de utilizar a manivela, na qual os pais entregavam anonimamente os seus filhos aos orfanatos, que lhes prestavam cuidados institucionalizados (Brisky, 2009). A manivela era um cilindro de madeira, oco num dos lados, que girava sobre o seu eixo. Uma pessoa desconhecida trazia uma criança geralmente à noite, colocava-a dentro da manivela, tocava a campainha e normalmente fugia. Depois disso, o funcionário girava a manivela e levava a criança para o orfanato (Perovic, 1999, 2005; Brisky, 2009; Skarica, 1928). A referida forma secreta de entregar e levar as crianças sem procurar os pais tinha por objetivo evitar os numerosos abortos e infanticídios contemporâneos (Skarica, 1928). Se a mãe fosse desconhecida, como era geralmente o caso, a direção do orfanato dava à criança um nome, muitas vezes irónico (Perovic, 1999, 2005; Brisky, 2009).

O orfanato de Split foi fundado pelo Arcebispo Stephen Cosmi em 1704, tendo para o efeito comprado duas casas perto do Palácio do Arcebispo e nomeado a irmandade de São Sacramento para cuidar das suas actividades posteriores (Brisky,

2009; Skarica, 1928; Keckemet, 1964, 1984; Juretic, Perovic, 1988).

A primeira instituição infantil na Croácia, o Kindersanatorium, foi fundada em 1897 em Opatija, e o primeiro departamento infantil foi fundado em 1904 em Zagreb, no Hospital das Irmãs da Misericórdia.

Em 1928, o orfanato de Split foi transferido para um pequeno edifício recém-construído no jardim do hospital e foi gradualmente, em 1934, transformado no primeiro Departamento de Crianças da Dalmácia, sendo a sua fundadora a Dra. Vera Bekavac-Skar- ica (Brisky, 2009; Besker, 1984).

Na primeira metade do século XX, registou-se um progresso meteórico da medicina; os hospitais pediátricos foram modificados e tornaram-se centros especializados para o tratamento de crianças. Atualmente, devido ao desenvolvimento dos cuidados de saúde infantis, cada vez menos crianças são hospitalizadas. A estrutura moderna do hospital de dia permite que um grande número de crianças doentes vá para casa todos os dias, depois de concluídos os procedimentos de diagnóstico e terapêuticos.

Os internamentos hospitalares são assustadores para as crianças. A separação dos pais, a dor, o medo, um ambiente desconhecido e emocionalmente frio, a incerteza quanto ao resultado do tratamento e até o medo da morte, no caso das crianças mais velhas, provocam perturbações na psique das crianças vulneráveis. O facto de qualquer doença física afetar a vida mental também deve ser tido em consideração. O primeiro médico do mundo ocidental, Hipócrates, em 450 a.C., afirmou que as emoções surgem no cérebro (Stilt, 2014).

Vários estudos mostram que um acontecimento traumático desde uma idade precoce pode alterar secundariamente a estrutura do sistema límbico e do tronco cerebral, ou seja, através da reação prolongada ao perigo. Também se afirma que o desenvolvimento do córtex pode ser retardado após a experiência de negligência e privação no período inicial de desenvolvimento (Stilt, 2014). Em 1997, Bremner et al. mostram que adultos com PTSD, causado por abuso físico e sexual na infância, têm um volume hipocampal esquerdo reduzido em comparação com o grupo de controlo. É possível concluir que uma experiência traumática ocorrida durante o período de desenvolvimento do cérebro leva a uma regressão a um estádio anterior da função e estrutura neural (Bremner et al., 1997).

Devido a um internamento hospitalar, os bebés mais velhos já desenvolvem uma depressão anaclítica caracterizada por ansiedade, perda de apetite, insónias e vulnerabilidade a infecções.

Se o bebé regressar rapidamente a casa, a uma atmosfera emocionalmente calorosa, os sinais de depressão desaparecem gradualmente, mas se o bebé for separado da mãe durante mais de três meses, é pouco provável que recupere completamente. A sua personalidade permanecerá emocionalmente afetada, o que mais tarde dificultará o estabelecimento de laços íntimos e emocionais com outras pessoas (Salihagic-Kadic, Simunovic e Grubic, 2001).

A criança é mais sensível quando se separa da mãe, do pai ou da pessoa a quem está ligada durante os três primeiros anos de vida. As reacções da criança mudam do período inicial de protesto para a fase de desespero e, finalmente, para um período de indiferença. A separação prolongada provoca um sentimento de indiferença e conduz à síndrome de dependência hospitalar, que se caracteriza por um abrandamento do desenvolvimento das capacidades motoras, da fala e do desenvolvimento mental e por uma diminuição da capacidade de receber informações e emoções do ambiente (Salihagic-Kadic, Simunovic e Grubic, 2001). Após a hospitalização, algumas crianças começam a vacilar, outras queixam-se de dores abdominais e dores de cabeça, e algumas apresentam alterações comportamentais que incluem uma atitude de desafio e raiva acentuadas.

Mesmo uma separação de curta duração da mãe provoca alterações no comportamento da criança quando esta regressa a casa. A criança tem medo de voltar a perder a mãe, está sempre perto dela, não dorme bem, tem frequentemente pesadelos e pode voltar a urinar na cama à noite.

Tudo isto não acontece ou é muito menos evidente se, aquando da hospitalização da criança, a mãe também estiver presente. A perda de um ente querido é uma causa real das dificuldades que surgem.

Os profissionais de saúde geralmente não estão conscientes do potencial impacto destrutivo da hospitalização na saúde mental de uma criança (Salihagic-Kadic, Simunovic e Grubic, 2001). No período entre os 6 meses e os 5 anos, a criança tem uma necessidade acrescida/enfatizada de segurança e amor que a mãe ou outra pessoa próxima normalmente satisfaz. Por esta razão, não se recomenda que a criança seja encaminhada para um hospital nesta idade, exceto se for necessário. Se a hospitalização for necessária, é preciso não só tratar a doença, mas também tentar que a criança mantenha o equilíbrio mental e o otimismo. A criança doente deve ser tratada como uma pessoa com as suas próprias necessidades emocionais.

A fim de melhorar as condições de estadia das crianças nos hospitais da Croácia, as associações União das Sociedades "Os nossos filhos", Sociedade Croata de Pediatria Preventiva e Social e Associação Croata de Enfermeiros

- O departamento de pediatria iniciou uma excelente ação de prevenção denominada "Pelo Sorriso da Criança no Hospital". O objetivo da campanha "Pelo Sorriso da Criança no Hospital" é promover e implementar a humanização da hospitalização das crianças (Grguric e Paravina, 2001).

A condução baseia-se nas disposições da Convenção das Nações Unidas sobre os Direitos da Criança, que foi adoptada na 44ª sessão da Assembleia Geral das Nações Unidas, em 20 de novembro de 1989. A Convenção tem 54 artigos que, divididos em nove secções temáticas, abordam os direitos pessoais, familiares e sociais, de saúde, educativos, culturais, sociais, económicos e de proteção e judiciais da criança (CDC, 1999).

A iniciativa "Por um sorriso de criança no hospital" é um contributo para a implementação da Carta Europeia da Criança no Hospital, adoptada pelo Parlamento Europeu em maio de 1988, em Estrasburgo (Grguric e Paravina, 2001). A lista dos direitos das crianças no hospital sublinha a atitude da Carta, segundo a qual o direito fundamental da criança é o direito ao melhor tratamento possível, e durante o qual o estado emocional da criança e dos pais também deve ser tido em conta (Quadro 1).

Quadro 1

De acordo com estas atitudes, a ideia global de "hospital aberto" é formada e difundida, sendo particularmente forte na Europa (Grguric e Paravina, 2001). Também vale a pena mencionar que, já em 1984, a União das Sociedades "Os nossos filhos da Croácia" organizou uma mesa redonda com o objetivo de encorajar uma maior humanização da hospitalização das crianças e de estabelecer novas relações entre os profissionais de saúde, os pais, os membros das associações de voluntários e as crianças enquanto pacientes (Novak-Reis e Paravina, 1986). Em Sibenik, em 1989, foi organizado o segundo simpósio sobre pediatria social, cujo tema principal foi a "Humanização do Hospital Pediátrico" (Kom- hauser, 1990). Nesse mesmo ano, a UNICEF e a Organização Mundial de Saúde lançaram uma iniciativa global para a adoção do aleitamento materno. Atualmente, é já uma iniciativa bem conhecida, implementada na Croácia como "Maternidades - Amigos das Crianças", que também representa uma mudança significativa na humanização dos cuidados hospitalares com as crianças (Grguric, 2003).

A implementação da iniciativa não requer grandes recursos financeiros, mas sim uma mudança de atitude e de relação da direção dos hospitais, dos médicos e enfermeiros e de outro pessoal para com as crianças que
necessitam de cuidados de saúde, mas também para os pais que estão motivados para a rápida recuperação do seu filho (Grguric, 2003).

O início oficial, os objectivos e o programa da campanha "Por um sorriso de criança no hospital" foram assinalados a 19 de maio de 1999 no Hospital Pediátrico de Zagreb (Grguric, 2003). A campanha obteve o apoio do Ministério da Saúde croata e foi incluída no Programa Nacional de Ação para as Crianças da República da Croácia. O programa da ação foi apresentado sob a forma de uma lista del2 reivindicações (Quadro 2).

Quadro 2

A ação tem um carácter simultaneamente profissional e social, levada a cabo pelos profissionais de saúde do hospital e por colaboradores externos especializados e sociais - voluntários. O objeto da ação é uma criança hospitalizada que, de acordo com os pontos de vista da ação, é atendida pelos médicos, enfermeiros, pais e membros das Sociedades "Os nossos filhos" e, através deles, pelos outros colegas empenhados de outras organizações e instituições. Assim, esta campanha inclui ajuda médica e apoio psicossocial a uma criança doente (Grguric e Paravina, 2001).

A participação nesta campanha é voluntária e cada hospital/serviço infantil, em conjunto com a sociedade local "As nossas crianças", toma decisões sobre a sua participação e, em seguida, determina o seu programa e plano de implementação, ou seja, medidas, responsáveis e prazos para a implementação das propostas da campanha. Após ter cumprido pelo menos 80% das propostas da campanha "Por um sorriso de criança no hospital", impressas num extenso questionário especial, o hospital recebe o prestigioso título de "Hospital Pediátrico - Amigo da Criança", gravado numa placa de identificação como sinal de reconhecimento público. A Sociedade local "As nossas crianças" recebe um reconhecimento público sob a forma de um diploma com a inscrição "À Sociedade "As nossas crianças" - Pelo sorriso de uma criança no hospital". O júri nomeado pelos organizadores desta iniciativa tem acesso direto às realizações do hospital (Grguric e Paravina, 2001).

A iniciativa "Pelo sorriso de uma criança no hospital" é bem aceite na Croácia. A sua aplicação não exige fundos inalcançáveis, mas uma mudança de atitude e de relação da direção dos hospitais, dos médicos, dos enfermeiros, de outro pessoal e dos associados externos para com as crianças e os pais, a fim de prevenir os problemas de saúde mental das crianças, o que acontecerá através da aplicação dos programas de humanização da hospitalização das crianças.

Tabela 1: Lista dos direitos da criança no hospital

(Foi incluída uma lista como parte da reunião do Parlamento Europeu em Estrasburgo, em maio de 1998).

Bibliografia

Besker, M. (1984). Odjel za djecje bolesti. U: Uglesic, B. (ur.) *190 godina splitske bolnice* (65-9). Split: Opca bolnica u Splitu.

Bremner, J. D.; Randall, P.; Vermetten, E. i sur. (1997). Magnetic resonance imaging-based measurement of hippocampal volume in posttraumatic stress disorder related to childhood physical and sexual abuse - a preliminary report. *Biological Psychiatry,* 41: 23-32.

Brisky, L. (2009). Splitsko nahodiste. *Paediatria Croatica,* 53 (1): 12-7.

Grguric, J.; Paravina, E. (ur.) (2001). *Cilj, program i nacin provedbe ak- cije Za osmijeh djeteta u bolnici.* Zagreb: Savez drustava „Nasa djeca" Hr- vatske.

Grguric, J.; Paravina, E. (ur.) (2001). *Za osmijeh djeteta u bolnici.* Zagreb: Graf-His.

Grguric, J. (2003). Programa „Djecji bolnicki odjeli - prijatelji djece". *Paediatria Croatica,* 47 (1): 3-8.

Juretic, M.; Perovic, S. (1988). Povijest zdravstvene zastite djece u Dalmaciji(do 1941. *go&voo). Ata historiae, medicinae, stomatologiae, pharma- ciae, medicinae, veterinariae,* 28 (1 -2): 103-12.

Keckemet, D. (1964). *Stara splitska bolnica 1794-1964.* Split: Novin- sko-izdavacko poduzece „Slobodna Dalmacija".

Keckemet, D. (1984). Zdravstvo i bolnice u Splitu do Drugoga svjetskog rata. U: Uglesic, B. (ur.) *190 godina splitske bolnice* (13-36). Split: Opca bolnica u Splitu..

Konvencija o pravima djeteta, (1999). *Dijete i drustvo,* 1: 47-75.

Komhauzer, P. (1990). *Humanizacija bolnice. 2. simpozij socijalne pedijatrije.* Sibenik, 6: 28-29.

Novak-Reis, A.; Paravina, E. (ur.) (1986). *Kako djetetu olaksati boravak u bolnici.* Zagreb: Prosvjeta.

Perovic, S. (1999). Dijete i srednji vijek (dobra, zablude i prokletstva). *Paediatria Croatica,* 43 (1): 1-8.

Perovic, S. (2005). Roman Jelic i nahodista. *Medica Jadertina,* 35 (1-2): 17-20.

Salihagic-Kadic, A.; Simunovic, D.; Grubic, M. (2001). Psiholoske reak- cije djeteta na hospitalizaciju. U: Grguric, J.; Paravina, E. (ur.) *Za osmijeh djeteta u bolnici.* Zagreb: Savez drustava „Nasa djeca" Hrvatske.

Skarica, V. (1928). Nahodista u Dalmaciji. *Lijecnicki vjesnik,* 50: 663-71.

Vlastelica, M. (2014). *Rani odnos majka-dijete u svjetlu neuroznanstvenih spoznaja.* Zagreb: Medicinska naklada.

Capítulo 18

Ivona Boban Vrkic, Marijan Saraga

18. Prevenção da intoxicação alcoólica nas crianças

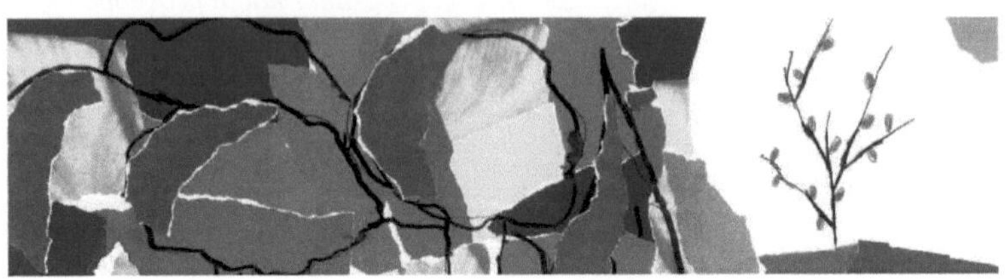

18.1. Panorama histórico do consumo de álcool

As bebidas alcoólicas são produzidas e consumidas há milhares de anos. Desempenhavam um papel importante em muitos ritos religiosos, alimentando o organismo com energia e matando a sede, e eram também utilizadas em reuniões sociais e para fins medicinais. Considera-se que a produção de álcool teve início há 10 000 anos, ou seja, quando a cerveja começou a ser produzida através do método de fermentação. A produção de vinho começou há 5000 anos a.C. Os egípcios bebiam álcool todos os dias durante os seus ritos religiosos. Na China, o álcool era uma parte importante da vida religiosa e quotidiana, tal como o era para os antigos romanos que o consumiam em grandes quantidades, especialmente vinho. Os cristãos também apoiavam o consumo de vinho, mas em quantidades moderadas. Durante o século XI, os médicos romanos notaram um efeito negativo do álcool no fígado. No entanto, durante o mesmo período, em Inglaterra, a cerveja era considerada um produto dietético, e homens, mulheres e crianças bebiam-na ao pequeno-almoço, almoço e jantar. Embora não se possa determinar corretamente a origem do método de destilação, utilizado para produzir bebidas pesadas, considera-se que foi inventado na Idade Média, na Arábia, e a primeira pessoa que descreveu este procedimento em pormenor foi Albertus Magnus (entre os séculos XII e XIII). Quando os espanhóis chegaram à América, verificaram que as civilizações da América Central tinham os seus próprios métodos de produção de bebidas alcoólicas, especialmente a partir de agaves, mel, ameixas secas, mas também de vários outros frutos. Os nativos americanos, assim como os aborígenes da Austrália, não conheciam o álcool até à chegada dos europeus. O champanhe foi inventado no século XVII em Inglaterra, por engano, durante o armazenamento de vinho proveniente da região francesa de Champagne. Durante o armazenamento, esse vinho passou pelo processo de fermentação secundária. Considera-se que o uísque é originário da Irlanda e o rum das Caraíbas. Durante a década de 1960, em Inglaterra, devido ao grande consumo de gin, houve uma "epidemia de gin".

Com o tempo, a opinião pública foi ficando mais sensibilizada para os problemas do consumo excessivo de álcool, que afecta toda a família, a vida económica, pessoal, social e religiosa. Consequentemente, durante o século XIX, foi encorajada a moderação no consumo de álcool. Em alguns países, no início do século XX, o consumo de álcool foi proibido. No entanto, continua a considerar-se que o consumo de vinho em pequenas quantidades diárias tem um impacto positivo no sistema cardiovascular dos adultos. As medidas através das quais se tenta atualmente reduzir o consumo de álcool são: o aumento da idade mínima legal para beber, o aumento dos preços das bebidas alcoólicas, a redução da concentração de álcool no sangue legalmente permitida durante a condução de veículos motorizados, o aumento das multas para quem conduz sob influência, a promoção da abstinência e outros métodos semelhantes (Hanson, 2013).

18.2. Intoxicação aguda por álcool

A intoxicação é um estado clínico de perigo súbito ou gradual de um ou mais sistemas orgânicos do corpo causado por uma substância venenosa. A intoxicação pode ser aguda ou crónica. As intoxicações são, na maioria das vezes, acidentais (herbicidas, monóxido de carbono, nicotina, álcool), menos frequentemente suicidas (medicamentos, outros venenos em menor grau) e raramente criminosas. As intoxicações agudas são frequentemente situações de urgência que exigem uma abordagem e um tratamento adequados. A intoxicação alcoólica é uma das causas mais frequentes de intoxicação. Existem 7 fases de intoxicação alcoólica.

A primeira fase, em que a concentração de álcool atinge de 0,1 ‰ a 0,5 ‰, é marcada pela quase ausência de desvios no estado somático. Os desvios ligeiros só podem ser observados através de testes especiais. Quando a concentração de álcool atinge de 0,3 ‰ a 1,2 ‰ (segunda fase), verifica-se uma euforia mais ligeira, uma diminuição da inibição, falta de autocontrolo e autocrítica. Na terceira fase (de 0,9 ‰ a 2,5 ‰), a pessoa experimenta um estado alterado de consciência, é excitável, tem memória e compreensão fracas e tem uma coordenação mais fraca e reacções lentas. A quarta fase (de 1,8 ‰ a 3,0 ‰) é caracterizada por um discurso incompreensível e pouco claro, perturbações do equilíbrio, tonturas, desorientação, raiva, medo, incoordenação muscular, diminuição da sensação de dor e mikropsia ou makropsia.

Na quinta fase (de 2,7 ‰ a 4,0 ‰), há fraqueza muscular - a pessoa já não consegue estar de pé ou andar. Há náuseas, vómitos, incontinência de urina e fezes;

pode também ocorrer estupor. O sexto estádio (de 3,5 ‰ a 5,0 ‰) caracteriza-se por alterações da consciência, anestesia, supressão dos reflexos com aparecimento de convulsões, depressão do sistema cardiovascular, hipoglicemia grave, hipotermia e estado de coma, cujo resultado pode ser letal. Na sétima fase ($\geq$ 4,5 ‰), ocorre a paralisia do sistema respiratório e a morte (Gasparovic e Radonic, 2008).

18.3. Alcoolismo

O alcoolismo é definido como uma doença primária e crónica que ocorre como resultado de factores genéticos, psicossociais e ambientais. Caracteriza-se por uma perda de controlo sobre o consumo de álcool, preocupação com o álcool, consumo de álcool apesar dos seus efeitos negativos e pensamento delirante (o mais comum dos quais é a negação) (Morse e Flavin, 1992). A intoxicação alcoólica crónica conduz a anorexia, gastroenterite crónica e diarreia, cirrose hepática, polineuropatia sensorial distal e alterações mentais, delirium tremens (condição psicótica aguda que ocorre após vários dias de abstinência de álcool e é caracterizada por uma perturbação qualitativa da consciência, tremores, medo, ansiedade e, normalmente, alucinações visuais) e síndrome amnésico de Korsakoff (devido a uma falta crónica de vitamina Bl) (Gasparovic e Radonic, 2008). A doença demora entre 5 a 10 anos a desenvolver-se, razão pela qual, quando se fala de crianças e adolescentes, normalmente se fala de problemas associados ao álcool e não de alcoolismo. Os problemas associados ao álcool ocorrem mais frequentemente em crianças na puberdade, que apreciam o álcool devido a uma necessidade de auto-afirmação, ou imitam os outros devido à influência da sociedade ou ao desejo de agir de uma forma que seria contrária aos desejos e opiniões dos adultos, e à crença de que, depois de beber, se sentiriam melhor e mais relaxados. A atitude dos pais tem um impacto significativo no consumo de álcool das crianças (Sakoman, Kuzman e Raboteg-Saric, 1999).

18.4. Intoxicação aguda por álcool em crianças

18.4.1. Frequência

Foram realizados muitos estudos sobre a frequência do consumo de álcool na população pediátrica, muitos dos quais resultaram em resultados devastadores que revelam um crescimento contínuo ao longo das últimas décadas. De acordo com os dados do ESPAD (European School Survey Project on Alcohol and Other Drugs, em 2011), pelo menos 70% dos estudantes beberam álcool durante a sua vida, 79% deles há um ano e 59% há um mês. O valor médio varia consoante os países, com a prevalência mais baixa nos países do Sudeste da Europa. A média mais elevada é a da República Checa (onde 79% dos estudantes beberam álcool no último mês), da Alemanha e da Dinamarca, e a mais baixa é a da Islândia (17% dos estudantes beberam álcool no último mês). De acordo com estes dados, a percentagem de estudantes que beberam álcool nos últimos 30 dias na Croácia é de 66%. Na maioria dos países, com exceção da Islândia, da Letónia e da Suécia, existe uma maior incidência de consumo de álcool entre os rapazes do que entre as raparigas (Hibell et al., 2012). De acordo com a investigação de 2008, na Croácia, mais de 80% dos rapazes e raparigas experimentaram álcool antes dos 15 anos de idade (Dekalic, 2008).

18.4.2. Caraterísticas da intoxicação alcoólica

De acordo com estudos recentes, são visíveis diferenças significativas na intoxicação alcoólica das crianças em função do género. Na maioria dos casos, a percentagem de crianças do sexo masculino é mais elevada (na Turquia, Eslováquia, Polónia, Croácia, Bulgária), enquanto alguns países registaram a mesma percentagem de crianças do sexo masculino e feminino (na Noruega) (Guzel et al., 2012, Rehorcikova et al., 2013, Pawlowicz et al., 2013, Bitunjac e Saraga, 2009, Louka e Stankova, 2011, Vallersnes et al., 2015). A idade média em todos estes estudos foi de 14,3 anos, o que está de acordo com a idade média na Croácia (14). Num estudo (nos Países Baixos), observou-se que as raparigas hospitalizadas eram um pouco mais novas (15,3 anos) do que os rapazes (15,7 anos), que tinham uma concentração mais baixa de álcool no sangue (1,79 ‰ em comparação com 1,94 ‰) e que foram hospitalizadas durante um período de tempo mais curto do que os rapazes.

Os rapazes bebem mais frequentemente cerveja e as raparigas vinho e bebidas mistas. Uma menor concentração de álcool nas raparigas sugere que uma menor quantidade de álcool conduz a uma intoxicação alcoólica nas raparigas do que nos rapazes. Como as raparigas atingem a puberdade mais cedo do que os rapazes, é mais provável que experimentem o álcool numa idade mais precoce, pelo que, em média, são hospitalizadas numa idade mais jovem (Bouthoo- rn, van Hoof e van der Lely, 2011). Mais rapazes do que raparigas consideram que as bebidas alcoólicas (vinho, cerveja, bebidas espirituosas) estão prontamente disponíveis para compra (Rehorcikova et al., 2013). A concentração de álcool no sangue de crianças intoxicadas varia, em média, entre 1,3 ‰ e 3 ‰. Na maioria dos casos, o envenenamento é deliberado (em cerca de

75% dos casos) (Guzel et al., 2012, Pawlowicz et al., 2013). Outras causas de envenenamento são não intencionais ou suicidas. A intoxicação aguda ocorre geralmente durante o fim de semana, ao fim da tarde e à noite, durante a socialização com os amigos, e a bebida mais frequentemente consumida é a vodka (63,1%). Curiosamente, a intoxicação é mais frequente em crianças com melhor sucesso académico, que estão a estudar na universidade, sabem uma língua estrangeira, têm um computador e vêm de áreas urbanas (Pawlowicz et al., 2013, Louka e Stankov, 2011).

Considerado uma "entidade" especial entre os adolescentes, o "binge drinking" é definido como o consumo de um grande número de bebidas (> 5) num curto espaço de tempo, em determinadas ocasiões, com o objetivo de se embebedar; ou um período mais longo de consumo excessivo de álcool. É mais frequente nos adolescentes do sexo masculino que provêm de famílias com antecedentes de alcoolismo e é seguido de um consumo de drogas mais frequente e simultâneo. A motivação para este tipo de consumo é uma tendência para reduzir a tensão, bem como o desejo de pertença, com grande influência dos pares (Kuntsche, Rehm e Gmel, 2004). A grande maioria dos adolescentes hospitalizados em consequência do "consumo excessivo de álcool", tem o seu episódio de consumo de álcool durante o fim de semana, enquanto socializa com os amigos. Em comparação com esta forma "típica" de beber, existe também uma forma "atípica" de beber (beber sozinho para facilitar a resolução de um problema ou beber durante a semana). Estes adolescentes, na maioria dos casos, já consumiram álcool ou outras substâncias e têm um risco mais elevado de desenvolver uma dependência do álcool ou de outras substâncias ilícitas. A forma "atípica" de beber é mais comum nas raparigas. Estes adolescentes provêm frequentemente de meios com taxas de desemprego mais elevadas (Groβ et al., 2014).

18.4.3. Factores de risco

Um número significativo de crianças provenientes de famílias em que o pai bebe álcool diariamente tem problemas com o consumo frequente de álcool. Além disso, se os familiares bebem, isso aumenta o risco de as crianças beberem. Este efeito é particularmente evidente nas raparigas (Rehorcikova et al., 2013). O impacto de uma história familiar positiva de alcoolismo também pode ser explicado pela abordagem comportamental. Os familiares, especialmente os pais, são frequentemente modelos para as crianças, que depois repetem os padrões de comportamento e os hábitos de consumo de álcool aprendidos. Uma supervisão parental mais fraca e a falta de conhecimento sobre as actividades de lazer dos filhos, bem como medidas educativas mais "suaves", também aumentam o risco de consumo de álcool entre as crianças. Um ambiente negativo, caracterizado por níveis crescentes de desemprego e comportamentos desviantes, bem como uma maior tolerância do indivíduo ao álcool, aumenta o risco de consumo de álcool entre as crianças. As crianças que são hospitalizadas devido a intoxicação aguda têm uma prevalência aumentada de abuso de álcool no período anterior à hospitalização, de dependência de álcool, "binge drinking", tabagismo e consumo de drogas (Rehorcikova et al., 2013, Groβ et al., 2014, 2016).

18.4.4. Consequências

A intoxicação alcoólica aguda em adolescentes acarreta um risco acrescido de gravidez não planeada, doenças sexualmente transmissíveis, suicídio, violência e acidentes de viação. Em um número menor de casos, há relatos de lesões agudas, abuso sexual e abuso simultâneo de drogas (Guzel et al., 2012). Além disso, alguns estudos demonstraram que o consumo de álcool está associado a um pior funcionamento cognitivo, ou seja, a piores desempenhos em testes de memória verbal, pior funcionamento visual-espacial, velocidade psicomotora, memória de trabalho, atenção, controlo cognitivo e menor QI global. Além disso, está provado que o abuso excessivo de álcool durante a adolescência está relacionado com uma diminuição do volume da massa cinzenta e um aumento do volume da massa branca do cérebro, e com o aumento da atividade cerebral durante os testes de inibição e de memória de trabalho (Sque- glia e Gray, 2016).

18.4.5. Prevenção

Uma vez que os pais têm uma forte influência no consumo de álcool entre as crianças, devem falar com os seus filhos sobre os impactos negativos do álcool na saúde do indivíduo logo aos 10 ou 11 anos de idade (Rehorcikova et al., 2013). Além disso, um exemplo positivo dado pelos pais, métodos educativos mais rigorosos e uma boa perceção dos pais das actividades extracurriculares dos filhos podem prevenir o consumo de álcool nas crianças.

As medidas educativas de prevenção da intoxicação em crianças devem ser implementadas logo no ensino básico, antes de a criança atingir a puberdade (Bouthoom, van Hoof e van der Lely, 2011). Tendo em conta que, entre as crianças com mais de 10 anos de idade que também sofreram traumatismos, 57,1 % apresentaram resultados positivos no teste de álcool, todas as crianças com mais de 10 anos de idade e que sofreram traumatismos agudos devem fazer um rastreio dos problemas relacionados com o álcool (Ley etal.,2012).

As crianças que foram hospitalizadas com intoxicação alcoólica aguda devem consultar um psicólogo sobre os acontecimentos do dia anterior e as circunstâncias que levaram à intoxicação imediatamente na manhã seguinte à hospitalização, assim que ficarem sóbrias. Além disso, a "sessão de reforço" (uma intervenção de grupo durante a qual se discutem os motivos da intoxicação aguda, bem como a perspetiva de beber no futuro, a fim de melhorar o autocontrolo e superar os riscos futuros (com actividades ao ar livre incluídas)) reduziria significativamente o risco de reintoxicação (Wurdak, 2016). Os motivos para beber podem ser tanto positivos quanto negativos, e em ambos os grupos há razões internas e externas. Os motivos positivos são, por exemplo, "porque é divertido" (interno, porque o indivíduo gosta da sensação de intoxicação) ou "porque é mais fácil relaxar, divertir-se e gostar de comunicar com os amigos" (externo). Os motivos negativos são "para esquecer os problemas e o stress actuais" (interno) ou "porque assim não me sentirei isolado" (externo, com o objetivo de pertença). Com base nestes motivos, os adolescentes poderiam ser divididos em vários grupos e, com cada grupo, seria possível realizar um programa especial de exercícios para combater esses motivos no futuro. Alguns estudos demonstraram que esta abordagem nas raparigas do grupo (que foram submetidas a uma intervenção precoce) levou a uma diminuição significativa da frequência do consumo de álcool e do "binge drinking" após quatro semanas, em comparação com o grupo que não foi incluído nesta abordagem. Este tipo de resultado não foi registado nos rapazes (Wurdak, Wolstein e Kuntsche, 2016).

Particularmente interessante é um estudo realizado em Hamburgo com um grupo de 316 adolescentes com idades compreendidas entre os 12 e os 17 anos, cujo objetivo era determinar os hábitos de consumo de álcool dos adolescentes e a relação desses hábitos com vários problemas psicossociais. Os inquiridos foram divididos em 5 grupos, com base na quantidade de bebidas normais consumidas numa ocasião festiva típica (definida como 0,3 L de cerveja, 0,1 L de vinho e 0,04 L de brandy), na prevalência de "binge drinking" no último mês e de intoxicação nos últimos 3 meses, nos problemas relacionados com o álcool, no número de hospitalizações anteriores devido a intoxicação alcoólica e nos comportamentos de risco para a saúde relacionados com o consumo de álcool. No primeiro grupo estavam os "bebedores de baixo risco" (61,2%); no segundo os que faziam "consumo de risco moderado" (5,7%) e no terceiro os que se embriagavam "muitas vezes" (15,8%) (o segundo e o terceiro grupos são grupos de consumo de risco para a saúde); no quarto os que tinham "problemas de abuso de álcool" (11,4%) e no quinto os que "bebiam excessivamente" (5,1%) (o quarto e o quinto grupos são grupos de alto risco). Os membros do primeiro grupo, os de "baixo risco", consumiram, em média, menos de 5 bebidas normais numa ocasião específica, 31,7% deles ficaram intoxicados uma vez nos últimos 3 meses e 27,9% tiveram um episódio de "binge drinking" no último mês. No segundo grupo, 58,8% tiveram um episódio de "binge drinking" no último mês, 66,7% tiveram pelo menos um episódio de intoxicação nos últimos 3 meses e 27,8% tiveram uma hospitalização anterior devido a intoxicação alcoólica. No terceiro grupo, 100% dos inquiridos relataram um episódio de intoxicação nos últimos 3 meses, tendo 56,3% deles tido um episódio de "binge drinking". O quarto grupo registou uma elevada percentagem de hospitalizações repetidas devido a intoxicação aguda (32,4%) e um consumo médio de 6,6 bebidas normais em ocasiões festivas. Neste grupo, observou-se uma maior incidência de dificuldades psicológicas, incluindo depressão, ansiedade, comportamento agressivo e má gestão da raiva. Os inquiridos do quinto grupo consumiam, em média, convenientemente 18,5 bebidas normais, 100 % estavam agudamente intoxicados várias vezes nos últimos 3 meses, com a prevalência de "binge drinking" a atingir 75 %. Os 4º e 5º grupos consumiram outras substâncias psicoactivas e faltaram mais vezes às aulas do que os outros grupos. Por conseguinte, os adolescentes hospitalizados devido a intoxicação alcoólica aguda devem ser colocados num destes grupos e devem ser-lhes aplicadas intervenções psicológicas precoces, de acordo com o risco que um determinado grupo comporta (Diestelkamp et al., 2015). Através do acompanhamento a longo prazo de crianças que foram tratadas por intoxicação alcoólica aguda, observou-se que o desenvolvimento da maioria dessas crianças é ordenado. No entanto, nestes grupos há um número significativamente mais elevado de crianças que desenvolvem uma dependência do álcool em meados dos seus vinte anos, consomem mais frequentemente várias substâncias aditivas (sobretudo canabinóides) e são propensas a comportamentos delinquentes, em comparação com o grupo de controlo. Através de programas de prevenção atempados, que influenciariam este grupo-alvo, poderíamos reduzir a percentagem de comportamentos de risco para a saúde na população (Groβ et al., 2016).

18.4.6. Intoxicação alcoólica aguda em crianças croatas

Na clínica pediátrica do KBC Split, no período de 1997 a 2007, foi efectuado um estudo retrospetivo dos internamentos por intoxicação alcoólica de crianças até aos 18 anos de idade. Durante este período, 594 crianças foram admitidas para tratamento hospitalar devido a vários tipos de intoxicação, 293 (40,2%) das quais se deveram a intoxicação alcoólica aguda. Verificou-se que 0,3% das crianças consumiam simultaneamente drogas. Entre os pacientes com intoxicação aguda, a proporção de homens foi significativamente maior (71,1%) do que a de mulheres. A percentagem de intoxicação alcoólica em relação a outras causas de envenenamento aumentou de 16,7% em 1997/1998 para 66,3% em 2006/2007, e a percentagem do número total de hospitalizações por ano aumentou de 0,3% para 1,7%. No grupo de crianças com intoxicação aguda, 82% tinham idades compreendidas entre os 14 e os 18 anos, sendo a média de idades de 14 anos. Entre as raparigas, a percentagem de intoxicação alcoólica entre todas as outras causas de intoxicação no período em análise aumentou de 6,3% para 45,5%, enquanto entre os rapazes aumentou de 23,1% para 78,6%. As crianças bebem habitualmente fora de casa (79,4%), principalmente aos fins-de-semana e feriados

(73,2%).

Na maioria dos casos, a causa foi o consumo ocasional de álcool (aniversários, festas, casamentos, celebrações (63,2 %), enquanto em 27,4 % dos casos a causa foram dificuldades emocionais; em 2,8 % dos casos - o divórcio dos pais, em 2,8 % dos casos - a pressão dos colegas e em 0,9 % - apostas. Entre 1997/1998 e 2001/2002, a prestação de apoio psicológico não fazia parte das intervenções padrão para a intoxicação alcoólica. De 2002 a 2003, devido à tendência negativa do aumento do consumo de álcool entre os adolescentes, registou-se um aumento na procura de ajuda psicológica e o número de intervenções deste tipo cresceu de 5,9% em 2002/2003 para 30,5% em 2006/2007 (Bitunjac e Saraga, 2009).

18.4.7. Conclusão

O nosso estudo, bem como numerosos outros estudos efectuados em muitos países europeus, revelou um aumento da intoxicação alcoólica entre os adolescentes. As possíveis razões para o aparecimento de uma tendência tão negativa são a liberalização da educação e da criação - as crianças passam mais tempo fora de casa e não estão sob o controlo dos pais. Além disso, a igualdade entre os sexos conduziu a uma prevalência igual do consumo de álcool entre rapazes e raparigas. Embora a disponibilidade de álcool para a população com menos de 18 anos esteja legalmente bem regulamentada na Croácia, na realidade, o álcool está muito disponível. É por isso que devem ser aplicadas medidas preventivas mais intensivas, tais como medidas educativas nas escolas primárias e secundárias, bem como avisos através dos meios de comunicação social e regulamentos legais mais rigorosos. Uma vez que os meios de comunicação social têm uma forte influência sobre os jovens, não ajuda certamente que em numerosos programas de televisão, através de anúncios que promovem várias bebidas alcoólicas, especialmente durante grandes eventos desportivos, estes sejam frequentemente expostos a incentivos ao consumo de bebidas alcoólicas. Além disso, deve ser efectuada uma intervenção psicológica precoce, um dia após a hospitalização, nas crianças que foram hospitalizadas por intoxicação alcoólica aguda. Esta abordagem conduz a uma diminuição da repetição de comportamentos de risco para a saúde, sobretudo nas raparigas. Na maioria dos casos, as crianças com intoxicação aguda não têm uma incidência elevada de recaídas e têm um desenvolvimento ordenado. No entanto, há uma certa percentagem de crianças que correm um risco acrescido de repetir comportamentos de alto risco, bem como de desenvolver uma dependência do álcool e outros problemas psicossociais. Através de uma intervenção psicológica atempada e precoce, estes indivíduos devem ser reconhecidos e acompanhados.

A nossa investigação preliminar, realizada de 2008 a 2015, mostrou resultados semelhantes, especialmente no que diz respeito à eficácia das intervenções psicológicas precoces nas raparigas. Por correspondência com o autor (os resultados ainda não foram publicados), ficámos a saber que no período anterior se verificou um declínio da prevalência da intoxicação alcoólica, com o aumento da percentagem de intoxicação nas raparigas. Esta tendência mantém-se inalterada, embora se tenha registado um aumento do consumo de drogas. Um maior número de crianças está a procurar ajuda psicológica, predominantemente do sexo feminino. Há provas de que a intervenção precoce tem um efeito positivo nas raparigas, pelo que é provável que a diminuição do consumo de álcool e da intoxicação alcoólica nas crianças se deva ao aumento das intervenções de psicólogos ou psiquiatras.

Bibliografia

Bitunjac, K.; Saraga, M. (2009). Intoxicação por álcool em idade pediátrica: estudo retrospetivo de dez anos. *CroatianMedicalJoumal,* 50 (2): 151-156.

Bouthoom, S. H.; van Hoof, J. J.; van der Lely, N. (2011). Intoxicação alcoólica de adolescentes em centros hospitalares holandeses de pediatria: caraterísticas e diferenças de género. *European Journal of Pediatrics,* 170 (8): 1023-1030.

Dekalic, N. (2008). Alkoholizam kod adolescenata u Samoboru. *Hrvatski casopis zajavno zdravstvo,* 4(16): 1-4.

Diestelkamp, S.; Kriston, L.; Arnaud, N.; Wartberg, L.; Sach, P. M.; Harter, M.; Thomasius, R. (2015). Padrões de consumo de adolescentes intoxicados por álcool no departamento de emergência: Uma análise de classe latente. *Addictive Behaviors,* 50: 51-59.

Gasparovic, V.; Radonic, R. (2008). Bolesti uzrokovane kemijskim i fizickim cimbenicima. U: Vrhovac, B. i sur. *Interna medicina* (1538-1549). Zagreb: Naklada Ljevak.

Groβ, C.; Mick, I.; Reichert, J.; Zimmermann, U. S. (2016). Adolescentes admitidos em tratamento hospitalar com intoxicação por álcool: Factores de risco e de resiliência associados ao consumo problemático de álcool. *Journal of Alcoholism & DrugDependence,* 4:231.

Groβ, C.; Neumann, M.; Kalkbrenner, M.; Mick, I.; Lachnit, A.; Reichert, J.; Klotsche, J.; Zimmermann, U. S. (2014). Uma análise retrospetiva dos fatores de risco psicossocial que modulam o consumo excessivo de álcool na adolescência. *European Addiction Research, 20 (6):* 285-292.

Groβ, *C.;* Reis, O.; Kraus, L.; Piontek, D.; Zimmermann, U. S. (2016). Resultados a longo prazo após o tratamento de adolescentes em regime de internamento devido a intoxicação alcoólica: Um estudo de grupo de controlo. *Dependência de Drogas e Álcool,* 162: 116123.

Guzel, A.; Paksu, M. S.; Sisman, B.; Murat, N.; Yuce, M.; Sahin, S.; Kar- akus, A.; Paksu, S. (2012). Um diagnóstico de serviço de emergência na infância com uma tendência crescente no tempo: envenenamento por álcool. *Turkiye Klinikleri Journal ofMedical Sciences,* 32 (5): 1254-1259.

Hanson, D. J. (2013). Evolução histórica do consumo de álcool na sociedade. U: Boyle, P. i *sux. Alcohol: Science, Policy and Public Health* (3-12). Reino Unido: Oxford University Press.

Hibell, B.; Guttormsson, U.; Ahlstrδm, S.; Balakireva, O.; Bjamason, T.; Kokkevi, A.; Kraus, L. (2012). *O Relatório ESPAD 2011 - Uso de substâncias entre estudantes em 36 países europeus.* Estocolmo: O Conselho Sueco de Informação sobre Álcool e Outras Drogas (CAN).

Kuntsche, E.; Rehm, J.; Gmel, G. (2004). Characteristics of binge drinkers in Europe. *Social Science & Medicine,* 59 (1): 113-127.

Ley, E. J.; Singer, M. B.; Short, S. S.; Salim, A. (2012). Suporte para triagem de álcool no sangue em trauma pediátrico. *American Journal of Surgery,* 204 (6): 939-943.

Loukova, A.; Stankova, E. (2011). Factores que influenciam a intoxicação aguda por álcool em adolescentes na Bulgária. *PrzegladLekarski,* 68 (8): 410-412.

Morse, R. M.; Flavin, D. K. (1992). The Definition of Alcoholism (A definição de alcoolismo). *JAMA,* 268 (8): 1012-1014.

Pawlowicz, U.; Wasilewska, A.; Olanski, W.; Stefanowicz, M. (2013). Estudo epidemiológico de envenenamento agudo em crianças: um estudo retrospetivo de 5 anos no Hospital Universitário Pediátrico de Bialystok, Polónia. *Revista de Medicina de Emergência,* 30 (9): 712-716.

Rehorcikova, V.; Nemcovska, E.; Sklenarova, Z.; Kally, A.; Kallayova, D.; Brazinova, A.; Slana, M. (2013). Impacto dos factores a nível familiar no consumo de álcool em crianças do ensino primário. *Central European Journal of Public Health,* 21 (4): 202-206.

Sakoman, S.; Kuzman, M.; Raboteg-Saric, Z. (1999). Cimbenici rizika i obiljezja navika pijenja medu srednjoskolcima. *Drustvena istrazivanja: casopis za opca drustvenapitanja,* 8(2-3):373-396.

Squeglia, L. M.; Gray, K. M. (2016). Uso de álcool e drogas e o cérebro em desenvolvimento. *CurrentPsychiatryReports,* 18 (5): 46.

Vallersnes, O. M.; Jacobsen, D.; Ekeberg, 0.; Brekke, M. (2015). Pacientes que se apresentam com envenenamento agudo em uma clínica de emergência ambulatorial: um estudo observacional de um ano em Oslo, Noruega. *BMC*

Emergency Medicine, 15:18.

Wurdak, M.; Kuntsche, E.; Kraus, L.; Wolstein, J. (2016). Eficácia de uma breve intervenção com e sem sessão de reforço para adolescentes hospitalizados devido à intoxicação alcoólica. *Journal of Substance Use,* 21 (1): 7277.

Wurdak, M.; Wolstein, J.; Kuntsche, E. (2016). Eficácia de uma intervenção de emergência adaptada ao motivo da bebida entre adolescentes internados no hospital devido a intoxicação aguda por álcool - Um ensaio clínico randomizado. *PreventiveMedicine Reports,* 3: 83-89.

Capítulo 19

Zeljko Kljucevic, Davorka Kovacic Borkovic, Mirela Grbic, Roberta Matkovic

19. Intervenções no domínio da saúde pública

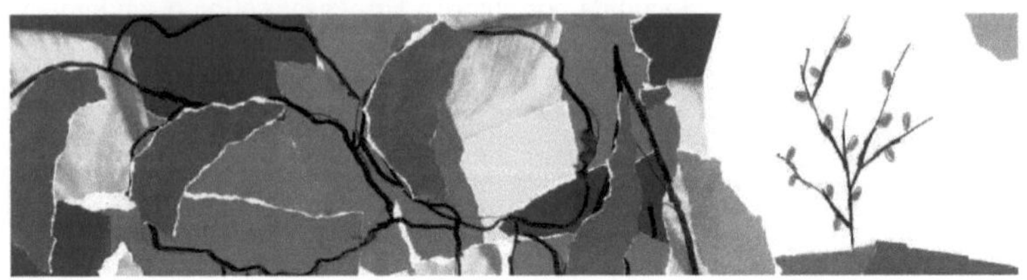

19.1. Intervenções durante a execução da atividade selectiva e indicada pelo Centro de Aconselhamento para Crianças e Adolescentes, Departamento de Saúde Mental do Instituto de Saúde Pública do Condado de Split-Dalmácia

De acordo com os dados fornecidos pela Organização Mundial de Saúde, entre 10 % e 20 % da população mundial de crianças e adolescentes tem um problema de saúde mental - metade dos problemas começa aos 14 anos e três quartos aos vinte e poucos anos. O modo de vida moderno integra as crianças no mundo dos adultos demasiado depressa e demasiado cedo, o que tem um impacto significativo na sua qualidade de vida e na qualidade de vida das suas famílias. Crescer e amadurecer torna-se um processo exigente e muitas vezes representa um desafio demasiado grande, não só para as crianças, mas também para os seus pais. Fica-se com a impressão de que o funcionamento quotidiano socialmente aceite se tornou mais uma exceção do que uma regra.

Recordemos o 13° Congresso Internacional da Sociedade Europeia de Psiquiatria da Infância e da Adolescência, realizado em Florença em 2007, que estabeleceu a chamada Declaração de Florença como eixo de um plano de ação relativo à proteção da saúde mental das crianças na Europa. A Declaração salienta a acessibilidade e a aproximação dos cuidados de saúde, tendo em conta a necessidade do indivíduo e, desta forma, recomenda também uma abordagem de cuidados públicos à questão da saúde mental, o que requer a colaboração de muitos sectores e uma abordagem interdisciplinar.

O Ministério da Saúde e da Segurança Social da República da Croácia aprovou, em fevereiro de 2009, o Plano Nacional e o Programa de Medidas de Cuidados de

Saúde. Nele se encontram também diretrizes para o domínio da saúde mental ao nível dos cuidados de saúde primários. A parte prioritária do plano relativa à proteção da saúde mental é a proteção e a melhoria da saúde mental das crianças e dos adolescentes.

São inúmeras as razões que justificam a necessidade cada vez maior de centros de aconselhamento que sejam acessíveis a todos, que não exijam uma carta de recomendação, que não tenham listas de espera, que tenham horários de trabalho flexíveis, que se baseiem na abordagem multidisciplinar dos problemas modernos e onde se possa pedir ajuda, sem medo de ser rotulado ou estigmatizado.

A abordagem dos cuidados públicos para a melhoria e a proteção da saúde baseia-se na acessibilidade e na possibilidade de acesso a todos os serviços, de acordo com as necessidades do público. Até há pouco tempo, o conceito de saúde mental estava tradicionalmente relacionado com as perturbações mentais e a própria saúde mental era observada apenas através do prisma da deficiência. Os entendimentos mais recentes dizem respeito à boa saúde mental (positiva) e as actividades que estão a ser implementadas com o objetivo de melhorar e proteger essa saúde mental também vão nessa direção.

Os problemas relacionados com a saúde mental são complexos, abrangem quase todas as esferas da vida do indivíduo e da sociedade, limitando o seu funcionamento. Por isso, é essencial olhar para o problema de múltiplos pontos de vista, ou seja, de uma forma multidisciplinar, para que possamos começar a resolvê-los.

A proteção da saúde mental deve começar na fase mais precoce da vida, "desde o primeiro dia", porque os primeiros problemas podem ser notados mesmo nessa fase inicial do desenvolvimento, durante os anos pré-escolares, mas com o tempo essas dificuldades tornam-se mais óbvias, especialmente no ensino secundário.

Existem numerosos factores de risco que podem conduzir a perturbações mentais mais graves na vida adulta. Os factores de risco são dificuldades biológicas, emocionais, funcionais e instrumentais que se podem manifestar através de vários sintomas. É importante reconhecê-los numa fase precoce e procurar a ajuda de um especialista. A investigação mais recente mostra que é essencial desenvolver as competências emocionais e sociais das crianças e dos adolescentes, ou seja, ensiná-los a reconhecer os seus próprios sentimentos e a controlá-los. Além disso, é necessário ensinar-lhes a criar e a manter boas relações com os outros, relações essas que, hoje em dia, estão muitas vezes desgastadas. Tomar decisões responsáveis enquanto crescem também requer comportamentos socialmente aceitáveis em vez de agitação, algo que não é nada fácil sem o apoio e a compreensão dos adultos.

Desta forma, estamos a prevenir comportamentos suicidas e outros comportamentos autodestrutivos, de risco e de dependência nos adolescentes e a realçar a importância de melhorar a saúde mental.

O absentismo, o insucesso escolar, a mudança de ambiente escolar (transição do ensino básico para o ensino secundário), o abandono escolar, os comportamentos violentos, a experimentação precoce de substâncias psicoactivas e a inclinação para outros comportamentos aditivos (tabaco, álcool, jogo, Internet), os comportamentos sexuais de risco, a ansiedade, a depressão, a ideação suicida e os distúrbios alimentares são apenas alguns dos sintomas que tornam evidente a necessidade de prevenção e de aconselhamento.

Os esforços para prevenir estes problemas graves serão mais bem sucedidos se toda a comunidade reconhecer e apoiar a introdução e a utilização de acções preventivas que melhorem a saúde mental das crianças, dos adolescentes e das suas famílias.

19.2. Centro de aconselhamento Portas Abertas

Já em 1997, o Departamento de Saúde Mental, Prevenção e Tratamento Ambulatório do Abuso de Substâncias (então chamado Departamento de Prevenção de Doenças Aditivas do condado de Split-Dalmatia) começou a trabalhar com adolescentes e seus pais sobre os problemas de uso e experimentação de substâncias psicoactivas, no programa da chamada prevenção secundária. A prevenção secundária é, quando vista num contexto mais amplo, o trabalho com grupos de risco, em que um diagnóstico precoce e um tratamento coletivo adequado ajudam a evitar o aparecimento e o desenvolvimento de doenças. O principal objetivo é conseguir a abstinência dos adolescentes, encorajando um comportamento responsável e trabalhando no desenvolvimento do autocontrolo, do respeito por si próprio, do autoconceito e da comunicação para lidar com os problemas. O programa oferecia aconselhamento individual e familiar com a duração de 3 a 6 meses, uma análise toxicológica da urina e outros procedimentos diagnósticos e terapêuticos. Nessa altura, o problema do consumo de marijuana entre a população adolescente tinha tido um papel significativo no possível desenvolvimento posterior da toxicodependência. Programa louvável na sua época, apresentava, no entanto, algumas falhas conceptuais, principalmente devido a uma acessibilidade insuficiente, em consequência de uma localização mal escolhida e de pessoal com formação insuficiente.

Com algumas alterações legais em 2004, o departamento passou a fazer parte do Instituto de Saúde Pública do Condado de Split-Dalmatia e, desde então, tem trabalhado na proteção e melhoria da saúde mental, completamente dentro do sistema de saúde pública. As crianças, os adolescentes e os seus pais entram em contacto por sua própria iniciativa e pedem cada vez mais ajuda devido à experimentação de marijuana e de outras drogas psicoactivas, ao jogo/apostas, aos aspectos negativos da Internet e das redes sociais e a várias perturbações comportamentais e dificuldades emocionais. O período entre 2004 e 2009 foi ainda caracterizado pelo problema de encontrar um local adequado. O centro de aconselhamento mudou várias vezes de local, o que criou um problema para os utentes, uma vez que os serviços não eram tão constantes. Nesse período, para além de todos os problemas acima mencionados, entre 52 e 65 utentes individuais, incluindo pais, a maioria dos quais eram mães, contactaram com o programa de prevenção secundária. O sucesso, no sentido de alcançar e manter um estado de abstinência e de melhorar a funcionalidade, atingiu os 90 %, incluindo as consultas familiares.

As dificuldades emocionais, as perturbações do comportamento, os diferentes sintomas ou causas do domínio da saúde mental, incluindo a psicossomática, e para além da experimentação de drogas, fazem cada vez mais parte do programa de aconselhamento individual e/ou familiar. Através da cooperação do Departamento de Medicina Escolar com os serviços profissionais escolares, o trabalho de melhoria da saúde mental está a tornar-se ainda mais intenso e mais acessível aos estudantes das escolas primárias e secundárias, bem como aos estudantes universitários. No período de um ano, 15 a 20 utentes individuais entraram em contacto por sua própria iniciativa devido aos problemas acima mencionados.

19.3. Indicadores de trabalho do Centro de Aconselhamento para Crianças e Adolescentes: "Cair, também, é voar..."

Desde 2010, o Centro de Aconselhamento para a Saúde Metal de Crianças e Adolescentes está situado num local acessível e adequado em Split e está organizado no nível primário de cuidados de saúde, onde se pode obter tratamento sem uma carta de recomendação, sem listas de espera e durante dois turnos de trabalho. Existe também uma equipa multidisciplinar que faz o diagnóstico e trabalha em aconselhamento com crianças, adolescentes e respectivas famílias para o desenvolvimento do autocontrolo, a melhoria da funcionalidade da família, o desenvolvimento de competências sociais e de comunicação, o alívio e a compreensão das dificuldades emocionais e a redução da experimentação e do consumo de álcool, de substâncias psicoactivas e de outros comportamentos aditivos inadequados. O programa básico do Centro de Aconselhamento tem uma duração de 3 a 6 meses e, se necessário, mais tempo.

Em 2010, o motivo mais frequente para recorrer ao Centro de Aconselhamento continua a ser o consumo de marijuana (53 em 101 utentes). Nos últimos anos, o número de utentes que também têm outros problemas de saúde mental (dificuldades emocionais, dificuldades de funcionamento na escola, distúrbios de comportamento...) tem vindo a aumentar e, em 2013, representava um pouco mais de metade dos utentes (68 em 131 utentes em 2013, 69 em 141 em 2014 e 83 em 176 utentes em 2015).

No que diz respeito às crianças e adolescentes, o consumo de substâncias psicoactivas, os estados ansiosos e depressivos, as dificuldades de aprendizagem e as perturbações de comportamento são a principal causa de contacto (de 98% para 99%) com o Centro, embora também existam outras causas - jogos e apostas e utilização excessiva do computador e da Internet (de 1% para 2%). O número de utentes do Centro de Aconselhamento tem vindo a aumentar anualmente, pelo que, todos os anos, um maior número de pessoas é envolvido no programa de aconselhamento (em 2010, 101 utentes e, em 2015, 176 utentes).

Ao analisarmos o perfil dos utentes, podemos concluir que mais de dois terços dos nossos utentes são adolescentes do sexo masculino. Isto deve-se ao facto de o problema do consumo de marijuana ser mais prevalente na população masculina e de o maior número de utentes masculinos do Centro de Aconselhamento nos contactar precisamente devido aos sintomas do consumo de substâncias psicoactivas. Quando se trata de dificuldades emocionais e problemas de ajustamento comportamental, o número de utentes do programa é quase igual, tanto do sexo masculino como do feminino. Embora o Centro de Aconselhamento esteja localizado em Split há cinco anos, um pouco mais de metade dos utilizadores é de Split, mas um número significativo vem de outros locais do condado de Split-Dalmácia (45 a 36 dos utilizadores em 2010, 91 a 75 utilizadores em 2015).

Os utilizadores são principalmente crianças que frequentam a escola primária e o liceu, sendo o número de estudantes universitários um pouco menor. A maioria dos utentes tem entre 16 e 19 anos, o que é de esperar, se tivermos em conta os aspectos especiais da adolescência como um período de desenvolvimento em que os adolescentes passam pela separação e individuação, pela formação da identidade pessoal, sexual e profissional e são confrontados com numerosas mudanças no domínio cognitivo, emocional e social. A forma de chegar ao Centro de Aconselhamento também é diferente. Enquanto no início da criação do Centro de Aconselhamento, a decisão estava nas mãos das instituições, devido a obrigações especiais (por parte do Ministério Público, do Centro de Ação Social, do Tribunal de Justiça ou do Tribunal Criminal e de instituições semelhantes, 80% dos utilizadores em 2008), ao informar o público sobre as possibilidades de recorrer a ajuda e apoio psicológico, cada vez mais utentes contactam o Centro por iniciativa própria ou com a recomendação de funcionários da escola, médicos, mas também de colegas que estiveram no programa de aconselhamento (45 % em 2010,

51 % em 2011, 52 % em 2012, 60 % em 2013,64 % em 2015).

É igualmente importante sublinhar o serviço de aconselhamento telefónico do Centro de Aconselhamento. Anualmente, são registadas mais de 1150 conversas telefónicas de aconselhamento, com utentes e seus pais e/ou encarregados de educação, mas também com colegas de trabalho, e com muitos outros que se ocupam profissionalmente de crianças e adolescentes no dia a dia.

As observações profissionais no trabalho com os utilizadores dos serviços do centro apontam para a conclusão de que as crianças mais novas do ensino primário gostam de vir ao Centro de Aconselhamento, estão abertas à cooperação e, por isso, esse período apresenta-se como muito adequado para o tratamento de dificuldades mentais. Os pais também são activos e estão dispostos a colaborar, o que contribui para um processo terapêutico eficaz. No ensino secundário, a motivação dos adolescentes para o trabalho é diferente, consoante os problemas que os trouxeram ao Centro. Os adolescentes com dificuldades emocionais e funcionais (ansiedade, depressão, défice de concentração e de atenção, dificuldades de aprendizagem) estão mais motivados, pedem ajuda por iniciativa própria e querem trabalhar para resolver as dificuldades.

Ao contrário deles, os adolescentes com problemas de consumo de drogas psicoactivas têm pouca motivação, a maioria chega ao Centro devido à pressão dos pais ou da instituição, e mostram grande resistência ao tratamento. No entanto, com uma estrutura claramente delineada, regras e limites do programa, também eles conseguem atingir a abstinência, desenvolver a responsabilidade e melhorar a qualidade do seu funcionamento.

Os pais de adolescentes pedem mais frequentemente ajuda para estabelecer regras e limites familiares e para reforçar o papel parental.

A avaliação do trabalho do Centro de Aconselhamento mostra que, na maioria dos casos, as crianças e os adultos revelam melhorias no seu funcionamento no plano pessoal, académico e familiar e que, mesmo depois de concluírem um programa do Centro de Aconselhamento, continuam a pedir ajuda quando precisam. Estes indicadores mostram-nos que o Centro de Aconselhamento foi reconhecido como um local acessível e que, com a sua forma e padrão de trabalho, responde às necessidades dos seus utilizadores e do mundo moderno.

19.4. Online intervencija i prevencija; E-savjetovaliste za mlade; projekt "Pitaj? Ne skitaj!"

Um programa em que os jovens estão a aconselhar outros jovens é mais aceitável, porque alguém que esteve recentemente na mesma situação sabe como é - se um jovem precisa de "ajuda a sério", outro jovem pode recomendá-lo a um especialista. Ana, 18 anos

O centro de aconselhamento eletrónico é uma das ideias dos finalistas da Escola Secundária de Profissões de Saúde de Split, que estão inscritos num programa para futuros enfermeiros/técnicos de medicina. Esta ideia surgiu durante um estágio realizado no Serviço de Saúde Mental do Instituto de Saúde Pública do Condado de Split-Dalmatia, com o objetivo de proteger e melhorar a saúde mental das crianças e adolescentes com uma abordagem moderna. Foi concebido para adolescentes e oferece conteúdos adicionais e úteis feitos pelos pares, no âmbito do centro de aconselhamento "clássico" existente. As perguntas são respondidas por um jovem conselheiro (um par) com a ajuda de um mentor. Os estudantes da Faculdade de Engenharia Eléctrica, Engenharia Mecânica e Arquitetura Naval (Universidade de Split) voluntariaram-se para criar um programa informático de aconselhamento eletrónico - funcionamento, resultados/indicadores e processamento estatístico. Pela identidade gráfica do centro de aconselhamento eletrónico, podemos agradecer aos alunos e professores da Escola de Design, Gráficos e Construção Sustentável de Split, bem como aos alunos da Escola Primária Stjepan Ivicevic de Makarska e aos alunos e professores da Escola de Belas Artes de Split.

São muitas as razões pelas quais o centro de aconselhamento eletrónico é uma das soluções para os problemas das crianças e dos adolescentes. A grande maioria dos adolescentes tem acesso à Internet e utiliza-a quase todos os dias; os adolescentes abrem-se mais facilmente se puderem manter o anonimato e, além disso, através do centro de aconselhamento eletrónico podem obter rápida e facilmente as respostas às suas perguntas. Durante a intervenção/prevenção em linha de comportamentos de risco, é importante fornecer aos adolescentes a ajuda e o apoio que obtêm mais frequentemente e com mais satisfação junto dos seus pares. A intervenção online é uma prevenção de comportamentos de risco e, ao mesmo tempo, uma prevenção de comportamentos de risco violentos e/ou aditivos, uma desestigmatização do trabalho de aconselhamento, acessível e possível num amplo perímetro espacial, economicamente viável e moderno. Pode ser acedido através de computador e telemóvel. É possível contactar-nos através do seguinte endereço web: http://esavjetovaliste.com/.

Até à data, foram respondidas 115 perguntas, a maioria das quais relacionadas com distúrbios alimentares, relações sexuais e insucesso escolar, mas também com outros problemas emocionais e comportamentais acompanhados de pensamentos e sentimentos desagradáveis, incluindo o consumo de álcool, tabaco e outros comportamentos aditivos. Os utilizadores do centro de aconselhamento eletrónico têm idades compreendidas entre os onze e os vinte e seis anos, sendo a média de idades de dezasseis anos. O serviço é ligeiramente mais utilizado por adultos do sexo masculino e feminino, e a maioria dos utilizadores provém de Split, Omis,

Kastela, Trogir, Sinj, Imotski e Sarajevo, mas também houve algumas perguntas de outros países, de Portugal e Espanha, por exemplo, devido à acessibilidade do centro de aconselhamento eletrónico em inglês. Os utilizadores que pediram ajuda no centro de aconselhamento "Ask? Não vagueie!", na sua maioria, nunca tinham pedido ajuda até agora. Um número mais reduzido de adolescentes já pediu ajuda aos membros mais velhos da sua família. Este tipo de prevenção e intervenção moderna em linha permite um acesso rápido e simples ao aconselhamento. Além disso, a intenção é também tornar o Centro de Aconselhamento de Portas Abertas para Crianças e Adolescentes, que já funciona há cinco anos no endereço Fra Lujo Marun 2/1, mais moderno e mais acessível aos adolescentes e, sob a forma de prevenção e intervenção em linha, acessível não só à cidade e ao concelho, mas também a toda a região. A promoção e a acessibilidade desta intervenção modesta de aconselhamento em linha devem ser, no futuro, mais divulgadas pelas instituições de saúde pública.

19.5. Intervenções comunitárias modernas, promoção da saúde, sensibilização do público

Apresentaria os jovens à instituição ou a alguns eventos de promoção da saúde pública através das redes sociais (Facebook). Hoje em dia, os jovens passam parte do seu tempo na Internet, pelo que esta, juntamente com um centro de venda eletrónica, seria a melhor solução.

Ivan, 17 anos de idade

A página do Facebook "NE ovisni DIR" foi criada no início de 2014/2015, e as suas actividades continuaram também em 2015/2016, com o objetivo de aumentar, desenvolver e melhorar a sensibilização para a saúde mental. Além disso, esta intervenção online tem como objetivo promover o conteúdo e as actividades de vários projectos liderados pelo Departamento de Saúde Mental do Instituto de Saúde Pública do Condado de Split-Dalmatia.

Na página do Facebook são publicadas fotografias e vídeos de vários workshops, exposições, apresentação do projeto e outras actividades deste departamento. Além disso, os voluntários deste projeto estão a publicar materiais de saída, resultados de actividades de processo dos utilizadores do serviço - tudo sob a orientação do líder do projeto. Nesta página, as crianças e os adolescentes têm a oportunidade de ver numerosos materiais informativos e educativos importantes para uma boa saúde mental e, só por isso, importantes para a prevenção da toxicodependência e de outros comportamentos de risco. Podem obter informações sobre vários eventos e actividades e, dessa forma, ficar motivados a participar em actividades semelhantes. "NE ovisni DIR" também promove iniciativas e actividades de organizações não governamentais, centros de voluntários, orfanatos, escolas, jardins de infância e instituições de colaboração. Com uma abordagem moderna, ou seja, utilizando as redes sociais, este projeto online é responsável por:

1. o desenvolvimento, a melhoria e a preservação da saúde mental;
2. a sensibilização para a importância de uma boa saúde mental das crianças e dos adolescentes;
3. a prevenção em linha de comportamentos violentos, viciantes ou outros comportamentos de risco;
4. a desestigmatização das dificuldades e perturbações mentais;
5. a afirmação de valores de vida positivos;
6. a informação das crianças e adolescentes sobre as actividades do projeto, apresentações, exposições, seminários, workshops de instituições de saúde pública;
7. a apresentação dos resultados das actividades do projeto, realizada pelos utilizadores deste serviço, crianças e adolescentes

Os utilizadores-alvo são as crianças e os adolescentes que têm um perfil no Facebook e que confirmaram que estão satisfeitos com o conteúdo da página (que "gostaram" da página) "NE ovisni DIR", mas também outras pessoas, instituições ou organizações que trabalham diariamente com jovens.

Actividades do projeto

Os materiais dos projectos são recolhidos, em média, 1 a 2 vezes por semana e são publicados no Facebook de forma contínua. O número de actividades na página do Facebook está intimamente relacionado com a implementação dos projectos da instituição que podem ser seguidos e dos quais o público é informado na Internet. Além disso, outros conteúdos, em páginas diferentes mas semelhantes, podem ser seguidos e comentados, apreciados ou partilhados.

Os resultados do projeto são transparentes e visíveis na página, e estão estreitamente relacionados, não só com o projeto e com as actividades de outros projectos do departamento, que se ocupam da promoção da saúde e da sensibilização do público através das redes sociais, mas também com as actividades dos utilizadores do Facebook:

1. **número de gostos:** em média 1300 em 2015. O maior número de gostos até hoje foi de 1323 **(março de 2015),** enquanto o **número atual é de 1542.**
2. **O número de páginas que os adolescentes gostaram: 43** - ONG, centros de voluntariado, institutos de saúde pública de todo o Estado, instituições sociais,

estações de rádio e programas, páginas sobre festas da juventude, associações de estudantes, jardins de infância, escolas primárias e secundárias, associações de jovens, associações europeias de saúde e prevenção, organizações e clubes desportivos, instituições culturais, instituições públicas...

3. **o impacto dos posts publicados:** um post foi visto por **953** pessoas, em fevereiro de 2015 (trailer do documentário "Mostly sunny"), enquanto em média cada post é visto por cerca de 352 utilizadores.

4. **O número de mensagens publicadas** no último ano: mais de **232,** sob a forma de actualizações de estado, ligações, conteúdos descarregados, vídeos.

A secção mais vista desta página do Facebook (as categorias são a linha do tempo, a secção de informações, os vídeos e as fotografias) são as fotografias.

Os vídeos, com **640** visualizações, também se revelaram posts interessantes. O trailer do documentário do projeto "Mostly Sunny" é o mais visto dos nossos vídeos em 2015, com 953 visualizações.

5. **o número de países que têm fãs de** "NE ovisni DIR": **36.**

Continentes: América do Norte, América do Sul, África, Ásia, Austrália, Europa.

6. **O número de pessoas que, no último mês, gostaram, comentaram ou partilharam uma publicação nesta página:**

78% eram **mulheres, 22%** eram **homens** e, no último ano, **66%** eram **mulheres** e **34% eram homens.**

Os indicadores de resultados imediatos em **2015** são favoráveis e pode-se concluir que é necessário que este projeto de saúde pública continue e melhore a sua atividade, tendo em conta as ideias dos adolescentes, para que, no ano de 2016, possamos continuar a ser transparentes e informativos com a ajuda das redes sociais.

19.6. Comportamentos de risco para a saúde entre os estudantes do ensino secundário do condado de Split-Dalmatia

19.6.1. Introdução e objetivo

Desde 1995, o ESPAD (European School Survey on Alcohol and Other Drugs) tem vindo a realizar estudos epidemiológicos sobre o consumo de tabaco, álcool e drogas entre estudantes de 15 anos. Este inquérito é realizado de quatro em quatro anos e a última vez que foi realizado foi em 2011. Foi realizado em 36 países europeus. Desde o seu início, este inquérito foi realizado na República da Croácia em coordenação com o Instituto Croata de Saúde Pública. Em 2011, o condado de Split-Dalmatia participa pela primeira vez neste inquérito como um todo independente, enquanto uma parte do corpo estudantil do nosso condado participa no inquérito como uma amostra representativa da República da Croácia.

O principal objetivo dos inquéritos sobre comportamentos de risco para a saúde dos adolescentes é recolher dados normalizados e comparáveis a nível internacional sobre o consumo de tabaco, o consumo de álcool e o consumo de drogas psicoactivas entre os estudantes dos países europeus com idades compreendidas entre os 15 e os 16 anos, bem como analisar os factores que contribuem para esse comportamento.

Para além da possibilidade de comparar a situação em países individuais em anos diferentes, a realização regular do ESPAD de quatro em quatro anos permite um acompanhamento longitudinal dos comportamentos de risco para a saúde entre os adolescentes, tanto em países individuais como em todo o continente europeu. Os resultados fornecem uma representação objetiva da situação, que é útil para o planeamento de medidas preventivas.

Por razões desconhecidas para nós, o ESPAD não foi realizado na República da Croácia em 2015. Por isso, sendo um departamento de saúde pública responsável pela comunidade local e regional, decidimos realizar um inquérito próprio, utilizando a mesma metodologia e com o objetivo de investigar a eficácia dos programas, projectos e actividades de prevenção na proteção e melhoria da saúde metal de crianças e adultos.

19.6.2. Inquiridos e métodos

O inquérito foi realizado durante o ano letivo de 2015/2016, num período entre 1 e 20 de dezembro, em 33 escolas secundárias. Os inquiridos foram os alunos que faziam 16 anos no ano do inquérito (primeiro e segundo ano do ensino secundário). Numa amostra estratificada, havia 2400 alunos, e o inquérito abrangeu 91,6 % deles. O número necessário de turmas foi escolhido aleatoriamente com três listas separadas de acordo com os tipos de escolas secundárias existentes (ginásios, programas de quatro e três anos). Por tipo de escola secundária, 27,3 % (n=600) dos inquiridos frequentavam ginásios, 51,8% (n=1138) um curso de quatro anos e 21 % (n=461) um curso de três anos.

19.6.3. Resultados preliminares

a) Fumar

Os resultados da investigação indicam que os produtos do tabaco são extremamente acessíveis aos adolescentes. 76,2 % dos rapazes e 71,9 % das raparigas consideram que poderiam facilmente (relativamente facilmente/muito facilmente) obter cigarros se o desejassem. Segundo eles, os cigarros são mais facilmente acessíveis aos rapazes e aos alunos do segundo ciclo. 26 % dos rapazes e 21,3 % das raparigas do primeiro ano, bem como 45,1 % dos rapazes e 37,9 %

das raparigas do segundo ano fumaram nos últimos 30 dias. Os resultados indicam que os adolescentes estão a subestimar os efeitos negativos do tabagismo ocasional para a saúde. Apenas 11,6 % dos inquiridos consideram que o consumo ocasional de tabaco é um comportamento de alto risco e 53,6 % dos inquiridos consideram que fumar apenas 20 cigarros por dia ou mais é um comportamento de alto risco. A experimentação do tabaco começa muito cedo, aos 13 anos ou mais. 28,2 % dos inquiridos acenderam o seu primeiro cigarro nessa idade e 5,5 % dos inquiridos afirmaram ter começado a fumar pelo menos um cigarro por dia nessa idade. Embora os estudantes do sexo masculino sejam os que experimentam mais frequentemente o tabaco nessa idade, aos 13 anos as estudantes do sexo feminino alcançam os seus colegas do sexo masculino.

b) Álcool

Se olharmos para os resultados do inquérito relativo ao consumo de bebidas alcoólicas, no último mês, 47,4 % dos inquiridos beberam álcool. No entanto, as diferenças por género e por idade são um pouco mais evidentes. Os estudantes do sexo masculino (54,7 % dos estudantes do sexo masculino, 37,8 % das estudantes do sexo feminino) e os estudantes do segundo ciclo (35,9 % do primeiro ciclo, 58,3 % do segundo ciclo) dominam.

Para além do consumo de álcool, foi também registada a experiência de intoxicação. 48 % dos rapazes e 27,9 % das raparigas embebedaram-se pelo menos uma vez na vida.

O hábito de beber 6 ou mais bebidas alcoólicas nos últimos 30 dias (presume-se que isto acontece todos os fins-de-semana) é mais comum entre os rapazes - de acordo com os dados do inquérito, quase um em cada cinco rapazes e uma em cada dez raparigas bebe álcool todos os fins-de-semana.

7,1 % dos rapazes e 2,1 % das raparigas do primeiro ano e 15,6 % dos rapazes e 6,6 % das raparigas do segundo ano beberam bebidas alcoólicas 10 vezes ou mais nos últimos 30 dias.

Os inquiridos tiveram a oportunidade de avaliar as reacções dos seus pais (o pai e a mãe, separadamente) em relação ao consumo de álcool. Os pais de quase todos os inquiridos não afirmaram claramente que não permitem o consumo de álcool. Mais precisamente, de acordo com a avaliação dos inquiridos, o consumo de álcool não é permitido pelas mães de 53,2 % dos inquiridos e pelos pais de 54,2 % dos inquiridos.

Para além das atitudes dos pais em relação ao consumo de tabaco e de álcool, também examinámos o nível de consciência do risco do consumo de álcool - 56,2 % dos alunos pensam que o maior risco é o consumo de 4 ou 5 bebidas todos os dias (46,6 % dos rapazes e 68,7 % das raparigas), 43,4 % pensam que o "consumo excessivo de álcool" é muito arriscado (38,1 % dos rapazes e 50,4 % das raparigas), enquanto 30,4 % dos alunos pensam que beber 1 ou 2 bebidas todos os dias acarreta o maior risco (24,8 % dos rapazes e 37,7 % das raparigas). É possível que, com este tipo de atitudes, estejam a tentar justificar o seu próprio consumo de álcool, mas também é possível que estas atitudes sejam uma consequência dos seus hábitos.

c) Marijuana

16,4 % dos alunos do sexo masculino e 7,8 % das alunas do primeiro ano, e 31,4 % dos alunos do sexo masculino e 19,4 % das alunas do segundo ano experimentaram marijuana pelo menos uma vez na vida. 14,2 % dos alunos do sexo masculino e 5,3 % das alunas do primeiro ano, 27,4 % dos alunos do sexo masculino e 16,0 % das alunas do segundo ano fumaram marijuana nos últimos 12 meses. 9,4 % dos alunos do sexo masculino e 2,9 % das alunas do primeiro ano, e 18,4 % dos alunos do sexo masculino e 10,8 % das alunas do segundo ano fumaram marijuana nos últimos 30 dias.

Foram estabelecidas diferenças pronunciadas entre os géneros, sendo os rapazes os utilizadores mais regulares de marijuana. Além disso, em todas as categorias, o consumo de marijuana foi mais comum entre os alunos do segundo ano.

Alguns estudantes consomem marijuana pela primeira vez muito cedo, o que aumenta o risco potencial de desenvolver uma toxicodependência. 5,6 % dos rapazes e 0,8

% das raparigas do primeiro ano e 7,2 % dos rapazes e 1,9 % das raparigas do segundo ano experimentaram marijuana aos 13 anos ou antes. No sentido da prevenção, há tentativas de informar os estudantes e de os sensibilizar para o impacto perigoso das substâncias psicoactivas na sua saúde. Apesar disso, há sempre uma parte do corpo estudantil que continua a subestimar o risco para a saúde do consumo de marijuana. 68,9 % dos alunos do sexo masculino e 82,4 % das alunas do primeiro ciclo e 61,1 % dos alunos do sexo masculino e 80,3 % das alunas do segundo ciclo consideram que fumar regularmente marijuana é uma atividade de alto risco. O consumo ocasional de marijuana é uma atividade de alto risco para 59,6 % dos alunos do sexo masculino e 72,1 % das alunas do primeiro ano, e para 50,6 % dos alunos do sexo masculino e 66,4 % das alunas do segundo ano. 48,9 % dos alunos do sexo masculino e 54,9 % dos alunos do sexo feminino do primeiro ano, e 41,1 % dos alunos do sexo masculino e 48,7 % dos alunos do sexo feminino do segundo ano consideram que consumir marijuana 1 ou 2 vezes por dia é uma atividade de alto risco. É preocupante que os pais de 18% dos inquiridos não tenham dito claramente aos seus filhos que não permitem o consumo de marijuana.

19.6.4. Comparação com os resultados do ESPAD (2011)

A julgar pelas respostas às perguntas "Quantas vezes na sua vida fumou cigarros?" e "Quantas vezes fumou cigarros nos últimos 30 dias?", estamos a assistir a uma diminuição do consumo de tabaco. Como consequência desta diminuição do consumo, verifica-se também uma diminuição da perceção de que a maioria das pessoas/todos os indivíduos fumam cigarros. A mudança nos hábitos tabágicos dos alunos do ensino secundário pode ser observada por género e idade. De acordo com os dados recolhidos em 2015, podemos concluir que um menor número de raparigas experimenta tabaco aos 11, 12 e 13 anos de idade do que há quatro anos. Não há diferenças em relação às raparigas aos 14 anos, mas em relação aos rapazes há uma diminuição.

Se, por outro lado, analisarmos os resultados do inquérito de 2015 relativos ao consumo de álcool, podemos concluir que um número significativamente inferior de rapazes e raparigas tomou uma bebida alcoólica no último mês. Para além do consumo de álcool, foi registado um número significativamente menor de intoxicações alcoólicas; em 2011, um em cada quatro rapazes embriaga-se semanalmente e, em 2015, é um em cada cinco rapazes. O aumento significativo do número de pais (tanto mães como pais) que permitem o consumo de bebidas alcoólicas em comparação com o inquérito de 2011 é preocupante. No que diz respeito à sensibilização para os riscos do consumo de álcool, é evidente uma diminuição no número de rapazes (em comparação com o inquérito de 2011), enquanto o número de raparigas não sofreu flutuações significativas. No entanto, em comparação com 2011, o "consumo excessivo de álcool" registou uma diminuição significativa.

No que diz respeito à experimentação e ao consumo de marijuana, em comparação com os resultados do inquérito de 2011, são visíveis tendências um pouco mais favoráveis nos alunos do sexo feminino do primeiro ano, enquanto a situação dos alunos do sexo masculino é quase idêntica em todas as categorias. Os alunos do segundo ano estão a registar um aumento do consumo e da experimentação em todas as categorias. Os alunos do segundo ano têm visivelmente pais mais passivos e, em geral, mais passivos.

19.6.5. Conclusão

Apesar da lei, que não permite a venda de produtos do tabaco e do álcool a menores de 18 anos, os resultados mostraram que estes produtos são muito acessíveis aos adolescentes.

Não podemos classificar o consumo de uma bebida alcoólica como um comportamento problemático. No entanto, o grau de risco para a saúde e de comportamento problemático dos adolescentes é claramente indicado pela frequência do consumo e da intoxicação alcoólica.

Os inquiridos tiveram a oportunidade de avaliar as reacções dos seus pais (do pai e da mãe, separadamente) em relação ao consumo de álcool, tabaco e marijuana, tendo sido detectada uma tendência preocupante de um número crescente de pais com atitudes pouco claras ou extremamente liberais. Uma reação negativa dos pais em relação ao consumo de álcool, ao consumo de tabaco ou à experimentação de marijuana pode ser vital para a decisão dos filhos de não beberem nem fumarem. O consumo de álcool, o tabagismo e outros comportamentos de risco para a saúde entre os adolescentes são determinados por uma série de factores, como, por exemplo, o ambiente familiar, as reacções esperadas dos pais, a acessibilidade do álcool, do tabaco e da marijuana, a consistência na aplicação de medidas legais e os hábitos dos amigos dos inquiridos. Mas, finalmente, a decisão de beber e de se intoxicar ou de se entregar a qualquer outro comportamento de risco para a saúde é tomada de forma independente. Por isso, é importante ter as atitudes corretas em relação ao consumo de álcool, ao consumo de tabaco e ao consumo de outras substâncias ilícitas.

O aumento da experimentação e do consumo de marijuana, especialmente entre os rapazes do segundo ciclo, talvez tenha sido influenciado por uma alteração legal (1/1/2013 - Drogas leves legalizadas), mas também pelas mensagens mediáticas de uma parte da comunidade sobre o uso legal da canábis para fins medicinais. No entanto, esta é apenas uma hipótese que não era o objetivo deste estudo, ou seja, não era suposto ser provada ou refutada neste trabalho

Bibliografia

Bocina, I. *Promicanje zdravlja iprevencija bolesti.* Split: Nastavni zavod zajavno zdravstvo SDZ, Sluzba za zastitu mentalnog zdravlja, prevenciju i izvanbolnicko lijecenje ovisnosti, dostupno na mreznoj stranici:

http://www.nzjz-split.hr/web/index.php/hr/promicanje-zdravlja-i- prevencija-bolesti (pristupljeno: 1. 7. 2016.)

Bridging the Gaps - Integrating Perspectives in Child and Adolescent Mental

Health, (2007). ESCAP 13th International Congress, dostupno na mreznoj stranici: http://www.escap.eu/escap-congresses/escap-2007-flor- ence (pristupljeno: 4.7.2016.)

Grbic, M.; Kovacic Borkovic, D; Kljucevic, Z. (2009). Sto cemo sad - *Prirucnikza roditelje.* Split: Nastavni zavod zajavno zdravstvo SDZ, Sluzba za zastitu mentalnog zdravlja, prevenciju i izvanbolnicko lijecenje ovisnosti, dostupno na mreznoj stranici: http://www.nzjz-split.hr/web/images/MEN-TALNO/preteznovedro.pdf(pristupljeno: 1. 7. 2016.)

Grbic, M.; Cajo,N.; Pavlovic, Z. (2009). *Ucinitisve kako treba-Prirucnik za roditelje.* Split: Nastavni zavod zajavno zdravstvo SDZ, Sluzba za zastitu mentalnog zdravlja, prevenciju i izvanbolnicko lijecenje ovisnosti, dostupno na mreznoj stranici: http://www.nzjz-split.hr/web/images/MENTALNO/ preteznovedro.pdf (pristupljeno: 1. 7. 2016.)

Kljucevic, Z.; Grbic, M.; Maglica, T.; Zdero, V.; Garmaz, M; Koceic, A. (2012). *Pretezno vedro - Prirucnik za mlade i one nesto starije.* Split: Nastavni zavod zajavno zdravstvo SDZ, Sluzba za zastitu mentalnog zdravlja, prevenciju i izvanbolnicko lijecenje ovisnosti, dostupno na mreznoj stranici: http://www.nzjz-split.hr/web/images/MENTALNO/preteznovedro.pdf (pristupljeno: 1. 7. 2016.)

Matkovic, R.; Glavas, J. *ESPAD 2011.* Split: Nastavni zavod zajavno zdravstvo SDZ, Sluzba za zastitu mentalnog zdravlja, prevenciju i izvanbolnicko lijecenje ovisnosti, dostupno na mreznoj stranici: http://www.nz- jz-split.hr/web/images/MENTALNO/preteznovedro.pdf (pristupljeno: 1. 7. 2016.)

Saúde mental. Saúde mental da criança e do adolescente, dostupno na mreznoj stranici:

http://www.who.int/mental_health/matemal-child/en/ (pristupljeno: 5. 7. 2016.)

Nacionalni akcijski plan suzbijanja zlouporabe droga u Republici Hrvatskoj za razdoblje od 2015. do 2017, (2015), dostupno na mreznoj stranici:https://drogeiovisnosti.gov.hr/vijesti/donesen-novi-nacionalni-ap-suzbijanja-zlouporabe-droga-u-rh/1069 (pristupljeno: 3. 7. 2016.)

Nacionalna strategija suzbijanja zlouporabe droga u Republici Hrvatskoj za razdoblje od2012. do 2017. godine, (2012), dostupno na mreznoj stranici: http://narodne-novine.nn.hr/clanci/sluzbeni/2012_1 1_122_2641.html (pristupljeno: 29. 6. 2016.)

Nacionalna strategija zastite mentalnog zdravlja za razdoblje od 2011. do 2016, (2010), dostupno na mreznoj stranici:

http://www.mzss.hr/layout/set/print/ministarstvo/strategije_i_planovi/ nacionalna_strategija_zastite_mentalnog_zdravlja_za_razdoblje_ od_2011_2016_godine (pristupljeno: 3. 7. 2016.)

Odjel za promicanje mentalnog zdravlja i prevenciju ovisnosti sa savjetovalistem. Sto je *to uopce prevencija?* Zagreb: Hrvatski zavod za javno zdravstvo, dostupno na mreznoj stranici: http://www.hzjz.hr/sluzbe/sluzba-za-promicanje-zdravlja/odjel-za- mentalno-zdravlje-i-prevenciju-ovisnosti/ (pristupljeno: 2. 7. 2016.)

Plan zdravstvene zastite *Republike Hrvatske,* dostupno na mreznoj stranici: http://narodne-novine.nn.hr/clanci/sluzbeni/2009_03_28_626.html (pristupljeno: 4. 7. 2016.)

Smjernice zapsihosocijalni tretman ovisnosti o drogama u zdravstvenom, socijalnom i zatvorskom sustavu, (2014), dostupno na mreznoj stranici: www.emcdda.europa.eu/.../att_231223_EN_HR04_Smjernice_za_ psihos (pristupljeno: 2. 7. 2016.)

Zakon o zdravstvenoj zastiti *Republike Hrvatske,* (2003), dostupno na mreznoj stranici: http://narodne-novine.nn.hr/clanci/sluzbe- ni/2003_07_121_1706.html (pristupljeno: 1. 7. 2016.)

Capítulo 20

Dunja Pivac

20. A criatividade e a arte-terapia na proteção da saúde mental das crianças e dos adolescentes

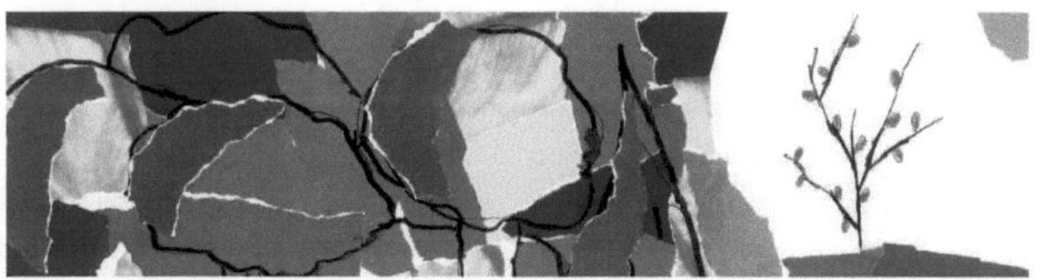

20.1. Sobre a criatividade

Muitos cientistas e alguns artistas tentaram determinar a origem da criatividade. As abordagens ao fenómeno acima mencionado diferiram em relação ao campo científico ou ao interesse artístico de cada investigador. Entre os principais investigadores da criatividade encontram-se filósofos, psicólogos, psicanalistas, pedagogos e, esporadicamente, artistas. Apesar das diferentes explicações, não existe uma definição clara e inequívoca de criatividade. Este fenómeno permanece, em parte, pouco claro, ou mesmo inalcançável.

A maior parte da investigação atual sobre o fenómeno da criatividade tem-se centrado na criatividade elevada ou "grande C" criatividade que, de acordo com os níveis de criatividade de Taylor, se refere ao nível inovador, inventivo e emergente que caracteriza apenas indivíduos extraordinários (Kvascev, 1981). Os debates mais recentes sobre a criatividade fazem uma distinção entre a criatividade "grande C" e a criatividade "baixa", "pequena C" (Craft, 2002). A baixa criatividade permite que as pessoas comuns funcionem todos os dias em diferentes situações da vida. Segundo Taylor, o nível básico de criatividade, ou seja, a criatividade expressiva, caracteriza-se pela liberdade de expressão, em que a competência, a originalidade e a qualidade do produto são menos importantes do que o próprio processo criativo.

Com base na investigação acima referida, especialmente na investigação psicológica efectuada na segunda metade do século XX, foi feito um esforço para desmistificar o conceito de criatividade (Kvascev, 1981). A noção atual de criatividade foi significativamente alargada. O anterior entendimento da criatividade como uma capacidade que apenas raros indivíduos, sobretudo artistas e cientistas, possuem para descobrir e inventar soluções completamente novas em diferentes áreas da vida humana, foi abandonado. No âmbito do conceito alargado de criatividade, agora entendido como uma mistura de capacidades complexas, de diferentes aspectos da inteligência e de traços de personalidade normalmente distribuídos entre as pessoas, é também possível aceitar a noção de criatividade no seu sentido mais lato, ou seja, como um potencial vivo que as crianças possuem em grande medida.

O enfraquecimento das capacidades criativas já entre os 10 e os 14 anos de idade nas crianças mais velhas, ou seja, no início da adolescência, e nos adultos, explica-se mais frequentemente por influências ambientais que não estimulam a curiosidade, a imaginação, o pensamento divergente, a iniciativa própria e o inconformismo. Por este motivo, os potenciais criativos diminuem gradualmente. Por isso, se queremos adultos que sejam (ou continuem a ser) criativos, temos de começar a influenciá-los de forma encorajadora logo no período mais precoce da vida, na infância. As experiências que podemos oferecer às crianças desde a mais tenra idade, durante a infância, são vitais para o seu desenvolvimento futuro. Quanto mais ricas forem essas experiências, mais possibilidades terão as crianças de aumentar os seus potenciais criativos e de compreender as suas necessidades actuais, mas também as suas necessidades futuras.

As conclusões dos investigadores experimentais que estudaram o fenómeno da criatividade e dos analistas que apresentaram sínteses de noções sobre a criatividade apontam para a necessidade de encorajar a criatividade. Alguns deles sublinham que a perceção criativa é a condição prévia de toda a criatividade. Este facto reforça a importância da integração da expressão artística e das artes plásticas, bem como de todas as outras formas de arte, no processo de educação e de formação desde a mais tenra idade.

20.2. Aplicação da arte no diagnóstico e na terapia

As expressões artísticas têm sido uma parte integrante da vida e da cura ao longo da história humana. McNiff (1981, 1992, de acordo com Malchiodi, 2005) afirma que diferentes tipos de terapia artística têm sido utilizados desde a antiguidade como prevenção (e proteção) e como métodos para alcançar a renovação. Existe um grande número de trabalhos da história da medicina, da antropologia e da arte dedicados à aplicação médica precoce de modalidades expressivas (modos e formas de expressão). Por exemplo, os antigos egípcios incentivavam as pessoas com perturbações mentais a ocuparem-se com a arte (Fleshman e Fryrear, 1981, segundo Malchiodi, 2005), enquanto os gregos utilizavam o teatro e a música devido às suas propriedades curativas (Gladding, 1992, segundo Malchiodi, 2005). Esman (1988, segundo De Zan, 1994) e Zilboorg (1941, segundo De Zan, 1994) afirmam que Platão e Aristóteles relacionavam as capacidades criativas do indivíduo com o seu estado mental. Platão relacionava o talento do artista com "um dom de Deus", enquanto Aristóteles menciona a transformação de um criador num génio sob a influência do estado maníaco. Mais tarde, durante o período do Renascimento na Europa, um médico e escritor inglês, R. Burton, sublinha que a imaginação tem um papel significativo na saúde e no bem-estar humanos, enquanto o filósofo italiano V. da Feltre recomenda a dança e o jogo como uma atividade central para o crescimento e desenvolvimento saudáveis da criança (Coughlin, 1990, segundo Malchiodi, 2005).

A ideia de utilizar a arte como método de apoio nos procedimentos médicos, ou seja, na cura, surgiu na segunda metade do século XIX, na sequência do desenvolvimento da psiquiatria. Durante esse período, foi lançada uma iniciativa que deveria garantir um tratamento médico mais humano dos doentes mentais e que incluía o incentivo dos doentes a actividades artísticas. No final do século XIX, o interesse pela arte dos doentes mentais começa a manifestar-se, e os psiquiatras franceses A. Tardieu e M. Simon publicam os primeiros trabalhos no domínio da psicopatologia da arte (Prazic, 1987), após o que o interesse pela arte dos doentes mentais aumenta. Sobre este tema foram publicados numerosos tratados científicos.

Ao contrário das iniciativas e programas do final do século XIX, que foram de curta duração e sem aplicações mais significativas, as ideias-chave que sustentaram essas iniciativas começaram a ser reutilizadas no início do século XX. Por exemplo, durante a Primeira Guerra Mundial, a utilização da música para fins terapêuticos foi estabelecida quando surgiram relatos sobre "curas milagrosas" que foram conseguidas através da execução de música em doentes que não reagiam a mais nada. O fundador do psicodrama J. Moreno (Malchiodi, 2005) recomenda em 1923 uma lei que tinha como objetivo ajudar a renovação e a consolidação da saúde mental. Ele enfatizou a importância do discurso artístico criativo, das mudanças de papéis e do monodrama, no qual um ator representa todas as partes do eu. Na mesma altura, F. Goodenough (1926, segundo Malchiodi, 2005) utilizou desenhos de crianças para medir o desenvolvimento cognitivo, e M. Lowenfeld (por volta de 1920, segundo Malchiodi, 2005) estudou crianças a brincar e desenvolveu um método de utilização de brinquedos para compreender os aspectos psicossociais dos comportamentos da criança, através do qual fundou o campo da atual terapia lúdica e da terapia de jogos de areia (terapia de sandtray).

Além disso, muitos autores tentaram recolher obras de arte de doentes mentais e descrever e explicar sistematicamente os fenómenos psicopatológicos que podem ser encontrados nessas obras de arte e que se repetem compulsivamente. A mais famosa coleção de obras de arte de doentes psiquiátricos é a do historiador de arte e psiquiatra H. Prinzhom, que, com base numa abordagem interdisciplinar do material acima mencionado, publicou também em 1922 um artigo seminal intitulado "O trabalho criativo dos doentes mentais" (Prazic, 1987, De Zan, 1994). A coleção Prinzhom inclui mais de cinco mil desenhos e quadros pintados por cerca de quatrocentos doentes, guardados na clínica psiquiátrica de Heidelberg. A importância de Prinzhom reside na compreensão do potencial de comunicação que os desenhos e as pinturas têm, e não apenas na vida dos doentes mentais. Tendo em conta que Prinzhom considerava as obras de arte dos doentes psiquiátricos como expressões da personalidade doente do indivíduo, ele é também o fundador da abordagem psicológica e psicanalítica na observação e compreensão dos desenhos e pinturas criados durante o tratamento.

Na primeira metade do século XX "S. Freud teve, com a sua teoria psicanalítica, a teoria da civilização, da cultura, da personalidade e a psicanálise como técnica terapêutica, uma forte influência no desenvolvimento e na abordagem científica do estudo da expressão artística" (De Zan, 1994, 9). Introduziu o conceito de sublimação, que se refere a uma forma socialmente aceite de expressão de impulsos, e no qual incluiu também a criação artística. C. G. Jung também trabalhou durante este período e na autoanálise utilizou imagens e desenhos para representar frustrações, desejos, fantasias e conflitos. Jung acreditava que a comunicação através da imagem e do desenho é uma alternativa à comunicação verbal, e que o "princípio da psicanálise é libertar a energia criativa e o potencial de criatividade do paciente, e desenvolver as capacidades criativas, o que leva à cura" (De Zan, 1994, 10). Enquanto Freud interpretou os símbolos como sinais da personalidade, Jung introduziu o "arquétipo" e o "inconsciente coletivo" (Jung, 1973) e, desta forma, também interpreta os símbolos que aparecem na comunicação com o paciente. Os seguidores de Jung acreditam no poder catártico (purificação, reconciliação) da arte, ou seja, no poder curativo da criação de uma obra de arte, sem interpretação posterior.

A partir de todas as opiniões, abordagens e teorias referidas, até hoje desenvolveram-se diferentes formas de arte-terapias que se baseiam na aplicação de meios artísticos específicos em psicoterapia.

Para além da implementação da expressão criativa na psicoterapia, a utilização da expressão visual e artística no diagnóstico é também significativa. Baseia-se na noção de que o indivíduo, através da sua arte ou da experiência e interpretação de uma determinada imagem, exprime a sua própria personalidade. Por isso, a arte e a interpretação pessoal do indivíduo podem ser utilizadas como instrumento projetivo e de diagnóstico para avaliar a sua personalidade, as suas emoções, as suas capacidades de movimento e o seu desenvolvimento cognitivo (Kondic e Dulcie, 2009). Entre as técnicas projectivas de psicodiagnóstico, as mais famosas são o Desenho de uma Figura Humana ou MT (técnica de Machover), a técnica de Rorschach e a técnica do TAT (Teste de Aperceção Temática). A aplicação e a utilização específicas da arte no diagnóstico são representadas por alguns testes e técnicas de avaliação neuropsicológica que incluem o desenho. Por exemplo, o Teste de Figura Complexa de Rey-Osterrieth é utilizado para examinar as funções percetivo-visuais, construtivas visuais-espaciais e a memória visual. O Teste de Gestalt Visual Motor de Bender é utilizado para examinar a perceção visual motora em crianças e adultos, o que inclui "a avaliação do nível de desenvolvimento ou das caraterísticas de desenvolvimento das crianças, e a análise da personalidade da criança ou do adulto, a avaliação do atraso mental em crianças e adultos, bem como a avaliação de défices relacionados com vários danos ou doenças cerebrais" (Galic, 2002, 251).

20.3. Terapia artística

Atualmente, é cada vez mais frequente no mundo uma nova abordagem ao tratamento que inclui a utilização das artes (artes visuais, música, dança, poesia) para fins terapêuticos. Médicos, pessoal médico e terapeutas artísticos estão a juntar os seus conhecimentos e experiência para criar uma equipa envolvida que participa na cura e reabilitação de pacientes de todas as idades e com diferentes diagnósticos.

"A arteterapia refere-se a uma forma completamente diferente de entender a arte: não mais como uma atividade elitista reservada a alguns que têm talentos acima da média (...) mas como uma atividade cujo objetivo é social: cura e comunicação através da estética (Rodriguez, 2002, 61). Representa uma forma de intermediação terapêutica, baseada na utilização de diferentes meios de comunicação, ou seja, som e música, imagem e desenho, movimento e dança, teatro, literatura e similares, e todos com o objetivo de apoiar e incentivar os aspectos funcionais, psicológicos e emocionais do indivíduo. No âmbito da terapia artística são utilizados diferentes meios de comunicação selectivos e/ou de integração. Dependendo do meio de comunicação utilizado e das caraterísticas especiais da sua utilização e interpretação, no âmbito do conceito de terapia artística, estão geralmente presentes algumas áreas básicas: musicoterapia, dança e terapia do movimento, expressão artística como terapia (em diferentes áreas artísticas: desenho, pintura, modelação com diferentes técnicas e materiais artísticos), bem como dramatização terapêutica de um texto, psicodrama, biblioterapia e semelhantes. (Martinec, 1999/2000).

A terapia das artes é uma das terapias de apoio mais complementares e representa uma disciplina híbrida que se baseia principalmente nos domínios da arte, da psicologia e da psiquiatria, criando a partir das disciplinas de substrato mencionadas uma nova essência única. A ajuda e o apoio que estão a ser complementados de diferentes formas pelo processo de criação de obras de arte e pelas próprias obras de arte, e por terapeutas artísticos suficientemente formados e equipados, são de uma importância única para despertar as capacidades criativas e diferentes aspectos do potencial de desenvolvimento do paciente individual. Além disso, a arte-terapia baseia-se na comunicação não-verbal e verbal de pensamentos e sentimentos e é utilizada como incentivo para o crescimento pessoal, para o aumento do auto-conhecimento e como ajuda na reabilitação emocional de crianças, adultos, famílias e grupos. A noção de partida da arte-terapia é que cada pessoa é potencialmente criativa, ou seja, tem uma capacidade inerente de expressão criativa[1] que é condicionada psicologicamente. Durante esse processo, o produto, ou seja, o trabalho criado no processo terapêutico é interpretado como uma "imagem do eu". Rodriguez (2002) salienta que a arte-terapia é, por um lado, constituída por um incentivo ao desenvolvimento das capacidades criativas do indivíduo (trazendo à consciência a sua identidade), mas, por outro lado, é constituída por esforços para tornar a expressão artística um meio essencial de comunicação e integração, ou seja, de assimilação. O objetivo do terapeuta não é a interpretação estética da obra, mas as necessidades terapêuticas do indivíduo. Ou seja, o foco está na ocupação do indivíduo com o trabalho, escolhendo e criando trabalhos que o ajudem a encontrar um significado através do processo criativo, durante a experiência partilhada com o terapeuta. "A arteterapia estabelece uma dinâmica de relações através da intermediação do objeto que não deve ser limitador, porque então perde todo o poder de estabelecer uma relação. Exatamente essa relação é o objeto do trabalho do terapeuta, e o objeto de arte é aquilo que preconizamos como suporte análogo a essa relação, bem como noutras relações. Portanto, para nós, a relação materializa-se sempre em algum objeto concreto, concreto e, portanto, diretamente suscetível de manipulação: quadro, escultura, música, escrita, fala, movimento..." (Rodriguez, 2002, 63). Durante a sessão de arteterapia, que representa um encontro entre o curador e o curado, podem desenvolver-se duas mudanças significativas que orientam o curso da sessão, e que são a reorganização analógica e a institucionalização dos processos criativos. "A reorganização analógica, que por uma inversão dos valores, das expectativas e das normas através do jogo, permite

---

[1] A criatividade na terapia pela arte é entendida como uma "forma de abordagem de uma pessoa a uma realidade externa e - acima de tudo - uma perceção criativa do mundo externo que dá ao indivíduo um sentimento de que há valor na vida; se considerarmos a criatividade (...) uma ocorrência geral que ao mesmo tempo significa estar vivo, então temos de assumir que existe apenas uma pessoa relativamente insuficientemente criativa e que, obviamente, nas pessoas não criativas existe algum aspeto oculto da vida em que elas também são criativas; como a criatividade é uma função do ego (eu), o desenvolvimento de uma abordagem criativa da vida está intimamente relacionado com o desenvolvimento dessa estrutura psicológica" (Winnicott, 1971, segundo Beck-Dvorzak, 1987, 95, 96).

a desorientação do sujeito, fazendo-o perder o seu quadro de referência habitual, minimizando o controlo intelectual, leva-o a esquecer a solidariedade entre a imagem e o desejo (a rigidez do fantasma), que permite um regresso imaginário. A institucionalização dos processos criativos tende a instaurar novas temporalidades (e a favorecer o seu aparecimento durante a sessão): as do momento criativo catártico" (Rodriguez, 2002, 63, 64). Entendida desta forma, a arteterapia está a ser implementada na terapia de todas as faixas etárias, e não é apenas utilizada por arteterapeutas, mas também por conselheiros, psicólogos, psiquiatras e assistentes sociais. No entanto, é essencial que todos eles tenham recebido formação em terapia artística.

20.4. Terapia artística

Se no processo arteterapêutico a intervenção terapêutica se baseia na utilização do desenho, da imagem e da modelação, ou seja, em expressões, métodos, técnicas e materiais artísticos, estamos a referir-nos à arteterapia (Rubin, 1984, Ivanovic, 2008). A arteterapia utiliza a arte como complemento da comunicação verbal, permitindo assim uma expressão mais livre e mais espontânea dos processos conscientes e inconscientes através de formas visuais de apresentação, e com o objetivo de "encorajar e sustentar aspectos funcionais, psicológicos e emocionais nos indivíduos" (Martinec, 1999/2000, 25).

A arte-terapia inclui a utilização de diferentes meios artísticos através dos quais o paciente se pode expressar e que o introduzem no processo terapêutico. O terapeuta e o paciente, unidos, estão a tentar consciencializar e compreender o processo criativo, bem como as obras criativas do paciente feitas durante esse processo (Case e Dailey, 1992). A terapia pela arte representa a forma de terapia em que a criação de imagens visuais (desenho, pintura, modelação) na presença do arteterapeuta qualificado contribui para a exteriorização dos pensamentos e sentimentos do paciente que, de outra forma, talvez ficassem por expressar. Os desenhos, as pinturas e os objectos tridimensionais criados durante o processo terapêutico podem ter uma função diagnóstica e terapêutica, garantindo ao paciente e ao terapeuta um registo visível do encontro terapêutico e servindo de orientação para o tratamento futuro (Waller e Dailey, 1992). "Durante a criação de obras de arte é encorajado o diálogo interpessoal, e durante esse diálogo são trazidos à consciência conteúdos operacionais (dinâmicos) inconscientes funcionalmente relevantes para a existência do indivíduo, ou seja, o processo de imaginação produtiva que permite a projeção, anotação e interpretação das suas próprias observações, crenças e comportamentos. O monólogo interno, baseado na interação pensamento-mão, apoia a compreensão fundamental não verbal a nível somático e simbólico em simultâneo, o que representa uma condição prévia para a concetualização ideo-afectiva posterior. Incentivada desta forma, a inclusão intuitiva e indireta do todo no processo de tradução pode estimular o ato criativo de auto-realização da pessoa durante a aplicação da arte em condições terapêuticas" (Martinec, 1999/2000, 26).

Atualmente, a arte-terapia tem uma aplicação potencialmente vasta. É mais frequentemente utilizada nos Estados Unidos e na Grã-Bretanha[2], onde encontrou a sua aplicação na terapia de crianças (cura), na terapia de adolescentes e na terapia de adultos e idosos através de uma abordagem individual e de grupo (que inclui a terapia de casal e familiar). A vasta aplicação da arte-terapia em diferentes populações advém da noção de que cada pessoa pode exprimir-se de forma criativa com diferentes tipos de materiais artísticos, independentemente da sua idade ou limitações. A arte-terapia é aplicável na psicoterapia de crianças, na terapia de crianças vítimas de abusos sexuais e de crianças com perturbação de défice de atenção e hiperatividade, na terapia de crianças autistas e de crianças hospitalizadas durante um longo período devido a várias doenças, em crianças e adolescentes com tendência para a depressão, em adolescentes com problemas de agressividade, em adolescentes e adultos com distúrbios alimentares (por exemplo, anorexia nervosa), em pessoas com atraso mental, em pessoas que se encontram numa fase terminal de uma doença, em pessoas que estão a receber tratamento para o alcoolismo ou a toxicodependência, em doentes psiquiátricos crónicos, em pessoas idosas que tenham estado hospitalizadas durante um período mais longo ou que se encontrem em instituições sob cuidados públicos ou privados. Tendo em conta a utilização e aplicação potencialmente alargadas da arte-terapia entre diferentes populações, foi possível implementá-la, não só como arte-terapia privada e na prática da psicoterapia, mas também em instituições de educação e reabilitação de crianças e adolescentes com diferentes perturbações do desenvolvimento, em enfermarias psiquiátricas de hospitais ou noutros departamentos, como apoio a grupos individuais de pacientes (por exemplo, o projeto da UNESCO "Arte nos hospitais"), em escolas, lares de idosos, prisões e, de acordo com as necessidades, fora das instituições (por exemplo, durante a

[2] O facto de a prática psiquiátrica americana estar organizada de forma diferente da europeia e ser em grande parte privatizada, constituiu um terreno fértil para o desenvolvimento de uma profissão específica de arteterapeuta com formação psicoterapêutica. Nos Estados Unidos e no mundo anglo-saxónico, os não-médicos começaram a interessar-se pela arte-terapia, na maioria das vezes psicólogos, pedagogos, filósofos e padres que trabalharam como psicoterapeutas. Na tradição europeia, um arte-terapeuta foi, na maior parte das vezes, educado primeiramente como artista, e depois, se trabalhasse num hospital psiquiátrico ou numa instituição semelhante, receberia formação em psicoterapia e tornar-se-ia um psicoterapeuta que conduz a arte-terapia (Prazic, 1987). Durante muito tempo, a arte-terapia esteve relacionada com a terapia ocupacional e é uma profissão registada desde 1997 (Ivanovic, 2008).

Guerra da Independência da Croácia com uma população de crianças traumatizadas ou em centros de reabilitação de toxicodependentes).

20.5. Criatividade e arte-terapia na proteção da saúde mental de crianças e adolescentes

A criatividade é um potencial que, no sentido psicológico e psiquiátrico, se equilibra entre a fusão e a separação. "Quanto mais uma pessoa consegue flutuar conscientemente entre estas duas áreas, mais criativa ela é" (Ivanovic, 2008, 172). No processo de arteterapia, o arteterapeuta encoraja o potencial criativo de uma pessoa e ajuda-a a renovar a sua criatividade primária (ilusão de unidade), porque essa é a base da individualização e do crescimento. Pensando na função profiláctica e terapêutica da criatividade no âmbito do conceito de terapia criativa e de outras abordagens de arte-terapia, M. Prstacic, juntamente com os seus colaboradores, conclui que "com o pressuposto de que as imagens arcaicas de renovação são um conteúdo da consciência e da tensão existencial em crianças e adultos, podemos olhar para o processo de criatividade como um aspeto progressivo ou regressivo da natureza do símbolo, de uma representação mítica para uma projeção dinâmica da experiência da realidade" (Prstacic et al., 1995, 161).

A criatividade pode ser referida como uma meta-competência porque é uma "capacidade genética geral, qualidade humana geral, capacidade humana universal e força que caracteriza todos os seres humanos e os indivíduos possuem-na em diferentes extensões e em diferentes níveis de intensidade. Além disso, a criatividade pertence a todos os domínios da vida e é essencial para todos os seus aspectos e para todo o seu progresso" (Kroflin et al., 1987, segundo Skrbina, 2013, 16).

O projeto de saúde pública "Connect through colours, approach through pictures" (levado a cabo pelo Instituto de Saúde Pública do Condado de Split-Dalmatia) confirmou muitos conhecimentos teóricos relacionados com o incentivo e desenvolvimento da criatividade em crianças e adolescentes no campo da expressão artística. O principal objetivo do projeto era a proteção e a melhoria da saúde mental das crianças com necessidades especiais/deficiências e a sua socialização, tão bem sucedida quanto possível, com os seus pares e com toda a comunidade. O significado do projeto espelhava-se no facto de dar uma oportunidade a todas as pessoas de diferentes idades, diferentes capacidades e estatutos sociais (especialmente às crianças, adolescentes e pessoas com necessidades especiais) incluídas nas actividades do projeto, de expressarem os seus sentimentos, humores e experiências (através da arte, cores, livros ilustrados) e de se relacionarem com os outros. Desta forma, foi reforçada a sua necessidade de auto-realização e realização, bem como a necessidade de concretizar as suas potencialidades pessoais. Este é um projeto de comunicação alternativa, principalmente comunicação artística, verbal em menor grau, que preenche as diferenças entre nós e nos permite encontrarmo-nos e reconhecermo-nos, porque os sinais, símbolos e cores contidos na arte de uma pessoa, são individuais, mas também mútuos, universais (arquetípicos). A descodificação dos signos e símbolos presentes nas obras de arte criadas durante as actividades do projeto (porque estas, para além das suas qualidades estético-visuais, contêm também dimensões projectivas) desperta no observador, no recetor, diferentes associações, trazendo algo à consciência e confrontando-a. Isto pode ter um efeito educativo, diagnóstico, de diagnóstico e de reconhecimento. Isto pode ter um valor educativo, diagnóstico, profilático e terapêutico, pois a maioria dos psicanalistas considera que a relação entre a imagem e o significado de um símbolo tem mais do que uma camada, ou seja, o símbolo é polideterminado, no sentido em que é o resultado de diferentes situações e tendências psicológicas, todas elas, cada uma à sua maneira, participando no símbolo. Os símbolos não exprimem apenas um sentimento ou uma ideia, mas todo um espetro de sentimentos ou de tendências. Os receptores reagem a uma obra de arte de formas emocional e intelectualmente diferentes (realizam diferentes níveis de identificação e introspeção), o que determina qual a componente da sua experiência ou dimensão de personalidade que será mais fortemente despertada por essa obra. (Kvascev, 1981).

Este projeto caracteriza-se por um diálogo entre diferentes obras de arte, técnicas e materiais artísticos, bem como as diferentes mensagens dos seus criadores. Nele, a arte-terapia não foi aplicada com um objetivo em mente, mas baseia-se na perceção do significado especial que a arte tem como meio de comunicação e que inclui um potencial oculto de ação terapêutica. Por isso, nele estão espelhados e numa posição complementar, sobretudo aspectos psicológicos, incluindo os educativos e relacionados com a reabilitação. Por isso, este projeto é não só interdisciplinar e transdisciplinar, mas também complementar.

Com o desenvolvimento deste tipo de projectos, que são projectos de saúde pública, mas também educativos, até mesmo terapêuticos, e que promovem o desenvolvimento do potencial de criatividade das crianças, adolescentes e pessoas com necessidades especiais, estamos a tentar iniciar uma mudança nas nossas relações, abandonando a prática frequente de não compreender aqueles que são o "outro" e aqueles que são "diferentes". O principal valor do projeto pode ser visto precisamente na interação bem sucedida de todas as pessoas envolvidas neste projeto. Conseguiram ligar-se com a ajuda da cor e aproximar-se umas das outras com a ajuda de imagens, através das suas obras e das suas mensagens artísticas, e também conseguiram fazer com que nós, os observadores, nos relacionássemos e nos aproximássemos de nós próprios.

Bibliografia

Beck-Dvorzak, M. (1987). Psihicka uvjetovanost kreativnosti. U: Krof- lin, L.; Nola, D.; Posilovic, A.; Supek, R. (ur.) *Dijete i kreativnost* (95-101). Zagreb: Globus.

Case, C.; Dailey, T. (1992). *The handbook of art therapy.* Londres/Nova Iorque: Travistock/Routledge.

Craft, A. (2002). *Criatividade e Educação nos primeiros anos/A lifewide foundation* . Londres/Nova Iorque: Continuum.

De Zan, D. (1994). *Slika i crtez u psihoterapiji djece.* Zagreb: Hrvatski pedagosko-knjizevni zbor.

Galic, S. (2002). *Neuropsihologijska procjena - testovi i tehnike.* Jastrebarsko/Pozega: Naklada Slap/Opca zupanijska bolnica u Pozegi.

Ivanovic, N. (2008). Art psihoterapija. U: Jukic, V.; Pisk, Z. (ur.) *Psihoterapija - skole i psihoterapijski pravci u Hrvatskoj danas* (167-174). Zagreb: Medicinska naklada i Psihijatrijska bolnica Vrapce.

Jung, C. G. (1973). Covjek i njegovi simboli. Zagreb: Mladost.

Kondic, Lj.; Dulcie, A. (2009). *Crtez i slika u dijagnostici i terapiji.* Zagreb: Alinea.

Kvascev, R. (1981). *Psihologija stvaralastva.* Beograd: Zavod za udzbe- nike i nastavna sredstva.

Malchiodi, C. A. (2005). Terapias Expressivas - História, Teoria e Prática. U: Malchiodi, C. A. (ur.) *Expressive Therapies* (1-15). Nova Iorque/ Londres: The Guilford Press.

Martinec, R. (1999/2000). Art-terapija u konceptu komplementamih suportivnih pristupa u rehabilitaeiji. *Defektologija,* 5 (5): 25-29.

Prazic, B. (1987). *Crtez i slika upsihijatriji.* Zagreb: Naprijed.

Prstacic, M.; Martinec, R.; Cepulic, M.; Miholcic, D.; Vukovic, J. (1995). Profilakticka i terapijska funkeija kreativnosti. U: Zeleznjak, Lj. (ur.) *4. dani predskolskog odgoja Cakovec '95 - zbornik radova* (161-165). Cakovec: Djecji centar Cakovec.

Rodriguez, J. (2002). Art-terapija. U: Prstacic, M. (ur.) *Umjetnost i zna- nost u razvoju zivotnog potencijala - radovi s medunarodnog simpozija, Hvar, 1999/Art and Science in Life Potential Development - proceedings of international symposium* (61-65). Zagreb: Hrvatska udruga za psihosocijal- nu onkologiju i Edukacijsko-rehabilitacijski fakultet Sveucilista u Zagrebu.

Rubin, J. A. (1984). *A Arte da Arteterapia.* Nova Iorque: Brunner/Mazel Publishers.

Skrbina, D. (2013). *Art terapija i kreativnost - multidimenzionalni prist- up u odgoju, obrazovanju, dijagnostici i terapiji.* Zagreb: Veble commerce.

Waller, D.; Dailey, T. (1992). Arteterapia: uma perspetiva teórica. U: Waller, D.; Gilroy, A. (ur.) *Art therapy: a handbook* (1-24). Buckingham/ Philadelphia: Open University Press.

Printed by Books on Demand GmbH, Norderstedt / Germany

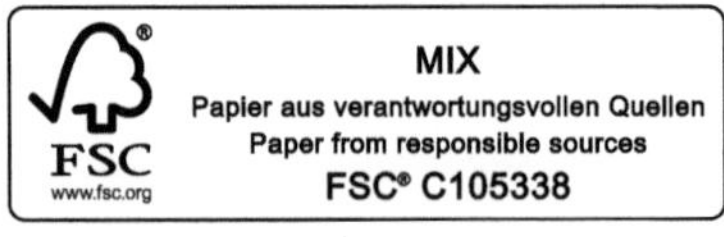

Printed by Books on Demand GmbH, Norderstedt / Germany